自閉症スペクトラム辞典

日本自閉症スペクトラム学会 編

教育出版

発刊にあたって

　本書を手にする人の多くは，自閉症といわれる人たちへの対応に従事している方々と思われるので，あらためて自閉症について述べる必要はないと思われるが，今でも，自閉症というと自分の殻に閉じこもっていて，周囲の人とコミュニケーションしない，といった解説を耳にしたりすることがある。

　確かに，七十年ほど前，アメリカのカナーが「情緒的接触における自閉的障害」というタイトルで11例の子どもを報告し，翌年，2例を追加して「早期幼児自閉症」という病名を与えた際には，この種の自己引きこもりが自閉症の主症状であった。この報告は児童の診療にかかわる専門家に大きな関心を呼び，小児期の精神医学の主要テーマとなった。現在では自閉症と統合失調症（精神分裂病）は区別されているが，当時は自閉症は分裂病に位置づけられていて，本格的な自閉症の疾患分類学的研究は，イギリスのラターによる自閉症の原因に関する一連の研究をまつことになる。

　カナーは最初の報告では「ユニークな一群」として疾患分類学的位置づけを保留していたが，1950年代のアメリカで子どもの精神障害を「自閉的障害」と「共生的障害」とに分けるアプローチが提示されるようになったこともあり，とりあえず，子どもの精神分裂病に位置づけることとされ，筆者のもっている児童精神医学の教科書でも「精神分裂病」の章に記載されている。当時のアメリカの精神医学界は精神分析学に立脚した力動精神医学の全盛時代で，行動的問題を頻発させる子どものうち，現実認識を欠いた子どもには精神病児，分裂病児として，心理療法による治療的アプローチが盛んで

あった．カナーは，こうしたアプローチでは正常な自我意識をもって出生した子どもが幼少時期に自閉的防衛を示すのに対して，自分の記載したケースは出生時から自閉状態であると，一線を画している．こうした力動精神医学的な見方が採用されていない西欧諸国の児童精神医学界では，たとえば西ドイツ（当時）では自閉症を脳器質的障害としている．

　現在，自閉症はさまざまな原因的背景の上で症状が顕現する症候群として，世界保健機構（WHO）編纂の「精神および行動の障害の疾患分類（ICD-10）」および米国精神医学会編集のDSM-Ⅳでは「広汎性発達障害」のカテゴリーに組み入れられている．ここでさらに，「発達障害」の概念にもふれておきたい．発達障害は脳の機能の一部が障害され，通常の精神活動に明白な精神症状を示す病態で，さまざまな領域での専門家がかかわっている．

　本辞典は『自閉症スペクトラム辞典』のタイトルを採用し，日ごろ自閉症の療育に携わる医療はもちろん，教育，心理，社会福祉等の領域に関係する114名の専門職に，564項目について執筆を依頼したものである．一般に辞書の編纂は大変手間がかかるもので，構想の段階から出版までに数年を要した．早めに担当項目の原稿をいただいた執筆者各位，ならびに発刊を期待しておられた読者にはこの場を借りてお詫びしたい．

　　2012年2月

　　　　　　　　　　　　　　　　　　　執筆者代表　中根　　晃

凡　例

1　項目の出し方・配列等について
 (1) 事項，人名を含め，五十音順（欧文の項目はアルファベット順）に配列した。同音の場合は，清音，濁音，半濁音の順とした。
 (2) 長音記号「ー」は無視して配列した。
 (3) 促音の「ッ」，拗音の「ャ」「ュ」「ョ」などは，それぞれ独立の1字と見なして配列した。
 (4) 同一概念で呼称・訳語などが2つ以上あるものは，その代表的なものを項目名とし，他は「見よ項目」（➡）を設けて索出の便宜を図った。
 (5) 独立の項目として扱っていないが，関連の項目でその内容を説明している用語についても，「見よ項目」（➡）を設けた。
 (6) 項目見出しの後に，必要に応じて原語（一部の項目については訳語）を付した。
 (7) 人名項目には，不明の場合を除き，原則として生没年を付した。外国人の人名項目については，原則として姓のカタカナ表記を項目名とした。

2　本文について
 (1) 本文中の用語・人名のうち，独立項目または「見よ項目」として取り上げられているものは，原則としてその右肩に＊印を付けた。
 (2) 紀年は，原則として日本国内に関する事項については和暦と西暦を併記し，それ以外は西暦のみを表記した。
 (3) 外来語等のカタカナ表記の際には，原則として単語の区切りの「・」等を入れずに表記した。
 (4) 関連・参照項目を，本文の末尾に⇨印で示した。
 (5) 必要に応じて参考文献を本文の末尾に示した。

3　執筆者について
 項目の執筆者の姓を，各項目の文末に（　　）で示した。同一の姓が複数ある場合は，名の最初の1字も付した。

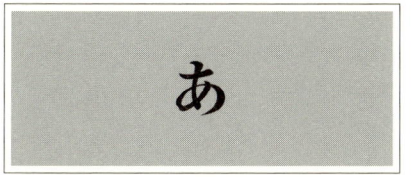

愛着
attachment

　子どもとある特定の養育者との間で形成される心理的,情緒的きずなのことで,アタッチメントともいう。イギリスのボウルビィ(Bowlby, J.)の愛着理論において,愛着という概念がはじめて提唱された。第二次世界大戦後のヨーロッパで多くの戦争孤児が乳児院に収容されたが,その後社会に出て非行*や犯罪にはしる例が多いことから,ボウルビィは乳児院での養育環境を調査し,ある特定の人物との愛着形成が不全であると人格形成に大きく影響すると結論づけた。ボウルビィは,愛着形成の第一段階として,母親などの特定の人物の顔や声の識別,視線の交流,微笑などの認知機能の発達と,ノンバーバルコミュニケーションの発達の時期,第二段階は愛着形成段階で,子どもは母親と接触していたいと思うようになる。同時に,見知らぬ人への恐怖と不安を喚起するようになるとしている。これがいわゆる「人見知り」である。子どもと母親とのきずなが確かなものになると,不安な状況に遭遇しても母親を安全基地としてその不安を処理したり,新奇な環境に対して探索に出かけたりすることができるようになる。

　自閉症スペクトラム*児の愛着に関する研究は,シグマン(Sigman, M.),白瀧,伊藤らの研究があり,乳幼児期の初期には愛着の形成が認められないものの,遅れて出現すること,定型発達児に比べると愛着の質が異なる可能性があり,年長になっても幼児のような愛着があらわれることなどが指摘されている。　(伊藤英)

アスペルガー
Asperger, Hans〔1906〜1980〕

　オーストリアの小児科医。インスブルック大学,ウィーン大学で小児科教授をつとめた。1944年に発表された『小児期の自閉的精神病質』が,今日のアスペルガー症候群*のもとになっている。彼はこの子たちの社会的困難さを指摘しつつも,高い能力で社会参加できる可能性を示唆した。彼はまた障害児の治療教育的分野に関心と足跡を残し,後年『治療教育学』(平井信義訳,1973,黎明書房)を著した。昭和40(1965)年に来日し,カナー*型自閉症*との違いについて学会講演した。彼自身にもこの症候群の特徴があった,という娘の話をギルバーグ(Gillberg, C.)は記していて,謹厳実直で,習慣と決まりを遵守する人柄が伝えられている。　(吉野)

アスペルガー障害 (アスペルガー症候群)
Asperger disorder (Asperger syndrome)

〔定義〕　アスペルガー障害は,自閉性障害*と同じ社会性*の障害と想像力*の先天的な障害を認め,しかし言語コミュニケーション障害*が軽微なグループの総

称である。国際診断基準では，言語コミュニケーション障害以外は，自閉性障害と同一の基準を用いている。

〔歴史的経緯〕 カナー*による早期幼児自閉症の報告がなされた翌年1944年に，オーストリアの小児科医アスペルガー*は『小児期の自閉的精神病質』を著し，一群の子どもたちに関する報告をおこなった。早期幼児自閉症との異同に関して，さまざまな議論があったが，早期幼児自閉症の軽症型と多くは考えられていた。アスペルガーは1980年に亡くなった。アスペルガーの名前をよみがえらせたのは，イギリスの自閉性障害研究者ウイング*である。彼女は自閉性障害の疫学的調査をおこなう過程で，言語障害*が軽微なグループが自閉症類似のひとつの症候群を形成すること，またこのグループの特徴が，かつてアスペルガーの記述した子どもと一致することに気づいた。1981年，ウイングは「アスペルガー症候群 臨床的記述」の報告をおこなった。この論文は大きな反響を呼び，1990年代には，国際診断基準にも採用されるようになった。

〔臨床的特徴〕 全体としては，自閉性障害よりも軽症の社会性の障害を特徴とする。愛着*形成の遅れ，集団行動困難，カタログ的知識にすぐれ，語彙は豊富であるが，文脈の理解に制限があり，共感*や社会的相互交流が著しく苦手で，また比喩や冗談の理解が困難である。後年まで残遺する問題としては，場の雰囲気が読めないことや，2つのことを同時におこなえないことがある。

高機能自閉症*など，自閉症スペクトラム*の高機能群のなかで，アスペルガー障害に特異な症状的特徴はないということが広く認められており，診断の独立性に関しては，疑義を唱える臨床家も多い。しかし，従来自閉性障害の診断は重症の者に限っていたので，アスペルガー障害は自閉症スペクトラムの概念を広げるうえで画期的な意義があったといえよう。

上記の事情があるので，罹病率は未だに明確ではない。近年の悉皆調査では，高機能群全体として，0.5～1.5%という報告がなされている。

〔治療〕 他の自閉症スペクトラムと同様，より早期に診断を受け，早期から治療教育をおこなうことが治療の中心である。

併存症の最大のものは気分障害*で，年齢が上がるにつれ罹病率が高くなることが報告されている。

〔転帰〕 診断基準の中に，適応障害*の存在が含まれているため，適応のよい者は除外されることになり，正確な転帰は未だに明らかではない。全体として良好な転帰の者が4割から6割程度と報告されており，自閉性障害に比較すると良好であるとされる。 (杉山)

〈文献〉
Wing,L. (1981) Asperger's syndrome: A clinical account. Psychol Med, 11: 115-129.

アセスメント
assessment

〔定義〕 アセスメントは「査定」や「評価」と訳され，対象となる人や問題の状

況の詳細をできるだけ客観的に明らかにし，その理解を深めるための方法の総称である。対象となる事柄や明らかにすべき事柄によって，医学的アセスメント，環境アセスメント，心理学的アセスメント*などがあり，それぞれの分野において方法も異なる。心理学的アセスメントは，対象となる人の心理的な状態をさまざまな方法を用いて客観的に理解するためにおこなわれる。自閉症スペクトラム*児・者の指導計画や支援計画を立案するためには必要不可欠である。

〔方法〕 自閉症スペクトラムに関係するアセスメントの方法は，検査法，観察法，面接法*などに大別される。

検査法は一度に実施する人数によって個別検査法と集団検査法に分けられ，また構造の面からは次の3つに大別される。

①課題達成法：課題を多数提示し，それぞれの課題に対する正誤・達成度・完成時間などを評定し得点化する方法で，知能検査*や発達検査*で用いられる。

②目録法：行動傾向，態度，関心，習慣などに関する質問項目を多数設定し，それぞれの項目ごとに「あてはまる」「あてはまらない」「どちらともいえない」などで回答させる方法で，パーソナリィ検査で用いられる。

③投影法：あいまいでさまざまな解釈が可能な図版や質問を設定し，それに対して自由に応答させる方法で，その応答の中に対象者独自の個性を読み取る。実施にあたっては他の方法と比べ，より多くの専門的知識と経験が必要とされる。

観察法は観察の場面によって，自然的観察法*と実験的観察法*に分けられる。自然的観察法は，対象者が日常的に過ごしている家庭や学校などで，特別な条件設定をせず，自然のままの状態での行動を観察する。実験的観察法は条件統制観察法とも呼ばれ，対象となっている行動に関係すると思われる条件を意図的に設定し，それらの条件に対する反応を組織的に観察記録する。

観察の方法には，①連続記録法，②サンプリング法，③生起記録法，④インターバル記録法などがある。

記録の方法としては，①行動描写法*，②チェックリスト法*，③評定尺度法*などがある。

また，観察記録の用具として，観察用紙やストップウォッチなどのほかにも，ビデオカメラやノートパソコンなどのデジタル機器を利用することもある。

面接法は，対象者本人あるいは保護者などの関係者から，面接を通してアセスメントに必要な情報を聞き取る方法である。問題となっている行動に関する情報はもとより，生育歴*，環境などに関する情報を収集する方法として有用である。

その他，自閉症スペクトラム児・者の家庭・学校・地域社会などの適応や社会参加を促進するために重要なアセスメント方法として，生活場面の実際の諸条件を明らかにする生態学的アセスメント（ecological assessment）がある。

〔留意すべき事項〕 適用するアセスメント法を選択する際には，倫理面で問題がな

いことはもとより，対象者の年齢，回答能力，許容できる負担度などに応じた方法を選ばなければならない。とくに，自閉症スペクトラム児・者は，検査法の場合には，はじめての場面（検査室）や人（検査者）に慣れるのに時間がかかり，本来の能力の評価が難しい場合もある。検査室や検査者に慣れるために，検査の実施前に遊び時間などを入れることもある。観察法の場合にも，日常的な場面であっても，はじめての人が観察者としてその場に加わるだけで，日ごろの行動と異なる行動が起こる場合もある。面接法の場合にも，質問の意味を正しく理解できていなかったり，質問に対する言語応答についても対象児・者が表現したかった内容が適切に表されていない場合もあり，注意が必要である。

アセスメントの実施にあたっては，事前に対象者や保護者・関係者に対して，アセスメントの目的，方法，必要性などについて十分な説明をおこない同意を得るインフォームドコンセント*が必要となる。対象者に不利益や大きな負担がかからないことはもとより，得られた情報の秘密が保護されることや，アセスメント結果については後でわかりやすい形で対象者にフィードバックされることが説明されなければならない。

アセスメントは対象者に対する指導や支援の計画立案のためになされるのが原則であり，適切な指導計画や支援計画の立案に役立つ形で，アセスメント情報をまとめる。指導・支援計画を実施中にも，実施された指導・支援によって期待された成果が得られたかどうかについて継続的にモニターする。もし，期待された成果が得られていない場合には，アセスメントをやり直したり，指導・支援計画を再検討する必要がある。　　　　　（園山）

遊びの指導
➡ 領域・教科を合わせた指導

アドボカシー＆プロテクション
advocacy & protection

〔アドボカシー〕 本来「擁護」や「支持」などの意味をもつことばで，近年では，「権利擁護」や「政策提言」の意味で用いられるようになっている。「権利擁護」としてのアドボカシーについては，権利の擁護や代弁をおこなう主体に着目した場合，①本人および当事者同士がおこなうアドボカシー，②一般市民が障害者の権利を守るためにおこなうアドボカシー，③法律や障害に関する専門家が本人の権利を擁護するためにおこなうアドボカシー，の3つに分類することができる。また，政策提言としてのアドボカシーについては，特定の問題について政治的な提言をおこなうことと定義される。いずれの場合も，アドボカシーは，自閉症スペクトラム*などの障害の特性や困難性を周囲に啓発していく活動であるということもできるだろう。

〔P&A〕 アメリカでは連邦法にもとづき，各州に知的障害*のある人たちなどの権利擁護に取り組むP&A（protection &

advocacy→プロテクション：守ること，保護，防衛という意味のことば）という団体があり，相談事業・法律相談・人権侵害に対する調査・制度改革のための訴訟や政策立案・マスコミ対策などの広範な活動をおこなっている。わが国でも，市民活動という形で，P&Aのような権利擁護活動に取り組んでいこうとする機運が高まりつつあり，全国各地にそのネットワークが広がってきている。　　　　（加藤）

アンジェルマン症候群
Angelman syndrome

　染色体＊異常による奇形症候群である。原因は15番目の染色体の15q11－13領域の欠失（遺伝子が発現されない）が明らかになっている。1.5万人に1人の頻度で発症する。特異な顔貌（小頭，舌が突出，短頭，大きな口，下顎突出，色白）と，神経症状が特徴的である。運動発達が遅れ，ぎこちない手足の動き，あやつり人形様の失調歩行が認められる。知的には重度遅滞にとどまり，通常は言語出現にいたらない。興奮しやすく，ささいなことで笑いが誘発される。また，多動＊が著明である。脳波＊異常，てんかん＊を発する頻度が高く，その他，睡眠障害＊，過食，肥満などが見られる。治療は対症療法で，療育的介入が基本である。生命予後は悪くない。　　　　（川崎）

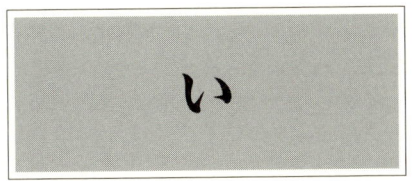

移行支援計画 ➡ 個別移行支援計画

いじめ
bullying

　いじめの定義は，文部科学省では，「当該児童生徒が，一定の人間関係のある者から，心理的・物理的な攻撃を受けたことにより，精神的な苦痛を感じているもの」としたうえで，「個々の行為がいじめに当たるか否かの判断は，表面的・形式的に行うことなく，いじめられた児童生徒の立場に立って行うこと」としている。いじめの場面において学級集団は「加害者」「被害者」「観衆」「傍観者」の四層構造をなすことが指摘されている（森田，1994）。その中で重要な役割を果たすのは，「観衆」と「傍観者」であり，彼らが否定的な反応を示せば「加害者」はクラスから浮き上がり，いじめへの抑止力になると考えられる。　　　（砥柄）

〈文献〉
森田洋司（1994）『新訂版 いじめ』金子書房

異食症
pica

　石や衣類，髪，玩具，器具，糞便など，常識的に食物ではないものを食べることをいうが，1歳半ごろまでの乳幼児の偶

然の行為は含めない。非栄養物質の摂食が1か月以上持続し，その人の発達水準からみて不適当な場合で，文化的にも容認されない場合をいう。あるいは精神遅滞*，自閉症*，統合失調症*などの経過中に臨床的対応を要するほど重度の場合に診断される（DSM-Ⅳ-TR）。発達遅滞，ビタミンやミネラルの欠乏，口腔欲求（oral need）や味覚障害，自己刺激など多様な要因がある。腸管の閉塞や潰瘍，鉛中毒などが続発することがある。 （吉野）

1歳6か月児健康診査

昭和40（1965）年8月に制定された母子保健法により，保健所において3，4か月児と3歳児を対象とする集団健診が開始され，昭和52（1977）年から1歳6か月児健康診査が加わった。

3，4か月児健康診査と3歳児健康診査*では，運動発達や身体的特徴からの発見と療育*がめざされたが，1歳6か月児健康診査では，自閉症*や知的障害*などの発達障害*への取り組みがなされ，早期発見*・早期療育*体制の整備に貢献した。今後は，軽度知的障害や高機能広汎性発達障害，ADHD*といった早期に見落としがちな障害における早期診断ツールの開発・実施，発見後の保護者との問題の共有と，具体的な発達支援方法の整備が期待される。 （田中康）

一般就労

障害者の就労に関して，一般企業に就職することを「一般就労」と称し，そうでない福祉の場での就労を「福祉的就労*」と称することがある。従来の多くの障害者は，特別支援学校*卒業後の進路として，福祉工場*，授産施設*，更生施設*，小規模作業所*などの福祉の場を選択していた。最近は，障害者の一般就労を支援するための施策も検討されるようになり，厚生労働省の「職場適応援助者（ジョブコーチ*）による支援事業」，障害者自立支援法*においては，訓練等給付による就労移行支援*，就労継続支援*などによる就労支援*が進められている。

 （寺山）

遺伝子
gene

遺伝子は生物の遺伝的な形質を規定する因子で，遺伝情報の単位である。遺伝子の実体はDNAの塩基配列である。遺伝子はDNAが複製されることによって次世代に受け継がれる。ある生物種の遺伝子の総体をゲノムという。ゲノムや染色体*上の遺伝子の位置を示したものを遺伝子地図や染色体地図という。遺伝子は転写される構造遺伝子と転写の制御にかかわる調節領域から成り立っている。

自閉症スペクトラム*者をきょうだいにもつ場合に自閉症スペクトラムである確率は通常の50倍といわれている。自閉症スペクトラムの90％は遺伝によるとされている。遺伝子の数は3～4個と推測されているが，10個以上の可能性もある。 （諸岡）

移動介護 ➡ ガイドヘルプ

イベントサンプリング法（事象見本法）
event sampling method

　観察時間の中で生起するさまざまな行動や出来事のうち，特定の行動（ターゲット行動*）や出来事についてのみ観察記録する方法で，事象見本法とも呼ばれる。ターゲット行動の生起頻度，持続時間，潜時（刺激が提示されてからターゲット行動が生起するまでの時間），強さなどを記録するとともに，ターゲット行動の生起に関係する先行事象や結果事象などを同時に記録することもできる。ターゲット行動を正しく見落としなく記録するためには，観察をおこなう前にその行動を具体的に定義しておく必要がある。また，先行事象や結果事象の記録も，主観をまじえず，客観的に記述する必要がある。ターゲット行動の生起頻度がきわめて高い場合には，頻度の記録は可能であっても先行事象や結果事象の記録は難しい。また，複数のターゲット行動を記録することも難しくなる。この場合には，記録すべき出来事をあらかじめ決めておき，記録用紙にそれぞれの欄を設け，それらが生起したときに所定欄にチェック印を記入するチェックリスト法*を併用する。この方法は，観察記録すべき行動や出来事が明確な場合に適切な方法である。観察すべき行動や出来事が明確になっていない場合には，まず行動描写法*などで，その観察時間に生起している事柄をできるだけそのまま記録し，重要な行動や出来事が何であるかを検討することが必要である。　　　　　　　　（園山）

➪行動観察法

イマジネーション（想像力）
imagination

　ウイング*とグールド（Gould, J.）は，1970年代におこなった疫学調査において，子どもがイマジネーションを生かした遊びをするかどうかに注目し，イマジネーションを必要とする遊びの乏しさと社会性*の障害，コミュニケーション*の障害が密接に関連することを見いだし，自閉症スペクトラム*を社会性，社会的コミュニケーション，社会的イマジネーションの3つ組（いわゆる「ウイングの3つ組」）で定義した。社会的イマジネーションの障害は，幼児期において見立て遊びやごっこ遊び*が乏しいこと，遊び方が反復的であることや1人で遊ぶ傾向が強いこと，他児と遊ぶ場合でも予想外のことを楽しむことが少なく，自分の思いどおりに仕切りたがる，いつも赤ちゃん役のような受け身的な役割をとることなどで明らかになる。　　　　　　　　　　　（内山）

イメージスキーマ
image schema

　認知言語学の領域で提唱された概念。知覚された情報を分析し，これまでの経験などを通して概念化する認知プロセスのことをさす。知覚と言語の中間レベルの表象といわれ，言語獲得に大きく寄与していると考えられている。また，身

体・空間認知を言語システムに反映させるという観点から、ものごとの状態や動き、関係性などを図形的イメージで表現・説明することをさす場合もある(Brugman, 1981)。音声言語によるコミュニケーション＊が苦手な自閉症スペクトラム＊児・者は、図形シンボルなどの直感的なイメージスキーマを用いて、言語や概念を獲得できることが知られている。

(伊藤英)

〈文献〉

Brugman, C. (1981) Story of over. M. A. thesis, University of California, Berkley.

医療少年院

家庭裁判所から保護処分として送致された「心身に著しい故障のある」と判断されたおおむね12歳以上26歳未満の者を収容する少年院＊（少年院法2条5項）。現在は全国に4か所。

主に医療措置を必要とする少年を対象とした医療措置課程と、重度の知的障害＊を有するなど、特別支援教育＊を必要とする少年を対象とした特殊教育課程の2つの処遇課程が設置されている。男子の特殊教育課程は「関東」(府中市)、「神奈川」(相模原市)、「宮川」(三重県)の3つの医療少年院が受けもつ。女子は「関東」と「京都」の2つが担当するが、軽度の者への支援は一般の女子少年院もおこなっている。

(辻川)

医療保険

わが国における医療保険は社会保険方式で、国民はだれでも国民健康保険、あるいは組合健康保険などのいずれかの保険に加入し、保険証があればどこの病院・クリニックでも原則的には3割の窓口負担で保険診療を受けることができる(国民皆保険制度)。

保険診療が認められない薬剤や治療内容もあるが、以下のような事情による。

新薬の保険診療採用については、国内の臨床的治療試験で、その薬剤の有効性、安全性、有用性を実証した上でデータを添えて厚生労働省に申請し、そこで承認されれば製造・販売が許可され、保険診療での薬価基準が決定し、保険適応となる。これが未申請であったり審査中であれば、使用できない。

治療法については外科の手術法などの高額医療費にかかわるものは別個の審査会への申請を経て保険採用の可否と保険点数が決まるが、自閉症＊治療に関するものは、医師の指示のもとにデイケア、精神療法＊、カウンセリングなどの形で点数の請求が可能である。

作業療法士＊による治療行為は対象になるが、臨床心理士による心理療法＊は、医師、看護師、精神保健福祉士などの国家資格ではないために保険での点数請求はできない。

社会保険によるもののほか「公費負担医療」として、従来から自己負担分が軽減される精神障害＊者通院医療費、更生医療、育成医療などがあったが、現在は自立支援＊医療費として一本化され、原則的に定率1割の窓口負担となった。た

だし，所得により負担上限額が定められている。同様に，市町村単位で障害者のための医療費助成制度を設けている場合もある。　　　　　　　　　　（中山）

インクルージョン
inclusion

　1990年，タイのジョムティエンで開催されたユニセフ，ユネスコなどの主催した会議ではじめて提唱され，1993年，国連の「障害のある人たちのための機会均等に関する標準規則」，1994年，スペインのサラマンカで開催されたユネスコ・スペイン政府共催の会議で採択された「サラマンカ宣言*」でより明確に示された「インクルージョン」の理念は，2005年，スコットランドのグラスゴーに世界の74か国から約8百人が参加して開催された民間の国際会議で，理念だけでなく実践についても討議され，最終的に2006年12月，国連総会で採択された「障害者の権利に関する条約」で今後の世界各国の基本理念として確定した。

　インクルージョンとは，人はひとりひとり違っていることを前提に，人種，言語，風俗習慣，宗教，政治信条，障害の有無で差別・除外・排斥することなく，すべての人／子どもを包含する社会・学校をつくり，その上で，ひとりひとりの異なるニーズに応えようとするものである。

　障害に関してのインテグレーション*とインクルージョンの違いは，前者が障害のある者とない者に分けた上で，障害のある者を障害のないグループに統合しようとしたのに対し，後者は，分けないですべてを包含する社会・学校システムをまず構築し，その上で個々のニーズに応えようとする点にある。インクルージョンの目標達成には，当然，長い年月が必要である。　　　　　　　　　　（山口）

インテーク面接
intake interview

　初回面接とも呼ばれ，相談者と支援者との最初の出あいの場であり，その後の相談や支援の継続の上で重要な位置づけをもつものである。当事者が子どもである場合は，保護者からの情報収集が中心となる。聴取すべき内容は，氏名・年齢・家族構成・主訴*・生育歴*・既往歴・相談歴，などである。以上の内容をすべて一度に聴取するには時間がかかるので，あらかじめ相談票などに記入してもらい，面接では補足質問をおこなう場合もある。また，主訴に対する支援方針・方法などの情報提供をおこない，合意を得るというインフォームドコンセント*もおこなわれる。　　　　　（伊藤良）

インテグレーション
integration

　1950年代半ば，デンマークのバンク＝ミッケルセン*が，知的障害*の人たちの処遇に関して「可能な限り通常の人たちの生活条件に近づける」理念を提唱したのを受けて，1968年，スウェーデンのニルジェ*が，前アメリカ大統領ケネディ

が設けた「精神遅滞に関する大統領委員会」に招かれた際に,「ノーマライゼーション*(ノーマリゼーション)」という英語に定式化した。

　ノーマライゼーションは,障害のある人たちの処遇に関する基本理念として世界各国に広がったが,その具現化の運動が,社会的インテグレーションとしての「施設解体運動」と教育的インテグレーションとしての「統合教育運動」であった。

　施設解体運動によって,数千人を一般社会から隔離した欧米の巨大施設はすべて解体されて,グループホーム*を中心とする地域社会へ復帰し,欧米のような巨大施設はもともとなかったわが国でも,ある程度運動が進められ,グループホーム*等への移行が増えてきている。

　一方,統合教育運動は,障害のある子どもに適切な教育を保障することを軽視して,どんな重度・重複障害*の子どもも,ただちに通常の学校,通常の学級*へ就学させることを主張した。しかし,そのことは結果として,学校の中身を変えないままに子どもを既存の学校に合わせるということとなり,欧米でも「ダンピング(投げ捨て)」と批判されるようになったことから,インテグレーションの考え方にもとづく統合教育運動はしだいに衰退し,かわって1990年以降,国連を中心に展開された新しい理念「インクルージョン*」が提唱されるようになった。
(山口)

インフォーマルアセスメント
informal assessment

　TEACCH*プログラムでは,アセスメント*をフォーマルアセスメント*およびインフォーマルアセスメントに分けて用いられている。インフォーマルアセスメントは,コミュニケーション*のとり方や生育歴*,家庭および学校での状況,本人の興味・関心,余暇の過ごし方,保護者の希望など,フォーマルアセスメントのみでは知ることのできない本人の特徴を把握するためのものであり,きわめて重要なアセスメントである。

　フォーマルアセスメントとインフォーマルアセスメントは,どちらが優位であるというわけではなく,双方から今後の支援方針を決めていくことが,自閉症スペクトラム*児の個別支援プログラムにとって重要となる。
(梅永)

インフォームドコンセント
informed consent

　「説明と同意」と訳されているが,以前のような,患者の生命を守るために医師が全面的に診断し治療をおこなう医療でも,生命維持よりも自己決定*を重視する方式でもなく,十分に患者に説明し,患者の意思を尊重し,あくまでも話し合いの上で共同の意思決定をおこなう,医師と患者の共同の意思決定にしたがう治療関係をいう。これは医学研究のための臨床実験に参加を求める際に導入された倫理的原則にもとづいた理念で,アメリカ合衆国大統領委員会報告書(1983)に

よって医療の場に導入され，日本では平成9（1997）年の医療法改正でこれが明記された。 　　　　　　　　　　（中根）

インプリンティング
imprinting

「刷り込み」「刻印づけ」とも訳される動物行動学上の用語。多くの動物は自分の属する種のものに追従する行動をとるが，ある程度成熟して孵化する離巣性の鳥で，孵化直後に出あった対象物の動きに追従する現象。これは個体の生活史の中の一定の時期に起こるという臨界期があり，一度できあがってしまうと，接近や追従などの行動を向ける対象が固定され，通常の学習のような消去が見られないなどの特徴があり，ロレンツ（Lorenz, K.）によってその機構が研究された。かつてティンバーゲン（Tinbergen, N.）は自閉症*をこの考えから説明する著書を出版したが，のちに撤回している。（中根）

インリアル法
Inter Reactive Learning and Communication：INREAL

言語遅滞児に対して開発された指導法である。子どものコミュニケーション*の能力を大人との相互作用の視点から客観的に捉え，両者が相互に反応し合うことにより，コミュニケーション促進の具体的な方法を見いだすことを目的におこなわれる。子どもだけでなく，子どもの相手となる大人の側のかかわり方や質を向上させるため，ビデオ分析により大人を評価する方法がとられている。自由な遊びや会話を指導の場とし，子どもからの相互交渉の開始を重視している。大人からの一方的なやりとりにならないようにコミュニケーションの原則，子どもにかかわる大人の基本姿勢，ことばかけの技法が設定されている。　　　（伊藤良）

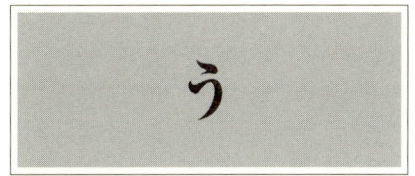

ヴィゴツキー
Vygotsky, Lev Semenovich［1896〜1934］

旧ソ連の生んだ国際的に著名な教育心理学者。1924年以来，障害のある子どもの研究に着手し，1929年に開設された欠陥学研究所の相談・臨床診断の部門に所属し，主として知的障害*の子どもの臨床的研究に従事した。彼は，知能テスト*は現在の発達レベルを知ることはできても，可能性の予測はできないと批判し，「発達の最近接領域」という新しい概念を導入し，子どもの精細な観察，面談，その他の資料による診断を提唱した。37歳で夭折したが，彼の業績はその後ルリヤ（Luria, A.R.）らの高次神経活動学説に発展した。　　　　　　　　（山口）

ウィスコンシン・カード分類テスト
Wisconsin Card Sorting Test：WCST

前頭前野に関連すると想定されている

心理学的概念である遂行機能*（executive function）検査のひとつで，ルール変更に臨機応変に対応していく柔軟性を調べる。前頭葉*機能検査として知られてきた検査法であり，概念ないし"セット（心の構え）"の転換障害（高次の保続）を検出する。この障害はいったん心に思い浮かんだ一定の概念や心の構え（セット）が固着し，他の概念や心の構えに移ることができにくくなるものである。被検者は色，形，数それぞれに4種類の属性のいずれかをもつ図形カードについて，3つの分類カテゴリーのいずれかに従って分類を求められる。検査者は検査者の分類カテゴリーと被検者のそれとの一致，不一致のみを答え，被検者は検査者のカテゴリーを推測しながら答える。検査者は予告なく分類カテゴリーを変えていくが，被検者がそれに対応できるかどうかを検査する。分類のルールは検査者のみが知っており，被検者は分類が正解か不正解かのみ知らされる。不正解の場合，被検者は正しいルールを推測し直さなければならない。正解が連続するとルールは変更される。前頭葉*損傷，統合失調症*，自閉症*，ADHD*などで困難となるという報告がある。　　　（神尾・田中優・谷口）

ウィニコット
Winnicott, Donald W. ［1896～1971］

イギリスの小児科医，精神分析家。イギリスの精神分析界においては，クライン派，アンナ・フロイト派との中間に位置する独立学派に属する。その理論と臨床実践の影響は，さまざまな援助的立場の人々や一般の養育者にまで及んだ。乳幼児の発達には，母親をはじめとした環境の要因が不可欠であると指摘し，「ホールディング」や「ひとりでいる能力」などの概念化をおこなった。「移行対象」の概念や「スクィッグル」法などに代表されるように，乳幼児本人の主観と対象との間にある「中間領域」を重視した治療的接近が特徴的である。　　（小林孝）

ウイング
Wing, Lorna ［1928～］

イギリスの児童精神科医。カナー*タイプの重度自閉症の娘（1956～2005）をもつ母でもあり，専門家と親の両方の立場から自閉症*の研究・臨床・啓発をおこなっている。1979年，共同研究者のグールド（Gould, J.）とおこなったキャンバーウエル研究により自閉症の概念が狭すぎることを指摘し，自閉症の社会性*障害を孤立型，受身型，積極奇異型に3分類した。1981年にはアスペルガー*の業績を再評価し，当時英語圏ではあまり知られていなかったアスペルガー症候群*を発達障害*に位置づける論文を発表し，アスペルガー症候群の概念が現在のように広く知られるきっかけをつくった。現在は，DISCO-11（The Diagnostic Interview for Social and Communication Disorders）という発達障害の診断評価のための半構造化面接法の専門家向けのセミナーを通して，発達障害を正しく評価・診断することの重要性を訴えている。　　（内山）

ウェクスラー
Wechsler, David ［1896～1981］

　ニューヨーク大学のベルビュー病院の心理学部長であったウェクスラーは，個別知能検査として，W-BⅠ，W-BⅡ，WPPSI*，WISC*，WAIS*の5種類の知能検査*を発表している。このうち，日本ではWPPSI，WISC-Ⅲ（最新版はWISC-Ⅳ），WAIS-Ⅲ（最新版はWAIS-Ⅳ）の3種類が標準化され，広く活用されている。

　ウェクスラーは，成人の精神疾患*患者にスタンフォード・ビネー*式知能検査を使用した際に，いろいろな不都合があることを経験し，知能を「自分の環境に対して目的的に行動し，合理的に思考し，効果的に処理する個々の能力の集合的または全体的なものである」と定義している。そこで，言語的な抽象的思考力を捉える知能検査と動作的な具体的思考力を捉える知能検査を個々に作成し，それぞれ別個の知能指数*（VIQ*，PIQ*）を求め，さらに両者を総合した全検査知能指数（FIQ*）の3種の知能指数を算出可能にした。なお，WISCの最新版WISC-Ⅳでは，VIQ，PIQは廃止され，言語理解，知覚推理，ワーキングメモリー，処理速度といった指標に基づく下位検査の得点を合成して全検査IQ（FSIQ）を算出する。　　（李）

うつ病
depression

　憂うつ・悲哀などの気分・感情が一度ならず出現し，そして精神疾患*のひとつとして存在しているとき，これを「うつ病」という。通常は，人においてはこのような気分・感情だけがそのような状態になっているだけでなく，身体機能も多くの機能が抑制されていることが多い。しかし，同じ気分・感情が一時的に存在しているときにはうつ状態と称して，うつ病とは区別する。　　（白瀧）

⇨気分障害，双極性障害

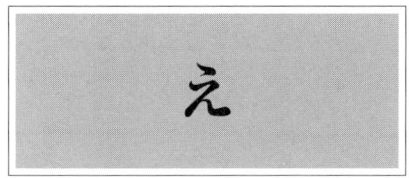

エインズワース
Ainsworth, Mary D.S. ［1913～1999］

　アメリカの発達心理学者。愛着*のパターン研究が有名。イギリスに渡り，ボウルビィ（Bowlby, J.）のもとで愛着研究に着手した。ウガンダの特殊な離乳方法で，乳母に預けられた乳児が激しく泣く愛着行動にヒントを得て，ジョンズ・ホプキンス大学において，ストレンジシチュエーション*と呼ばれる8エピソードからなる実験的観察法*によるスケジュールを開発した。満1歳の乳児を対象に，ストレンジャーと呼ばれる見知らぬ女性に対する反応や，母親がいなくなったときの反応，母親と再会したときの反応などを，3分ごとのスケジュールで観察した。その結果，乳児の反応から，不安・回避群，安定群，不安・抵抗群の3群に分かれることを報告した。　（伊藤英）

絵カード交換式コミュニケーションシステム ➡ PECS

エコラリア（反響言語）
echolalia

　エコラリア（反響言語）とは，音声刺激の単純な反復反応である。一般児においても1歳代で，大人の発した単語を内容と関係なくオウム返しする様子が見られるが，これは他者とコミュニケーション*をとりたいが，言われたことばの意味理解が十分でないときに生じやすい。一方，自閉症スペクトラム*児・者において見られるエコラリアは，一時的現象ではなく長期にわたり，意味理解が可能な場合にも使われる。

　エコラリアには，即時性反響言語と，遅延性反響言語がある。即時性反響言語とは，いわゆるオウム返しであり，言われたことばをそのまま繰り返すことをいう。たとえば「お名前は？」と言われて，「オナマエハ？」と答えるなどである。記銘力に比べ理解力に劣る場合に出やすい。一方，遅延性反響言語とは，ある場面で聞こえた音韻を記銘して，再び同じ場面や類似の場面に遭遇したとき，自動的に同じ音韻（人のことばやCMなど）を発する現象をいう。自閉性障害*に特徴的な症状である。「主客転倒」の用法なども，同場面で過去に相手の言ったことを繰り返す点では多少，会話的に上達したとはいえ，構造的には同じことであると解せられる。　　　　　　　　　（楠）

〈文献〉
小林重雄・杉山雅彦編著（1984）『自閉症児のことばの指導』日本文化科学社

エリクソン
Erikson, Erik Homburger［1902〜1994］

　発達心理学*者で精神分析家。ドイツに生まれ，大学を中退し，各地を遍歴したのちアンナ・フロイト（Freud, A.）に師事して精神分析を学ぶ。1933年，ナチスの迫害を逃れて渡米する。ハーバード大学などの教授を歴任。新フロイト派の視点を取り入れ，社会や文化と個人の間の相互作用を重視する独自の人格形成理論を発展させた。彼の提起したモラトリアム，アイデンティティ，そして思春期*危機などの概念は，自我の発達が社会とのかかわりの中で直面する青年期特有の課題を明らかにし，思春期から青年期にかけて生ずる複雑で深刻な諸問題への理解と臨床に大きく貢献した。　　（野村）

エンクレーブ
enclave

　TEACCH*プログラムの就労支援*の一方法。本来は「飛び地」を意味する用語だが，一般企業等の勤務先で，自閉症スペクトラム*障害者のために，特別に働きやすい場をつくること。そこには，スケジュールの予告，ワークシステム*等の視覚的構造化*の配慮がなされ，必要に応じて常勤・非常勤のジョブコーチ*が配属されるのが普通である。保護的就労（福祉作業所*）でも，特別に必要な人

のためには，所内で同じような物理的構造化の配慮がなされることがある。

（佐々木正）

〈文献〉
佐々木正美（1993）『自閉症療育ハンドブック——TEACCHプログラムに学ぶ』学習研究社

塩酸ビフェメラン ➡ 脳代謝改善薬等

塩酸メチルフェニデート

methylphenidate

中枢神経刺激薬*のひとつで，日本では商品名リタリンとコンサータの2種がある。

リタリンは，これまでナルコレプシー*，難治性うつ病*，遷延性うつ病を適応疾患としていたが，平成19（2007）年10月よりナルコレプシーのみを適応疾患と改正された。ADHD*に関しては，欧米でもっとも一般的に使用されていたため，日本でも，適応外疾患ながら，患者および家族に十分な説明と同意のもと，医師の責任で処方されてきた。

平成19（2007）年12月に日本ではじめて，塩酸メチルフェニデート徐放薬であるコンサータ（18mg，27mg錠）が，子どものADHDを適応疾患として承認された。朝1回の服用で12時間効果が持続し，食欲不振，頭痛，腹痛などを副作用とする。

コンサータに関しては適正流通管理が義務づけられ，制定基準を満たしたコンサータ錠登録医師，登録調剤責任者のみに購入，処方，調剤が限定される。

（田中康）

遠城寺式乳幼児分析的発達検査法

検査領域は，移動運動・手の運動・基本的生活習慣・対人関係・発語・言語理解の6領域に分かれており，領域ごとに各年齢に相当する発達水準の評価項目が記載されている。検査者が，保護者などに聴取，あるいは行動を観察して判定する。検査の適用年齢は，新生児期から4歳8か月までである。手引書の基準に従い，通過項目に〇，未通過項目に×で記入する。領域ごとに子どもの発達年齢を把握でき，発達のプロフィールを図示できる。時間がかからず，検査器具が不要なので，健診時などでスクリーニング*として用いられることが多い。　（伊藤良）

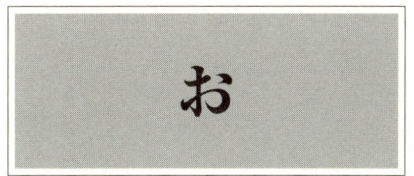

オウム返し ➡ エコラリア

応用行動分析

applied behavior analysis

〔行動分析〕 アメリカの心理学者スキナー*が創設したラジカルな行動主義を主張する心理学的体系が，行動分析*学である。この体系は，生物体の行動原理について動物実験も含めて厳密な研究を進める実験行動分析と，そこで得られた原理を社会的に有用な環境・行動修正や行動コントロールに適用する応用行動分析

に分けることができる。あくまでも出現している行動を「従属変数」(dependent variables) とし，その行動の生起・維持・変容にかかわる環境の中の要因を制御変数または「独立変数」(independent variables) と規定する。したがって，行動変容は「独立変数」の適切な操作により生じることが可能となる。

〔応用行動分析の概要〕 行動変容に適用される「オペラント条件づけ*」が代表的な原理である。行動の頻度を高める働きかけは，ターゲット行動*に随伴して正の強化*または負の強化をもたらす刺激が提供されることである。行動の分析には，弁別刺激*といわれる先行刺激と，随伴する強化刺激を同定する「ABC分析*」がもっとも基本的なものである。発達障害*児への適用にあたっては，このほかに強化・非強化，消去，シェイピング*・プロンプト法*，般化*，罰といった原理が用いられることが多い。

(小林重)

〈文献〉
小林重雄監修(1997)『応用行動分析学入門』学苑社

太田ステージ
Ohta Staging

「太田ステージ評価」は，シンボル表象機能*の発達段階をみる評価法である。小児自閉症*は，記憶*系の能力が高い一方で，シンボル表象機能の形成不全，すなわち比較の概念や基本的な空間概念等の形成に特異的な障害がある。それらの障害をふまえて，ピアジェ*やワロン(Wallon, H.) などの認知発達理論における発達の節目に着目して，発達段階を設定したものが「太田ステージ評価」である。太田ステージ評価は大枠ではステージⅠ，Ⅱ，Ⅲ-1, Ⅲ-2, Ⅳ，Ⅴ以上の6段階に分けられる。「改訂言語解読テスト (LDT-R)」による具体的な操作基準により段階分けが可能になっている。その利点としては，第一は，その子どものシンボル表象機能の発達段階がわかること，第二は，その子どもの行動の意味がわかること，第三は，治療教育の手だてがわかること，第四は，共通の基盤に立って治療教育の適切性が検討できること，第五は，検査は簡便で短時間でおこなえて客観性があること，などがあげられる。他の発達障害*の発達評価にも用いられる。小児自閉症は太田ステージ評価による発達段階に応じた課題によく取り組む特徴があり，この特徴に応じた治療教育的アプローチを認知発達治療と呼んでいる。各ステージ別に，治療教育の目標，課題の選定，プログラムの組み立て，留意点が整理されており，その目標は3つの次元から設定されている。第一次元は，自閉症の子どもたちの認知・情緒の発達を促し，自分で行動のコントロールができるようにすることである。このための働きかけを認知発達学習と呼んでいる。第二次元は，個々の生活技能を獲得することである。第三次元は，異常行動や不適応行動*を予防し，減弱することである。

(太田)

オーラップ ➡ ピモジド

オピオイド（β-エンドルフィン）
opioid

　アヘン様作用物質の総称をオピオイドと呼ぶ。脳内に存在し，アヘン様の作用をするいくつかのペプチドの存在が知られており，オピオイドペプチドと呼ばれる。これらは，前駆体から3種類に分けられている。このうちのひとつであるプロ・オピオメラノコルチンの部分構造にβ-エンドルフィンがあることがわかった。β-エンドルフィンは疼痛に対する鎮痛作用をもっており，脳内に受容体の存在が判明した。自閉症スペクトラム*では，自傷*行為のある者ほど，内因性のある鎮痛物質であるβ-エンドルフィンが高値であるとする考え方がある。

　ナロキソンは，オピオイドの拮抗薬であり，これを投与することで，オピオイドの作用を阻害する。　　　　　（市川）

オフラベルユース
off-label use

　医薬品の添付文書どおりに使用しないことをいう。適応疾患以外に使用したり，使用対象年齢以下に使用した場合などがこれにあたる。自閉症スペクトラム*が使用対象疾患になっているのは，ピモジド*だけである。現実には，抗精神病薬*，気分安定薬*，抗うつ薬*などを使用する場合があるが，ほとんどの向精神薬*は自閉症スペクトラムが使用対象疾患になっておらず，15歳未満への使用については「知見がない」と書かれている。したがって，やむを得ず使用する場合は，すべて処方する医師の責任となる。とくに15歳未満への使用については，小児科薬全般について同様な状況にある。厚生労働省では，このような状況を打破するために，小児を対象とした薬物の治験を考えている。　　　　　　　　（市川）

オペラント条件づけ
operant conditioning

　スキナー*は，個体の自発的な行動をオペラント行動と呼び，「随伴する刺激に制御される行動」であると定義した。オペラント行動にはレスポンデント行動*とは異なり，通常その行動を誘発する無条件刺激は存在しない。

　たとえば，幼児が「お片づけですよ」と言われて，遊び道具を片づけたら大好きな先生にほめられたとすると，その子どもはお片づけが上手になっていく。このように，ある行動に「随伴する」刺激を操作する（ほめる）ことによって行動変容*がもたらされる（お片づけがうまくなる）過程やその手続きをオペラント条件づけという。オペラント行動は随伴する刺激によって制御されるが，先行する刺激にも影響を受けることはいうまでもないことである。ある先行刺激*（「お片づけですよ」と言われる）に引き続いて反応（片づける）が生じ，それが強化*された場合，その反応は，この先行刺激（弁別刺激*）のもとで自発しやすくなる。先行刺激・オペラント行動・随伴刺激は

三項随伴と記述され，オペラント条件づけの基本的パターンである。

　オペラント条件づけは，自閉症スペクトラム*児の教育においてもっとも有効な方法論であり，適切な社会的行動をひき起こすきっかけとなる先行刺激と，適切な行動の自発頻度を高める強化刺激（ほめる）については個別的な評定のもとでの導入が望まれる。　　　　（新井）
⇨オペラント法

オペラント法
operant technique

　オペラント条件づけ*の原理から導き出された強化法，罰，シェイピング*，チェイニング*，タイムアウト*などの行動変容*技法が自閉症スペクトラム*児の教育に大きな成果を上げてきた。すなわち，年齢相応で，機能レベルや特性にあった社会的行動をひき起こす適切な先行刺激*を用意する（視覚的に明瞭な指示，シンプルな言語指示）ことと，その行動に引き続く強化*操作を一貫したものにしていく試みにより自閉症スペクトラム児・者のもつ潜在的な可能性を見いだすことに貢献してきた。

　社会的に逸脱した不適切行動*についても，先行刺激や強化刺激の入念な分析と対応方略（機能分析など）により，その減少に効果を示してきた。

　一方，自閉症スペクトラム児・者のもつ自発性や般化*の困難性に対して，強い人工的な刺激統制（先行刺激や強化刺激）を最小限にして自然なセッティングの中で有効な強化刺激を利用した方法にフリーオペラント法がある。生活している環境で，好みの玩具を手の届かない棚の上に置いておき，子どもが玩具を見つけて大人に向かって「おもちゃ」ということで，その玩具を取ってもらい遊べる，というものが一例である。必須の行動レパートリーの形成には，計画的なプログラム学習も必要となる。　　　（新井）

折れ線型自閉症
dawn-hill course autism

　「セットバック」ともいわれる経過。2歳前後にそれまで見られたことばや対人行動が消失するエピソード。実際にはそれ以前から何らかの形で症状が存在している。小児自閉症*の子どもの親の15～37％が報告している。主に生後18～36か月ごろに見られ，75％はその後，改善が見られる。言語の再獲得までの期間は平均4～5か月とされる。契機とされるものは転居，母親の入院，弟・妹の誕生，高熱などの身体病などであり，IQ*の低いケースが有意に多いとされる。また，早期からの障害児療育中には起こらないらしい。追跡研究によるとセットバックの有無と5歳時での状態像に差は見られないとされる。　　　　　　　　　（中根）

音韻障害 ➡ 構音障害

音楽治療教育
remedial education by music

〔理論的背景〕　音楽治療教育は，マイク

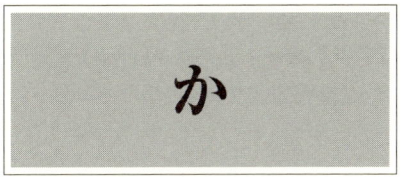

ルバスト*の学習理論*にもとづき作成されたプログラムである。これによれば、言語理解・表出の発達が未熟な重度の障害では認知能力の「感覚→表象化」の発達段階での問題、全体的な能力は高いが認知能力に偏りを示す高機能自閉症*では、認知能力「表象化→概念化」の発達段階での問題が想定される。緒方(2005)は音楽認知能力を非言語性能力の発達的視点から捉え、自閉症スペクトラム*児・者に適用している。

〔適用例と目的〕 認知能力の低機能について、非言語的サインとしての即興的な楽想により、自発性やコミュニケーション*能力を高めたレット障害*児の例もある。次に、認知能力の高い例について、幼児期では音楽ムーブメントや打楽器による合奏表現の中で調和する過程を重視したプログラム、学童期から青年期では、ヴァイオリンやピアノによる演奏表現、聴覚性⇔視覚性シンボルの変換から楽譜の理解、音楽の創作等の内容を含むプログラムが導入される。いずれもヴァイオリン、ピアノの生演奏により導入し、個別またはグループの形態で進められる。音楽的思考の発達過程に発達神経科学の視点を重視し、社会的適応行動の発達を支援することが主な目的である。 (緒方)

〈文献〉
　緒方千加子(2005)「自閉症児に対する音楽治療教育の適用」日本自閉症スペクトラム学会編『自閉症スペクトラム児・者の理解と支援』教育出版

絵画語彙発達検査法 ➡ PVT

介護等体験

「介護等体験」は、平成10(1998)年4月1日から施行されたいわゆる「介護等体験特例法」にもとづいて、小学校・中学校教諭普通免許状を取得しようとする人が、特別支援学校*、社会福祉施設*等で、7日間の介護等体験を行うものである。

この法律の趣旨は、「義務教育に従事する教員が個人の尊厳及び社会連帯の理念に関する認識を深めることの重要性にかんがみ、教員としての資質の向上を図り、義務教育の一層の充実を期する観点から、小学校又は中学校教諭の普通免許状を受けようとする者に、障害者、高齢者等に対する介護、介助、これらの者との交流等の体験を行わせる措置を講ずるため」である。　　　　　　　　(大南)

介護保険

わが国の社会の高齢化が急速に進むなか、「家族」が長期の介護のために疲れ果てて崩壊してしまわないよう、介護の負担を国民みんなで支え合う制度として平成12(2000)年4月に施行された。以来、サービス利用者の増加や提供量の拡

大といった効果も見られ，老後の安心を支える仕組みとして定着してきた。平成18（2006）年4月には「介護保険等の一部を改正する法律」が施行され，「明るく活力ある超高齢者社会の構築」「制度の持続可能性」「社会保障の総合化」を基本的視点に見直しがおこなわれた。障害者福祉サービスにおいても，この制度への移行が検討されたが，現実的にはさまざまな問題が山積している。　　（東真）

外出支援 ➡ ガイドヘルプ

外傷後ストレス障害 ➡ PTSD

ガイドヘルプ

　買い物や余暇活動，社会参加活動などにおける外出全般を援助する支援サービス（移動介護）であり，自閉症スペクトラム*児・者が，地域において自立した生活をめざすために欠かすことのできない支援である。障害者自立支援法*では，ガイドヘルプが2種類に大別された。第一は，突発的なニーズへの対応や複数の者の移動の同時支援など，柔軟性のある支援をおこなう地域生活支援事業の「移動支援」。第二には，移動支援と介護を一体的に提供する必要がある一定程度以上の重度障害者について，個別給付でサービスを提供する「行動援護*」「重度訪問介護」となっている。　（東真）

概念学習
concept learning

　概念がつくり上げられる過程を一般的に概念形成*と呼び，概念の習得・獲得を学習心理学の観点からみる場合に概念学習と呼ぶ。とくに，構造が明らかなものの習得過程を概念学習ということが多い。

　自閉症スペクトラム*児において，事物・事象の多面性を理解し，また特定の共通部分を取り出すことなどの概念形成のプロセスに困難を有している場合，分類・同定などの学習のスモールステップ*化をおこない，積み上げて，概念を習得させることが必要である。生活の中での分類，片づけやカード分類作業といった非言語学習を概念に結びつけていく。

（黛）

概念形成
concept formation

　概念が成立するプロセスを広く概念形成という。さまざまな事物や事象から共通した性質を捉えることで，そのプロセスには，比較，推理，判断，抽象を含む。

　自閉症スペクトラム*児においては，概念形成に困難があるとされる。たとえば，2つの事物から共通性をことばで表すことが求められると，抽象化することができず，2つの事物からひとつを選ぶような回答であったり，2つの事物それぞれについて述べる回答であったりする。このような回答の誤りは，概念形成の障害を示している。ただし，いったん正し

い回答の仕方を習得すると，かえってよく答えられるようになることも，自閉症スペクトラム児に見られる。しかし，そのプロセスは，定型発達児とは異なると考えられる。　　　　　　　　　　（黛）

海馬
hippocampus

側頭葉*の内側部にある前後に細長い構造体。吻側部は扁桃体*に隣接している。アンモン角，歯状回，海馬台（あるいは海馬支脚）から構成される。アンモン角と歯状回は，不等皮質（あるいは古皮質）であり，三層構造となっている。内嗅領皮質を経由して全感覚モダリティの入力を受け，また内嗅領皮質を経由して側頭連合野など広汎な大脳新皮質の領域に出力を送っている。扁桃体や中隔といった辺縁系の領域とも相互結合している。

海馬の損傷により，古い記憶*は障害されないが，損傷前2～3年の記憶を消失し，新しい記憶が覚えられなくなることが示されている。こうした知見から，海馬は記憶の形成および一時的な保持に関与していると考えられている。

（佐藤弥・十一）

鏡文字
mirror writing

鏡に映った文字を書き写したかのように，通常の文字が反転した書体の文字のこと。単語や文の単位で複数の反転した鏡文字が通常と反対の方向に書かれることもある。

鏡文字は，自閉症スペクトラム*児に見られるだけではなく，文字を覚えはじめた幼少期の一般児にもしばしば見られるが，その多くが左利きであることが知られている。

鏡文字の発現は，一過性であることが多いが，レオナルド・ダ・ヴィンチやルイス・キャロルのように大人になっても持続的に見られる場合もある。　（平）

学習指導要領

学習指導要領は，わが国の小学校，中学校，高等学校，特別支援学校*，幼稚園における教育内容等の大枠を定めたものである（幼稚園は，教育要領という）。

学習指導要領は，各学校が編成する教育課程*の基準となるもので，たとえば，小学校，中学校では，総則，各教科，道徳，外国語活動（小学校のみ），総合的な学習の時間，特別活動について，標準となるものを定めている。特別支援学校*については，幼稚園，小学校，中学校，高等学校に準ずる部分と障害の状態等による特例，知的障害*者のための各教科，障害による学習上または生活上の困難を克服し自立を図るために「自立活動*」について，標準となるものを定めている。

（大南）

学習障害　➡ LD

学習理論
learning theory

「学習」は，経験によって行動が変容

する現象である。「学習理論」は，なぜ，どのようにしてそういう行動変容*が生じるかを説明する理論である。記憶*の理論や思考の理論も広い意味では学習理論に含まれうるが，それぞれに学習理論よりも歴史的に古く，心理学が意識を主な対象にしていた時代から独自の領域を形成していた。学習理論という場合には通例，行動の変容にとくに注目した理論をさす。学習理論には，細かい差異まで問題にすれば数多くの流れがあるが，概括的には次の4種類に大別しうる。

①経験によって刺激間（たとえばメトロノームの音と食餌）に結合が形成されるとする「条件反射学的結合理論」（S-S理論），パブロフ（Pavlov,I.P.）の条件反射理論をその原型とする。②一定の刺激条件のもとで一定の反応をしてその結果として強化*（たとえば報酬）が得られると，その刺激条件が次に与えられたときにその反応がまた生じる確率が増すという「刺激反応結合理論」（S-R強化理論），代表的な研究者としてはソーンダイク（Thorndike,E.L.）の「効果の法則」，ハル（Hull,C.L.）の「道具的条件づけ」，スキナー*の「オペラント条件づけ*」など。③機械的な結合によってでなく課題場面の認知の形成や変化に学習の本質を求める学習の認知説はゲシュタルト心理学系統の問題解決の理論を特徴づけ，トールマン（Tolman,E.C.）によって学習理論としてS-R理論に対置。④1980年ごろから大きな影響力をもつようになったのが，コンピュータがおこなうような情報処理システムの獲得とその組織化として学習を説明する「認知心理学的学習理論」である。

1960年ごろまではS-R強化理論が主流だったが，その後，認知説や認知心理学的理論に立つ研究がさかんになってきた。発達臨床との関係では，S-R強化理論からは行動の逐次形成の技法として行動療法*が発展し，認知説の流れは洞察の成立や環境刺激の意味の変容などを中心に置く立場に立つ。　　　　　　　（東洋）

学童保育 ➡ 放課後支援

確立操作
establishing operation

行動分析*学の専門用語であり，ある行動に対する強化*子や弱化子の効力を一時的に変える操作をいい，その結果，その強化子や弱化子に関連した弁別刺激*がその行動を喚起したり抑制する効力も一時的に変化する。たとえば，水は動物にとって一次性の強化子であるが，塩味のお菓子を食べた直後には水の強化力は一時的に高まり，水を求める行動が喚起されやすくなる。逆に，大量の水を飲んだ直後には水の強化力は一時的に低下し，水を求める行動は起きにくくなる。そのほかにも，体調の変化，睡眠不足などの内的要因，室温や騒音などの外的要因，学習課題の難易度や興味・関心の高さなども，確立操作として行動に影響を及ぼす。自閉症スペクトラム*児・者の行動は，こうした確立操作によって影響を受

けることも多い。感覚的な過敏*性のある人の場合には，特定の刺激があるだけでその刺激を避けようとする行動が起きやすくなったり，コミュニケーション*行動が十分でない人の場合には，チャレンジング行動*が起きやすくなったりする。このような場合には，機能的アセスメント*において，先行事象を直接のきっかけ（弁別刺激）と確立操作に分けて観察記録をおこなうほうが，より正確なアセスメントになる。　　　　　　　（園山）

家族支援

〔乳幼児期の家族支援〕　乳幼児期の家族支援については，親が子どもの発達状況や自閉症スペクトラム*の特性と対応方法を知ることと，通常よりも高いストレス*をかかえる子育てへの支援が必要となる。これらの支援は，医療，保健，療育，保育などの関係機関が中心となっておこなわれる。この時期は，親が孤立しやすく，虐待のリスクも高いので，自閉症スペクトラムのある子どもの子育て支援は，よりきめ細やかに進められなければならない。

〔学齢期の家族支援〕　親のニーズを個別の教育支援計画*に取り入れたり，生活上の課題を話し合って解決していくなど，学校が親と密接に連携した支援を進めていくことが重要となってくる。学齢期は，知的に障害のない自閉症スペクトラムのある子どもが発見されやすい時期でもある。親が子どもの特性や個性を理解することを支援する必要がある。思春期*に

は，行動問題が深刻化し，家族だけでは生活を支えることができない家庭がでてくる。このような場合は，教育，福祉の機関が連携して生活の支援にあたる必要がある。

〔成人期の家族支援〕　家庭生活，就労，地域生活を送る上での家族のニーズを把握し，支援を組み立てていく必要がある。この時期は親の高齢化など，家族の変化に合わせたサービス提供が重要である。

（田熊）

家族歴
family history

患者を中心とした家族および近縁者の健康状態，病歴，発達歴などを聞き出し，記載したもの。問診は診断法としてかなりの比重をもっており，既往歴，現病歴とともに家族歴が問診中に占める役割は重要である。家族歴は個人の状態とその親・他の家族の状態に遺伝的関連があるか否か，あるいは家族関係に原因があるかなどを判断（診断にもかかわる）する上で重要である。

自閉症スペクトラム*では，一卵性双生児の一致率は60〜95％，二卵性双生児の一致率は20％，さらに家族や血縁者に，広義自閉症*表現型と呼ばれる行動特徴をもつケースが少なくないなど，自閉症スペクトラムとその関連領域には，遺伝的な連続性の存在が示唆されている。したがって，自閉症スペクトラムの診断にあたって，家族や血縁者でそのような症状を有する者の存在は診断を支持し，ま

たきょうだいなどの血縁者の早期診断を可能にする可能性がある。ADHD*や読み障害（ディスレキシア*），書字障害についても同じことがいえる。　　　（平谷）

課題分析
task analysis

　課題分析は2つのステップからなる。最初に，複雑な行動や，いくつもの小さな行動がつながってできている一連の長い行動を，その行動を構成する小さな単位行動（下位行動）に分ける。次いで，それぞれの単位行動ごとに必要なプロンプト（実行を補助する刺激）を明確にする。自閉症スペクトラム*児・者の場合，とくに複雑な行動や一連の長い行動を一度に教えようとすると，学習が困難であることが多く，その場合，課題分析が有効となる。たとえば，料理，バスや電車の利用，買い物，作業学習など，多数の単位行動から成り立っている一連の行動は数多くある。料理の場合には，①食材をそろえる，②調理用具をそろえる，③調理の順序に従って食材を切ったり，煮たり，炒めたりする（多くの単位行動からなる），④盛りつける，など。バスの利用では，①バス停に行く，②路線番号を確認する，③乗車する，④前払いの料金を支払う，⑤降車ボタンを押す，⑥降車する，⑦目的地に向かう，などの単位行動に分けられる。それぞれの単位行動について必要な最小プロンプトとして，言語プロンプト，身体プロンプト，絵プロンプトなどから選定する。最小プロンプトも徐々にフェイドアウトしていく。フェイドアウトできないプロンプトは，支援ツールとして活用する。　（園山）

カタトニア
catatonia

　無動，過剰な活動性，極端な拒絶，奇異な自発運動，反響言語*の症状の組み合わせで特徴づけられる状態をさす。ときに無動から興奮に一転することもある。従来は統合失調症*の緊張型の症状をしていたが，近年になりその概念が広がって，気分障害*や脳器質性障害についても用いられるようになっている。自閉症スペクトラム*児・者で，思春期*以降に，突然と動作が止まって固まってしまうことや強迫症状様の繰り返し行動が増えて動作が著しく遅くなってしまうことなどがある。このように動作が止まって自発性がなくなってしまう症状を，ウイング*はカタトニアと呼んだ。自閉症スペクトラムの思春期・青年期の症状であるとする考え方と，うつ状態など合併症*のためにひき起こされた症状であるとする考え方がある。　　　　　　（太田）

学校教育法

　学校教育に関する基本を定めた法律で，特別支援教育*については，第72条から第82条に基本的な事柄が定められている。
　第74条は，特別支援学校*の目的とセンター的機能について規定している。
　第81条は，小学校等において，教育上特別の支援を必要とする児童生徒に対し，

障害による学習上または生活上の困難を克服するための教育をおこなうことを規定している。そして，特別支援学級*の設置について規定している。

第81条の第1項は，特別支援教育を推進する上で，重要な規定である。　（大南）

学校保健安全法

学校保健安全法は，学校における保健管理および安全管理について必要な事項を定め，幼児児童生徒学生および職員の健康の保持増進を図り，学校教育の円滑な実施とその成果の確保に資することを目的としている（1条）。

学校保健安全法においては，就学時健康診断*（11条，12条）について定め，市町村教育委員会の役割を規定している。第12条には，就学猶予免除，特別支援学校*への就学に関して指導をおこなう等適切な措置をとらなければならないと定めている。同施行令では，就学時の健康診断の時期，検査の項目，保護者への通知，就学時健康診断票について定めている。同施行規則では，就学時の健康診断の方法および技術的基準，就学時健康診断票について定めている。　（大南）

合併症
comorbidity／complication

ある病態・病変（一次障害）に対して，それ以外の病態・病変が併せて存在する状態あるいは経過の中で生じてきた一次障害以外の病態・病変をさす。合併症は，偶発的な病態・病変なのか，一次障害と因果関係をもって生ずる病態・病変であるか，一次障害とで相互作用があるかなどが問題となる。精神医学領域におけるDSM*-Ⅳ-TRの診断システムでは，2つ以上の障害の診断基準を同時に満たしたときに合併症あるいは併存症があるという。疾患（障害）が操作的診断基準により定義されているので，どちらが一次障害であるかについてはっきりしないことによる。ただし，DSM-Ⅳ-TRでは，ADHD*と自閉症*については少し異なり，両方の基準を満たした場合，広汎性発達障害*の診断を優先することになっている。しかし，最近では，「両者が合併」とする考え方が優勢となっている。　（太田）

家庭児童相談室

地域にある福祉事務所*の中に，児童家庭福祉に関する相談機能の充実を図るため，家庭児童相談室が設置されている。福祉事務所は，社会福祉行政機関であり，都道府県，市，特別区に設置が義務づけられている。大部分の福祉事務所に家庭児童相談室が設置されている。ここには，社会福祉主事と児童家庭相談員が配置され，児童相談所*と連携し，子どもと家庭に関する相談援助業務をおこなっている。児童相談所は困難な事例を扱い，家庭児童相談室では比較的軽易な事例を扱っている。昭和39（1964）年に設立され，平成18（2006）年4月1日現在で，1,271か所となっており，年々増加の傾向を示している。　（寺山）

カナー
Kanner, Leo [1894~1981]

　アメリカの児童精神医学の父。オーストリア＝ハンガリー帝国のロシア国境近くの町クレコノフに生まれ，ベルリンで教育を受けた。1924年，アメリカに移り，サウスダコタのヤンクトン州立病院に勤務。1928年，ジョンズ・ホプキンス大学精神科のアドルフ・マイヤー教授に師事し，1930年，同大学に開設されたアメリカで最初の児童精神医学部門を担当して，1933年，助教授となる。1935年，教科書『児童精神医学』を公刊，児童精神医学のバイブルと評された。1943年，後に「早期幼児自閉症*」と呼ばれる11例の症例を発表した。1957年，ジョンズ・ホプキンス大学の教授となり，退職後は多くの大学の客員教授として後進の指導にあたった。1971年，Journal of Autism and Childhood Schizophrenia（現 Journal of Autism and Developmental Disorders）を創刊した。　　　　　　　　　　　（山崎）

過敏 ➡ 感覚過敏

感覚過敏
hypersensitivity

　感覚知覚過敏。自閉症スペクトラム*では，聴覚や視覚，触覚などの感覚過敏があり，通常の人よりも低い閾値で反応したり，あるいはそれを不快に感じたりということがある。過敏の代表的なものは掃除機，バイクなどのモーター音，花火，ピストルなど突然の音，赤ちゃんの泣き声，人込みの音など聴覚に関するものや，糊や粘土，上着のタグ，人から触れられるなど触覚に関するものである。偏食*も感覚過敏から説明できる部分が多い。逆に痛覚に鈍く，けがをしても痛がらないという感覚鈍麻もしばしば併存する。脳内では感覚をつかさどる部位は視床であり，そこも自閉症スペクトラムでは何らかの機能偏倚があることが示唆される。過敏は通常，年齢とともに軽減していく。　　　　　　　　　　　（川崎）

感覚刺激
sensory stimuli

　感覚刺激には，触覚，前庭感覚（重力や加速度に反応する感覚で身体の動き，姿勢，視野，バランス，身体の左右の調整をしている感覚），固有感覚（動いたり，座ったり，物を持ったり，バランスをとったりすることを手助けする筋肉や関節の感覚），視覚，聴覚，味覚，嗅覚などがある。自閉症スペクトラム*の人たちには，このような感覚刺激に対する過敏*性が見られることが多く，その過敏性にはなんでもない刺激に過敏に反応（刺激を排除したり，刺激から逃避）するという「感覚過敏」とその反対の感覚まひという状態が混在して見られる場合がある。　（新井）

感覚統合
sensory integration

　我々のまわりには，さまざまな感覚刺激*があふれている。それらは否応なしに脳に取り込まれてしまうが，脳の中で

は，いま必要な刺激のみを選択し，それらを整理整頓して，過去の記憶と結びつけて行動を起こすような仕組みになっている。脳の中での交通整理のようなことを「感覚統合」と呼ぶ。

〔感覚統合療法〕 アメリカの作業療法士*エアーズ（Ayres, J.A.）が1970年代，学習障害*児の治療法として提唱したもの。たとえば，書字の問題に対し，文字の練習をするのではなく，書字の際に必要な，姿勢や眼球運動，手と目の協応性，上肢の関節を固定しながらペンを把持しての巧緻性というような，身体面に着目し，「前庭感覚」（重力に関するもの），「固有感覚」（筋・関節に関するもの），「触覚」（皮膚に関するもの）の3つの感覚を基本としながら，ブランコやすべり台，トランポリンなどの遊具を用いて粗大な運動をやりながら脳の下位レベルの感覚を統合していくことで改善を図る治療法。肢体不自由*児や重度心身障害児などにも応用されているが，自閉症スペクトラム*児の場合は，前庭感覚の過敏*症状である不安や不眠*の改善，不器用児への身体機能の向上，運動による発語の促進などを目標におこなわれることが多い。（若松）

環境（弁別）刺激 ➡ 弁別刺激

環境調整

自閉症スペクトラム*児・者自らが障害を克服し，社会に適応していくことは必要である。しかし，一方，まわりの環境を変えて，生きやすく，力を発揮しやすい状況をつくりだしていくことも大切な視点である。音やにおい，色などの調整，構造化*された表示，整然とした施設環境など，自閉症スペクトラムの特性に配慮した環境づくりが効果を上げている。ハード面だけでなく，障害に対する理解を深めたり，特性に応じて対応の仕方を考えたりするなど，まわりの人間のかかわり方を変えていくことも，環境調整として重要である。（黒川）

環境ホルモン（内分泌攪乱物質）
endocrine disruptors

環境中に存在する化学物質のうち，生体にホルモン様作用を起こしたり，逆にホルモン作用を阻害するものを"内分泌攪乱物質"あるいは"外因性内分泌攪乱化学物質"と呼び，これらを総称して「環境ホルモン」と便宜的に呼ぶことがある。きわめて低濃度で，魚介類の生殖機能や生殖器の構造に異常をきたすことが知られた。とくに，プラスチックに使用されているビスフェノールAは，少量でラット胎児の神経発達を阻害することが示されている。自閉症スペクトラム*など発達障害*の原因として，これらの環境ホルモンが関与していると主張する考え方もある。以前は食品の人工添加物や人工甘味料が関与するといわれたこともあった。現状では仮説のひとつにすぎず，今後の研究がまたれている。（市川）

観察学習 ➡ モデリング

かんしゃく ➡ パニック

感情調整薬 ➡ 気分安定薬

鑑別診断
differential diagnosis

　本来は，似た経過や症状を示すいくつかの疾患を想定し，ある疾患であるという判断をしたときに，その疾患と想定された他の疾患との本態的な相違を明らかにする判断である。現在の精神医学では多くの疾患（障害）は，原因が明確になっていない。そのため，DSM*-IV-TRのシステムでは，さまざまな情報を総合して，その人の症状や問題行動*の意味を吟味し，発症の心理学的メカニズムについて，現時点ではどのように考えることができるのかをまとめ，診断分類基準と照合して，どの診断名がもっとも適切であるかを判断し，診断をする。いくつかの障害については，正しい診断をおこなうための鑑別診断のための系統樹がつくられており，それに従えば鑑別診断ができる仕組みとなっている。　　　　（太田）

緘黙
mutism

　緘黙とは，字義どおりにいえば"黙して語らない"ことを表している。重度の知的障害*をもつ子どもが口を利かなくても緘黙児とは呼ばない。本来，話す能力をもっていながら，特定の場面で緘黙という態度をとる子どもがいる。たとえば，家庭では普通に話していながら，なぜか，学校場面では口にふたをして黙してしまう。このように，特定の場面や状況に置かれたときに話さなくなる緘黙を場面緘黙，あるいは選択性緘黙という。

　発達障害*，とくに広汎性発達障害*に選択性緘黙様の症状が合併する場合があることにも注意が必要である。　（平谷）

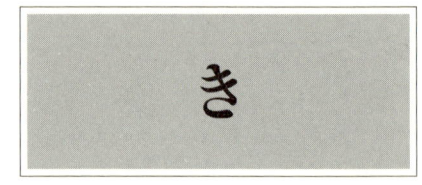

記憶
memory

　自閉症スペクトラム*児・者の記憶について，初期の臨床観察から，記憶力はすぐれるが具象性が強いことが知られていた。その後，一時期，意識的には思い出せないが，記憶が保持されていて行動が影響を受ける古典的健忘症患者と，自閉症スペクトラム児の記憶パターンが類似するとして，自閉症-健忘症説が提唱された。しかし1980年代以降は，高機能自閉症*の成人を対象とした記憶研究が数多くおこなわれ，自閉症スペクトラム児・者は記憶を思い出せないのでも，記憶自体が失われているのでもなく，記憶されるべき情報を意味的に組織化する柔軟な方略が苦手であることがわかってきた。そのため，コピー記憶として正確な反面，意味的な加工，すなわち訂正や忘却が生じにくいため，自閉症スペクトラ

ム児・者の記憶は，不変な事物を記憶するには有利であるが，変化が予測できない現象（対人情報など変化に富む環境情報）については記憶を統合することが困難である。自閉症スペクトラム児・者の一部に見られるカレンダー計算，暗算，描画や音楽など特定の領域で突出する才能（サバン能力*）には，このような記憶特徴が有利に働くが，自分がどのようにおこなったかという行為と時間・空間情報を統合するエピソード記憶は弱く，自己概念の発達不全に影響する。 (神尾)

〈文献〉
Boucher, J. & Warrington, E. K. (1976) Memory deficits in early infantile autism: Some similarities to the amnesic syndrome. Brit J Psychol.

機械的記録法 ➡ 行動観察法

機会利用型指導法
incidental teaching

ハートとリズレィ（Hart, B. & Risley, T. R.）が言語指導*法として提案したものである。「偶発的教授法」とも訳されるが，環境設定など自然環境をくずさない範囲での準備が組み込まれるので，「偶発」より「機会」が適切とされた(出口・山本，1985)。基本的には日常の生活場面を利用し，子どもが自由に遊んでいる場で対応する。玩具などの入手要求が何らかの形で生じたら，ただちに充足する。マンド（要求表現）がなかなか生じない場合には接近，視線，モデル提示など自発活動を損なわない形でのプロンプト（実行を補助する操作）を提供することもあるが，子どもの自発反応を待つことが原則である。 (小林重)

〈文献〉
出口光・山本淳一（1985）「機会利用型指導法とその汎用性の拡大——機能的言語の教授法に関する考察」『教育心理学研究』33号
➡プロンプト法，マンド・モデル法

利き手
handedness

ボール投げ，書字などの自発的な手の随意運動において，優位に使用する側の手のことである。子どもは生後7～8か月で利き手が決まりはじめ，5歳までには利き手が決まる。一般に右手利きが多いが，矯正されていることもあり，利き手はボール投げ，書字，歯ブラシや金槌の使用，ビンのふた開けなどの多数の行為で判定する。利き手は大脳の言語中枢と関連がある。右手利きの場合は圧倒的に左大脳半球に言語機能があるが，左手利き，両手利きの場合は左半球に多いものの，右半球や両大脳にもある。

左利きは素因と環境の相互作用によって成立する。また，左利きは手ばかりでなく，足や目などの身体の部分にも起こる。左利きは書字障害*，読字障害*などとも関係があり，矯正により吃音*が起こったり，二次的な劣等感から性格障害を起こしたりする。左利きの人の性格は拒否的，内向的，直感的に外界を捉える傾向があるといわれる。 (平谷)

儀式的行動
ritual behavior

カナー*が最初に記述した「感情的接触の自閉的障害」とされた子どもの特徴の中にも「適切な自発反応が乏しく，ものごとをいつまでも同じままにしておきたい強迫的な欲求がある」ということがあげられている。自閉症スペクトラム*児には儀式的な行動は日常的に見られ，それには異常なおきまりパターン，変化に対する抵抗，物体に対する奇妙な愛着*や遊びの常同的パターンが含まれる。学校などの社会生活でしばしば儀式的行動パターンは不適応状態*となる。強制的修正を試みるとパニック*状態となり，大混乱となる。気づかないうちに新しい行動をしてしまうといった「うっかり反応」の利用や飢餓状態などの動因操作による新反応の誘発が有効とされている。（小林重）

奇声
queer voice

奇声とは，通常の音声反応と異なって，適切な構音活動をせずにひきつった音声を張りあげることである。何らかの意味で興奮した際に生じることが多い。自分の思いどおりにいかない場合に，他者を脅かす形で用いる。こうした反応は，これまでに成功し強化*され学習したものである。

一般的には「いりません」「やりたくありません」といった適切なことばの学習が奇声の減少につながるとされる。

（小林重）

吃音
stammering／stuttering

語頭音の繰り返しや引きのばしや音や音節につまって黙ってしまうことにより，発話の非流暢性が生じるコミュニケーション障害*のこと。ICD-10*では，「音，音節，単語の反復と延長，あるいは休止と同時に顔面ないし他の身体部分の運動を伴うことがある。そのために早口症やチック*あるいは他の言語や発達の障害を合併していることがあるので，鑑別が必要である」としている。治療は早期の行動療法*的方法が中心となる。一般的には，患者に話しやすい方法で話すことを励まし，緊張や不安などを軽減させることが重要である。経過は一般に長いが軽度の吃音の多くは自然軽快する。

よく知られた疾患であるが，原因は明確ではない。吃音児・者の家族にも吃音児・者がいる場合も多い。構音障害*，言語発達*の遅れ，注意力の障害，学習障害*，読み障害*，早口症などが合併することがある。

（平谷）

機能語獲得困難
function word acquisition difficulty

機能語（function word）とは，助詞や接続詞などそれだけでは独立した意味をもたない語のことである。たとえば，「友達に渡す」の「友達」「渡す」は，語としての意味をもっている。ところが，助詞である「に」は，それだけでは語としての意味をもたない。ただし，「友達」の品詞性を規定したり，文を構造づけた

りする重要な働きをもつ。

たとえば，名詞はその意味を独立して獲得できる。ところが，機能語はひとつひとつの意味を単独で習得することができない。そのため，その場面や文脈，人間関係を推測したり関連づけたりしながら学習していくことになる。自閉症スペクトラム*児は，社会的な文脈の理解や，人間関係の読み取りや記述に障害をもつため，機能語の獲得が著しく困難になる。　　　　　　　　　　　　（渡部）

機能障害
impairment

WHO*が提唱した「国際生活機能分類－国際障害分類改訂版（ICF*）」では，生活機能と障害に関して，「心身機能・身体構造」と「活動・参加」の2つの構成要素に分けている。

機能（functions）は，身体系の生理機能（心理的機能を含む）のことであり，視覚，聴覚などの基礎的な人間の感覚を含んでいる。身体や身体部分の基礎的機能が遂行できないことが機能障害（impairment）である。

機能障害のレベルは基本的に身体（または身体の一部）である。それは身体機能にも身体構造のどちらにもかかわっている。このため機能障害は機能と構造の2つに分けて分類されている。「心身機能・身体構造」は「心身機能の変化（生理的）」と「身体構造の変化（解剖学的）」の構成要素から成り立ち，「活動・参加」は，「能力（標準的環境における課題の遂行）」と「実行状況（現在の環境における課題の遂行）」の構成概念から成り立っている。

これによると，障害は以下のように分類される。

「機能障害」とは身体の構造または生理的・心理的機能の喪失または異常をさし，頸髄損傷や四肢まひなどがある。

「活動」とは個人のレベルにおける機能の種類と程度のことである。活動はその種類，持続性，質の面で制約されることがある。「活動制限」とは課題や行為の個体レベルでの障害で，たとえば歩行障害などである。

「参加」とは機能障害，活動，健康状態および背景因子との関係のもとでの個人の生活状況への関与の種類と程度である。参加はその種類，持続性，質の面で制限されることがある。「参加制約」とは社会レベルの障害である。社会的活動に参加しようとする際に生じる障害で，改善には社会環境の整備が必要である。これには就職困難などがある。　（諸岡）

機能的アセスメント
functional assessment

〔定義〕応用行動分析*や行動変容*法で用いられる行動アセスメント*の方法のひとつで，分析の対象となっている行動（ターゲット行動*）の生起と先行事象および結果事象の関係性を明らかにするために，その行動の前後に起きている事象についての情報を収集し，分析すること。ターゲット行動が生起したり生起しない条件として，特定の先行事象や結果事象

が明確に関係していることを，観察記録にもとづいて明らかにする。方法論としてはABC分析*と同義。

〔方法〕 関係者情報にもとづくアセスメント*，自然場面行動観察*，条件設定行動観察に大別される。「関係者情報にもとづくアセスメント*」では，対象者本人，対象者をよく知っている保護者や教師などにインタビューや質問紙調査をおこない，ターゲット行動に関係していると思われる先行事象と結果事象，その他の要因についての情報を収集する。「自然場面行動観察」では，対象者が日常的に過ごしている家庭や学校などで，ターゲット行動が起きる可能性の高い時間帯・場面において，特別な条件設定をせず，自然のままの状態でターゲット行動を観察し，ターゲット行動の生起に関係していると思われた先行事象と結果事象，およびその他の要因を記録する。「条件設定行動観察」は「実験的分析」や「機能的分析（functional analysis）」とも呼ばれ，ターゲット行動の生起に関係していると思われる先行事象または結果事象を系統的に設定し，それらの事象に対するターゲット行動の生起・不生起を記録する。しかし，ターゲット行動がチャレンジング行動*である場合には，条件設定行動観察では意図的にチャレンジング行動を生起させることになり，倫理的に問題となる。チャレンジング行動に関係する要因が複雑である場合を除き，通常の実践場面においては，関係者情報と自然場面行動観察で得られた情報によって分析をおこなう。

〔意義〕 機能的アセスメントの意義は，ターゲット行動の生起に直接・間接に関係している環境要因を明らかにできること，およびターゲット行動がチャレンジング行動であっても，その行動がその行動を行っている人にとってどのような機能を果たしているかを推測すること（行動の機能分析）ができることである。チャレンジング行動は本人や周囲の人にとって困った行動であっても，機能の面からはその行動を行っている人自身にとって必要な機能（何らかの意思を伝えようとするコミュニケーション*機能など）をもっていることが少なくない。その場合，その機能を果たすことができる適切な行動を教える必要がある。　　　（園山）

〈文献〉
カー＆ワイルダー（園山繁樹訳）（2002）『入門：問題行動の機能的アセスメントと介入』二瓶社

機能的MRI ➡ MRI

気分安定薬（感情調整薬）
mood stabilizer

　うつと躁とを繰り返す双極性のうつ病*の治療において，このような気分変動そのものを軽減させる薬物が用いられる。これらの薬物を気分安定薬と呼ぶ。主に用いられる薬物には次の3種類がある。
①炭酸リチウム……躁うつ病*の治療薬として用いられてきた。有効血中濃度の幅が狭く，薬物の血中濃度を測定しながら用いる必要がある。

②カルバマゼピン……もとは抗てんかん薬*として用いられてきたが，気分安定薬としてすぐれた効果をもつ。
③バルプロ酸ナトリウム……これももとは抗てんかん薬であるが，すぐれた気分安定薬としての作用をもつ。　（杉山）

気分障害
mood disorders

　最近の精神障害*分類の中では，気分障害という概念を一番上位に位置づけていて，その下に，うつ病*，双極性障害*，気分循環性障害などを分類している。気分障害の典型は気分エピソードとしての（大）うつ病エピソードと躁病エピソードの２つを中核にそなえている。エピソードということばが使われていることからわかるように，抑うつ，躁的状態が１～２週間以上持続していることが規定に含まれていて，したがって，何回か同じ状態を示すことはとくに規定の中には含まれていない。　　　　　　　　（白瀧）

基本的生活スキル

〔睡眠〕　自閉症スペクトラム*児の多くは，「寝ること」が下手である。寝つくのが特別遅い時間であったり，起床時間が特別早かったりする場合がある。朝早く起きてしまったために昼寝をして，夜，寝つけないような場合は，昼寝を我慢させて，夜早く寝かせる，なかなか寝つかない子どもには添い寝をし，寝つくまで一緒にいるようにする。
〔食事〕　食事は栄養のためだけでなく，社交という意味でも重要な役割を担っている。①偏食*は，栄養の面ばかりか，いろいろの情報の受け入れの窓口を「狭く偏らせる」問題があるので，改善したい。ただ，一般的には，３歳，就学時，小学校３・４年生時，中学校入学のころ，の４つの時期に味覚が変わり，食べるものの種類が増えるので心配はいらない。②マナーに関して幼児期に大切なことは，食事中立ち歩かない，正しく箸が使えてきれいに食べられる，他人の皿にあるものには手を出さない，食事中むやみに水分をとらない，などである。
〔清潔（身ぎれいにすることを含む）〕　①排泄では，トイレや衣類を汚さずに用を足せる。男の子はズボンのファスナーの上げ下ろしができる。女の子はパンツの上げ下ろしがきちんとできる。②入浴・洗髪をいやがらない。③衣服の調節ができ，同じものばかり着ない。　　　（高木）

〈文献〉
高木徳子（1988）「自閉症児・者の基本的生活習慣——食事について」『児童学研究』18号，京都女子大学児童学科

教育課程

　教育課程の意義については，さまざまな捉え方があるが，学校において編成する教育課程は，教育課程に関する法令（教育基本法，学校教育法*，同施行規則，学習指導要領*等）に従い，各教科（各教科・科目），道徳，外国語活動，総合的な学習の時間，特別活動および自立活動*についてそれらの目標やねらいを実現するよう教育の内容を学年等に応じ，授業

時数等との関連において総合的に組織した各学校の教育計画であるといえる。

各学校の教育課程は，それぞれの学校において，どのような児童生徒を育てようとするのか，そのためにどのような教育をおこなおうとするのかなど，各学校の教育活動についての基本的な考え方のもとに編成されるものであるが，今後は，各学校が，このような確固とした考えをもつことがいっそう重要となってくる。

学校教育法施行規則第126条（小学部），第127条（中学部），第128条（高等部）に特別支援学校*の教育課程編成の基本が規定されている。

また，児童生徒の障害の状態等に応じた適切な教育課程を編成するための特例が設けられている。
1　学習が困難な児童生徒に関する特例
2　重複障害*者に関する特例
3　訪問教育に関する特例
4　学校教育法施行規則（130条）に規定されている特例
（1）合科的な授業に関する特例
（2）領域を合わせた授業に関する特例
　　・日常生活の指導
　　・生活単元学習
　　・作業学習*
　　・遊びの指導　等　　　　（大南）

〈文献〉
文部科学省（2009）『特別支援学校学習指導要領解説 総則等編』教育出版

教育心理学
educational psychology

教育心理学は，「人の精神について，それが文化・環境との相互作用の中での発達と学習によって形成されるという観点から解明を進める学問」と東洋（1989）は定義している。教育という営みに関して必要な心理学的知見や方法を研究する領域である。教育という営みは東の定義で示されるように，学校に限らず広く家庭，社会などでもおこなわれる。しかし，狭義においては学校教育における教育活動をさす。その内容として取り上げられてきたのは，発達，学習，評価，適応である。これらは，一般児を対象としているが，最近では，特別支援教育*の観点から，認知発達の水準とアンバランス，行動の偏り，対人認知*や行動に問題を示す子どもたちの理解とクラスでの配慮という側面からの知識と対応についても取り上げられるようになった。

自閉症スペクトラム*児については，概念学習*，対人認知やスキル，集団適応に困難さの実際の場面でのあらわれについての理解が必要である。そのために，発達特性と成長プロセス，発達段階と発達課題，学習の仕方，学習の得手・不得手，用意される環境，認知と学習評価，タイプと適応などを含むことになる。また，自閉症スペクトラム児をめぐっては，集団の中での適応困難さから，いじめが起こりやすい。その二次的情緒的問題を防ぐための指導法についても，研究と実践が要求される。　　　　　　　（黛）

〈文献〉
東洋（1989）『教育の心理学』有斐閣

教育相談員

　市区町村の教育委員会では幼児，児童，生徒（高校生を含む）の教育にかかわる相談（教育相談）をおこなっている。内容は性格や行動，学業，身体，進路等々多岐にわたるが，その相談にあたる職員が「教育相談員」である。教育相談員の資格についてはとくに規定はないが，多くは臨床心理士や教職経験者が任用されている。相談は，通常，保護者からの申し込みにより，教育センターや教育相談室など所定の場所でおこなわれる。また，諸般の都合で来所できなかったり，匿名を希望する保護者（あるいは相談希望者）に対して，電話相談を実施している地区も多い。　　　　　　　　　（山邉）

強化
reinforcement

　強化には，ある行動に対して正の強化子（ほめる，ほうびをあげるなど）を提示することでその行動の生起頻度を増加させるという「正の強化」と，ある行動に対して負の強化子（怒られる，嫌悪刺激など）が撤去されることでその行動の生起頻度が増大するという「負の強化」がある。どちらにしても，強化は行動の生起頻度が増大するというものである。自閉症スペクトラム*児の教育においては，可能なかぎり適切な行動がほめられる（強化される）ことを多くし，罰からの回避のための行動が多くならないように心がけていく必要がある。　　　　（新井）

教科・領域を合わせた指導
➡ 領域・教科を合わせた指導

共感 ➡ 共感性

共感性
empathy

　共感性とは，①他者がある感情状態にあることを理解し，②自分を他者の立場に置き（役割取得），③他者の感情を共有すること，の総体をさす。自閉症スペクトラム*児・者の場合，社会性*障害のひとつとして共感性の障害が存在する。とくに，心の理論*の障害は，上記の②の障害に関連する。またブレア（Blair, R. J. R.）は，他者の運動にともない自らの表情・動作・姿勢が自動的に模倣*する現象を運動的共感性（motor empathy）と呼んだ。そして，上記②に対応する認知的共感性とあわせて，そこに自閉症スペクトラム児・者の障害が存在するという考えを提唱した。　　　　　（別府）

共生社会

　伝統社会においては共生の要素が色濃く残されていたものの，現代ではそれが希薄化していることには論をまたない。ひるがえって今日，内戦やそれにともなう貧困の社会にあってなお，障害者など弱者への扶助が機能している例も見られる。わが国においては各方面から共生社

会を実現する必要性と必然性が論議され、政策サイドからも精緻な検討がなされている。障害の有無にかかわらず、互いに他の存在の尊厳を認めるところからノーマライゼーション*の進展が期待される。共生社会の理念にはその求心的なテーマが含まれている。現在，障害者の地域生活への参加が求められているものの，入所型施設の全面的な否定はかえって非現実的であると考えるべきである。(石井哲)

狭頭症 ➡ 頭蓋骨早期癒合症

共同生活援助（グループホーム）
　平成18（2006）年4月に施行された障害者自立支援法*によって，従来のグループホームは，居住系サービス（グループホーム，ケアホーム*，施設入所支援*）として再編された。
　日中に就労または就労継続支援*等のサービスを利用している知的障害*者または精神障害*者に対し，地域において共同して自立した日常生活または社会生活を営むことができるよう，当該利用者の身体および精神の状況ならびにその置かれている環境に応じて共同生活住居（障害者自立支援法5条17項）において相談その他の日常生活上の援助を適切かつ効果的におこなうものでなければならない。(石橋)

共同生活介護（ケアホーム）
　平成18（2006）年4月に施行された障害者自立支援法*によって，ケアホームは，居住系サービス（グループホーム*，ケアホーム，施設入所支援*）のひとつとして仲間入りした。
　日中に就労または就労継続支援*等のサービスを利用している知的障害*者または精神障害*者に対し，地域生活を営む住居において共同して自立した日常生活または社会生活を営むことができるよう，当該利用者の身体および精神の状況ならびにその置かれている環境に応じて共同生活住居（障害者自立支援法5条11項に規定する共同生活を営むべき住居）において入浴，排泄または食事等の介護，相談その他の日常生活上の支援を適切かつ効果的におこなうものでなければならない。このため，従来のグループホームにおける世話人に加えて，支援員が配置されている。(石橋)

共同生活住居 ➡ 共同生活介護

共同注意
joint attention
　まだことばが出ていない1歳前後の時期に，人とのかかわり方のひとつとして，子どもが母親と一緒に周囲のものや事柄に対して視線を向ける行動がある。この行動を共同注意あるいは共同注視という。共同注意行動の背景には，他者との関心の共有があると考えられる。
　自閉症スペクトラム*の主要症状のひとつに対人関係障害があるが，その徴候には共同注意の欠如が含まれる。共同注意と密接に関連する行動に，目と目を合わせる，指さしをする，他者の指さした

方向を見る，自らが関心のあるものと他者の方を交互に見るなどの行動があるが，自閉症スペクトラムではこれらの行動も生じにくい。

自閉性障害*で共同注意の障害の重要性を指摘したのはマンディら (Mundy, P. et.al., 1986) であり，心の理論*の障害が自閉性障害の症状形成に大いに関係していると指摘している。また，近年の研究では，自閉症児は話している人から情報を得る際に目ではなく口や身体の他の部分に視線を向けていることが，視線追跡研究で明らかにされているが (たとえば Klin et. al., 2003)，このことが共同注意の障害と関連しているのかもしれない。　　(石坂)

〈文献〉
Mundy,P., Sigman,M., Ungerer,J. & Sherman,T. (1986) Difining the social deficits of autism : The contribution of non-verbal communication measures. Journal of Child Psychology and Psychiatry, 27, 657-669.

強度行動障害特別処遇事業・支援加算

この事業は，日常生活において，行動上の問題がきわめて強く頻繁に出現し，本人，家族に困難をきたしている発達障害*児・者を対象に，都道府県が指定した施設で特別な処遇プログラムを実施し，行動障害*の改善を図ることを目的としている。実施は平成5 (1993) 年4月1日「強度行動障害特別処遇事業の取り扱いについて」(児障21号本職通知) により始められたが，平成10 (1998) 年7月31日「強度行動障害特別処遇加算費の取り扱いについて」(障障36号) が出され，それ以前のものは廃止となっている。

強度行動障害の内容として，「①ひどい自傷*，②強い他傷*，③激しいこだわり*，④激しいもの壊し，⑤睡眠の大きな乱れ，⑥食事関係の強い障害，⑦排泄関係の強い障害，⑧激しい多動*，⑨激しい騒がしさ，⑩パニック*がひどく指導困難，⑪粗暴で恐怖感を与え，指導困難」があげられている。これらの行動は，強度行動障害判定指針により判定基準表が設けられ，発生頻度に応じて点数化されている。

これら旧法下の事業対象者の判定は，児童相談所*，知的障害者更生相談所*等がおこなっていたが，障害者自立支援法*への移行にともない，重度障害者包括支援サービスの中に含まれ，介護給付等の障害程度区分*の認定作業 (行動関連項目とてんかんの12項目で合計15点以上が対象) に判定が委ねられることとなった。　　(寺山)

強迫行為 ➡ 強迫性障害

強迫性障害
obsessive-compulsive disorder

強迫行為あるいは強迫観念で特徴づけられる不安障害の一類型である。強迫行為とは，ばかばかしいと思っていても繰り返さなければならない衝動によりつき動かされる反復する行為 (たとえば「手を洗う」) をいう。強迫観念とは，観念や思考などが，自分の意に反し，強い不

安をともなって繰り返し浮かんでくることである。これらの症状のために，苦痛が生じて社会生活や日常生活が著しく支障を受けている場合に診断される。その際に，自分ではやりたくないと思っているにもかかわらず，行動を繰り返したり，繰り返し考えが浮かんでくることを，自我異質性*と呼んでいる。症状が激しいときや子どもの場合には，これを十分に認められない場合が多い。　　　　（太田）

興味・関心の限局
restricted interests

　興味や関心が狭い範囲の対象に限られていることを，興味・関心の限局という。自閉症スペクトラム*では，通常収集の対象とされない物を収集したり，変わった特定の物に執着したり，通常見られない活動に没頭することがある。個々の症例で対象物や行動パターンは異なるが，いずれも，日常生活の妨げになったり，対人関係の障害になったり，けがや事故などの原因にもなる。バスの路線や列車の時刻表への興味，数や日時への興味，特定の食べ物や衣類への固執*などはしばしば見られる。また，自分の興味のあることに関して何度も同じ質問をし，他の事柄への興味を示さないため，人との会話が滑らかに進展しない。そのため，しばしば対人関係に支障が生じる。（石坂）

巨頭症（大頭症）
macrocephaly

　頭が異常に大きい状態。種々の病態を含む。頭囲が乳幼児の成長曲線の上限（一般的には平均値＋2標準偏差）より大きい。精神や運動発達の障害やてんかん*などをともなう頻度が一般よりも高い。脳実質の量の増大により頭が大きい状態を巨脳症と呼び，胎生期の細胞増殖異常，神経皮膚症候群，代謝性疾患，中毒，内分泌疾患などが原因となる。水頭症や硬膜下水腫は頭蓋内の脳脊髄液が増加し巨頭症を呈し，外科的手術の対象となる。頭蓋骨の肥厚も原因となる。自閉症スペクトラム*児では巨頭症の頻度が定型発達児に比べて有意に高いとする報告がある。　　　　（大屋）

巨脳症 ➡ 巨頭症

キレート剤
chelate compound

　キレートの語源はカニのハサミの意味である。キレート剤はカニがハサミで物をはさむような形で重金属と錯結合する薬剤であり，キレート試薬ともいう。キレート剤は微量な金属の定量や体内からの除去のために用いられる。臨床的に用いられる製剤の代表的なものにジメルカプロールがあり，水銀中毒などに対して，筋肉注射として使用される。小児自閉症*の原因は有機水銀であるとの説とともに，キレート剤の使用が注目された。その後，有機水銀原因説には確証がなく，むしろ否定的な研究報告が多い。キレート剤の臨床的使用による有効性も認められなかった。そのうえ，キレート剤は過敏など

の副作用も強く，現段階では奨められない治療となっている。　　　　　（太田）

近赤外線分光法
near-infrared spectroscopy：NIRS

　近赤外線分光法とは，近赤外線領域の波長をもつ光（電磁波）を用いて特定の化学成分の濃度を計測する手法である。医学・医療関連領域では主に血色素（ヘモグロビン）の濃度を測定する目的で使用される。濃度を算出する基本原理となるのは変形 Beer-Lambert の法則であり，吸光物質の濃度および光路長（光が通過した距離）に比例して，入射した光の強度が指数的に減少することを定式化したものである。近赤外光は骨組織を透過する性質をもち，発光端子と受光端子を体表や頭皮上に装着するだけで筋肉や大脳皮質のヘモグロビン濃度（酸素化および脱酸素化）の変化がリアルタイムで測定できるため，臨床・研究両面で応用されている。（十一）

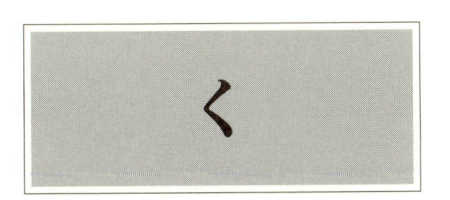

偶発的観察法 ➡ 行動観察法

グッドイナフ人物画知能検査
Goodenough Draw-A-Man Test：DAM

〔DAM検査〕グッドイナフ（Goodenough,F.L.）によって考案された，人物画による動作性の知能検査*のことである。わが国で用いられているものは，小林（1977）により修正され，標準化されたものである。人物像は，年少児にとって形式的な心理検査*場面を設定しなくても描出してもらえるものであり，臨床・検査・療育事態への導入に有効な心理検査法である。

〔DAMの実施と採点〕検査は「人を1人描いてください。頭の先から足の先まで全部ですよ。しっかりやってください」と指示して男子像を描出させる。採点の対象となるものは，①人物像の部分（頭，眼，胴，脚，口など），②人物像の部分の比率（腕の長さ＞胴の長さ，頭の大きさ＜胴の大きさなど），③人物像や部分の明細化（目は横幅のほうが長い，耳は縦のほうが長いなど）の3側面から50項目が選択されている。1項目が1点で，最高点は50点となる。標準化された得点は，3点でMA（精神年齢*）：3歳1か月，20点でMA：6歳11か月など，精神年齢換算表が準備されている。

〔結果の吟味〕DAMは空間認知，ボディイメージ*，そして目と手の協応性などの動作性の側面を評価する発達検査*であり，他の心理検査と組み合わせて用いると有効性が高くなる。　　（小林重）

〈文献〉
小林重雄（1977）『グッドイナフ人物画知能検査ハンドブック』三京房

クライエント
client

　心理療法*やカウンセリングでは，来談

者のことを一般的にクライエントと呼んでいる。これは、ロジャース*によって創始されたクライエント中心療法(client-centered approach)に端を発している。ここでは、クライエントとは解決すべき問題を抱えた個人をさしている。ロジャースは、人間は本来的に外部の統制から自由になり自律性に向かう傾向をもっていると考えた。したがって、それらの問題は、クライエントとセラピストとの間の信頼関係や相互理解、共感*関係の中で、クライエント自身が自ら解決するものと考えている。　　　　　　　　(今野)

クラインフェルター症候群
Klinefelter's syndrome

　本症候群は男児500出生あたり1人くらいに見られるとされている。変異によりX染色体が1本多く、合計47本の染色体*をもち、「47,XXY」と記載される。この過剰なX染色体が症状の原因となる。多くはクラインフェルター症候群であると診断されず、特別な医学的ないし社会的問題もなく、健康で普通の生活を送っている。症状として不妊、乳房発育、不完全な男性型体型、学習障害*などがある。発語・言語の障害があり、社会や学校での学習障害の原因となる。クラインフェルター症候群の男児では、受動的で無気力で、感受性が高く、自尊心が傷つきやすい傾向がある。　　　(諸岡)

グループ指導 ➡ 小集団指導

グループホーム ➡ 共同生活援助

グレーゾーン

　グレーゾーンということばが使われだしたのは、「気になる子ども」や「軽度発達障害*」のことばとほぼ同時期と考えられる。明らかな障害、問題、特性を示すわけではないが、それがないとも言いきれない状態を示す語として使用されている。発達障害*に関係して使われる場合は、学習・行動上の問題が軽微に見られるが、明らかな診断名がつきにくい、しかしそれを放置しがたく、発達障害の可能性が疑われる状態である。そのなかには、発達とともに、また早期介入により、目立たなくなっている場合も含む。知能レベルが高く、しかも年齢が上がった成人の場合は、自閉症スペクトラム*の判別が困難な場合がある。このようなケースでは、疑われる問題のうち、生活に影響の大きい問題から指導対応をおこなう。　　　　　　　　　　(黛)

クレーン現象
Crane phenomenon

　クレーンを操って物を取るように、他人の手を使って自分の欲しい物を取らせること。
　たとえば幼児が手の届かない高いところの物が欲しいとき、指さしをする、声を出すなどして大人に取るよう要求する。気がつかないと、引っぱったり、大きな声を出したりして気をひこうとする。ところが、自閉症スペクトラム*児は幼児

期には人への関心や要求が少なく，大人との人間関係の中での要求行動がとれないことが多い。大人の手をつかんで，あたかも道具のように使って，高いところの物を取らせようとする。　　（長谷川）

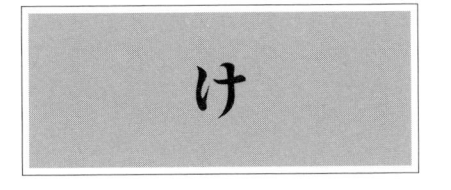

け

ケアプラン

　社会経済情勢の複雑化により生活ニーズが多様化し，多種多様なサービスを利用しなければ生活面の困難の解決や安定した日常生活の維持ができない人たちのために，複数のサービスを効率的かつ計画的に受給できるように，サービスの提供について定めた援助計画のこと。

　社会福祉の新しい援助技術の体系として登場したケアマネジメント*の手法の中に位置づけられており，その援助の展開過程によって3つに区分される。第一は，必要な情報の事前評価により，どのようなサービスをどのように組み合わせて利用するかというサービスの利用計画。第二は，第一段階の利用計画が援助者チームで検討・修正され，一致した援助方針と計画になったもの。第三として，それぞれのサービス提供機関が作成した具体的なサービス実施計画である。

　障害者自立支援法*においては，相談支援*事業の中に介護保険*と同様のサービス利用計画（ケアプラン）作成費が位置づけられたが，あまり利用されていないのが現状である。また，自閉症スペクトラム*など行動上の問題や発達課題を抱える人たちの支援においては，サービスの組み合わせ以前の問題として，障害理解と密接にかかわるアセスメント*の困難や，利用できるサービス自体が限られるという問題がある。　　（奥野）

ケアホーム ➡ 共同生活介護

ケアマネジメント

　日常生活上の多様なニーズを充足するために，複数のサービスを，利用者のおかれている状況やライフスタイルに合わせて適切に活用するための手続きの総体である。その特徴は，専門職等の援助者チームが協働するための技法であり，利用者との間に指導や治療的関係は想定されていない。したがって，ケアマネジメントの技法自体に，自閉症*などの専門的な支援や相談・助言などを期待すべきではない。

　手続きの展開過程は，①受付，②アセスメント*，③ケアプラン*の作成，④援助の実施，⑤モニタリング，⑥再アセスメント，⑦終結に分けられる。　（奥野）

警察プロジェクト

　知的障害*や自閉症スペクトラム*の人たちなど，障害のある人が犯罪被害やトラブルにまきこまれないように，さまざまな関係機関にセーフティネット*の

一翼を担ってもらうように働きかける活動が全国各地で広がってきている。とくに警察は，生命や身体，財産が危機にさらされたときの第一救済機関であり，セーフティネットの中でもっとも重要な役割を担う。交番や警察署の中に自閉症*への理解を促すようなポスターを掲示してもらう取り組みなど，警察に対する障害の理解啓発に関する活動を総称して，警察プロジェクトという。　　（加藤）
⇨コンビニプロジェクト，ぽっぽやプロジェクト

軽度発達障害

知的な障害をともなわない発達障害*の総称で，次の障害が含まれる。高機能広汎性発達障害*（高機能自閉症*，アスペルガー障害*，高機能PDD-NOS），ADHD*，学習障害*，発達性協調運動障害，境界知能。なお，「軽度発達障害」という呼称は，特別支援教育*の対象に関する学識経験者による検討委員会で用いられて以来，教育の領域では広く使われるようになっているものの，学術的に容認されている用語ではなく，平成19（2007）年，文部科学省はこの用語を今後用いないと表明した。

これらの障害は，発達障害者支援法*が制定されるまで発達障害として公的に認定されてこなかった。また従来の特殊教育の対象とされず，もっぱら通常教育において学校教育がなされてきた。このようにハンディキャップが存在するにもかかわらず，福祉および教育の取り組みが不十分であったことが大きな問題であったが，今日，改善しつつある。　（杉山）

ケースカンファレンス
case conference

〔ケースカンファレンスの目的〕　ケースカンファレンスとは，クライエント*の見立てと治療や支援の目標や方法について，セラピスト，スーパーバイザー，その他の治療や支援のスタッフと合同でおこなう会議のことである。ケースカンファレンスは，治療や支援の開始時，治療や支援の経過中，治療や支援の終結時におこなわれる。ケースカンファレンスの目的は，事例に関する理解を深め，互いに治療や支援の過程を検討することによってより効果的な方法を見いだすことや，セラピストの資質の向上を図ることにある。なお，治療や支援の開始時に先立っておこなわれる受理カンファレンスは，インテークカンファレンス（インテーク面接*）と呼ばれる。ここでは，インテーク面接者によって，①主訴*，②生育歴*，③家族関係，④現在の様子，⑤インテーク面接時の様子，⑥インテーク面接時の見立て，⑦治療や支援の目標と方針，などについて報告される。そして，治療や支援の担当者とスーパーバイザーなどが決定される。

〔カンファレンスの実際〕　治療や支援の経過中のケースカンファレンスでは，ケース担当者が治療や支援の経過に関する詳細な報告書を作成してスタッフに配付する。この資料は，ケースのプライバシー保護のため，会議後，回収する。会議で

は，担当者の報告に対してスタッフが質疑をおこない，それに対してスーパーバイザーが，症状の見立てや治療や支援の方針，治療や支援の推移などに関してコメントをおこなう。　　　　　　（今野）

ケースワーカー
caseworker

　ケースワークとは，困難な課題や問題をもつ人が主体的に生活できるように支援したり，援助していく個人や家族といった個々に対する社会福祉援助技術のことである。状況を改善するために関係機関に働きかけ，さまざまな制度を活用するのはもちろんのこと，その後の自立が可能となるよう，相談利用者を支援するのもケースワーカーの大切な仕事である。また，その基本的な姿勢として「バイステック（Biestek, F. P.）の7原則」があり，①個別化，②受容*，③意図的な感情表出，④統制された情緒的関与，⑤非審判的態度，⑥利用者の自己決定*，⑦秘密保持，といったポイントがあげられる。　　　　　　　　　　　　（東真）

血液脳関門
blood-brain barrier：BBB

　血流で運ばれる物質の一部は毛細血管から血管外の組織へ透過するが，脳以外と比べ，脳の毛細血管では透過が強く制限される。このメカニズムは血液脳関門と呼ばれ，生体の変化から脳の恒常性を護るために発達したと考えられている。ただし，脳組織の中でも，血流によって運ばれるホルモンを産生する下垂体などには血液脳関門は存在しない。血液脳関門を構成するのは，血管内皮細胞の間隙の短縮による物理的なバリア（分子量の大きい物質は透過できない）のほか，膜タンパクによる能動的な取り込みや排出が知られており，後者は免疫系細胞から放出されるサイトカインによって調節されている。血液脳関門は中枢神経に対する薬剤等の作用を考える上で重要である。
　　　　　　　　　　　　（十一）

結節性硬化症（プリングル病）
tuberous sclerosis

　本症は近年，結節性硬化症複合体（tuberous sclerosis complex：TSC）といわれている。TSC1遺伝子*やTSC2遺伝子は腫瘍抑制遺伝子で，それぞれの異常で腫瘍性病変が出現する。臨床的にTSC1，TSC2のいずれであるかを区別することはできない。頻度は人口1万に約1人の割合である。常染色体*優性遺伝を示すが60％近くが孤発例である。

　全身の過誤腫（hamartoma）を特徴とする全身疾患で，古典的には，知能低下，てんかん*発作および顔面の血管線維腫を三主徴としてきた。三主徴すべてがそろうものは29％程度とされている。皮膚，中枢神経系，目，腎，心，肺など，ほぼ全身に種々の過誤腫を形成し，皮膚では白斑などが認められる。臨床症状の程度にはばらつきが多く（優性遺伝の特徴），親子の例であっても症状の程度が同様とは限らない。　　　　　　　（諸岡）

幻覚
hallucination

「対象なき知覚」と定義され，患者はその知覚の実在を確信している。幻聴，幻視，幻臭，幻味，体感幻覚などが存在する。幻視は意識障害の際にあらわれることが多く，せん妄の際にはさまざまな形の人物や動物が登場してくる。幻聴や幻臭などは主に統合失調症*の際に体験されるが，意識清明時のアルコール幻覚症では人が話している声が聞こえる。単純な音や光などの幻視は要素的幻覚といわれる。統合失調症の幻聴は自分のことを批評してくる声が聞こえてくるものが多い。正常者に見られる幻覚には入眠時幻覚が，極限状態の際，出現するものがある。 (中根)

言語指導

自閉症スペクトラム*児への指導においては，その言語発達*の特異性への配慮は不可欠である。

特異性とは，たとえば，「聞くよりも読むほうが理解しやすい」「話すことは困難でも文字が読める」「場面と結びつけて言語を学ぶ」といったことである。また，獲得した言語を日常場面の必要な文脈の中で使うことに困難があるというのも特徴である。

一般的に，言語がもつコミュニケーション*・思考・行動調整の3つの機能のうち，発達の初期の段階で果たす役割が大きいのはコミュニケーション機能である。自閉症スペクトラム児への言語指導では，そのコミュニケーション機能自体への気づきや，その活用の力に弱さがあることを念頭においての指導が必要である。

他者に自分の意思や願いを伝え，それが受容される経験を通して愛着*関係を築くことは，コミュニケーション意欲の原動力になる。そのためにも，ひとりひとりの認知特性にそった負荷の少ない言語コミュニケーションツール（音声言語のほかに書字言語，身振りサイン言語*・図形シンボル言語，絵カード，写真，具体物など）の選択は重要である。言語はツールである。自閉症スペクトラム児への言語指導の場では，ツールをうまく活用できる力を育てたい。 (山田)

言語障害
speech and language disorders

言語障害とは，発話意図を言語規則に則って組み立て，構音器官によって音声言語として産出する「言語表出」の過程と，相手の音声言語を聞いて文脈や状況を背景に言語規則に照らして解釈し理解する「言語理解」の過程のいずれかに機能上の問題がある状態をいう。言語障害は，その症状や原因などによって，①失語症，発声異常，口蓋裂等による構音障害*など「言語の機能に直接関係した機能・器官による障害」，②知的障害*，精神病，自閉症スペクトラム*などの「言語器官に直接関係しないと考えられる器官・機能を主とする障害」，③ヒステリー性発声異常，吃音*など「主とし

て心因が問題の中心と考えられるもの」，④環境要因による言語障害などを含む「その他」，の4つに分類される。

社会性*障害を中核症状とする自閉症スペクトラム児・者は，自己と他者が対象を共有する三項関係を成立させることが困難であるために，言語の獲得と使用に特有の問題を示す。相手のことばをそっくりそのまま繰り返す反響言語（エコラリア*），「わたし」と言うべきところを「あなた」と言ってしまう人称代名詞の置換，状況や文脈にそったことばの意味の理解が困難なため字義どおりにしかことばの意味を理解できないといった語用論*的理解の困難などが特徴的である。

（神薗）

〈文献〉
村井潤一・小山正（1996）『障害児発達学の基礎「障害児の発達と教育」』培風館

言語性IQ ➡ VIQ

言語性LD
verbal learning disabilities

言語性LDは，①聴覚性言語（聞いて理解できる，適切な場に合ったことばで表出できる），②視覚的言語（文章を読んで意味理解ができる，文字を用いて思考を表現できる）の能力のいずれかに障害をもつものであり，知的障害*，聴覚，視覚，協応運動障害がないことが前提にある。自閉症スペクトラム*の言語障害*は思考の偏り，対人関係の混乱，状況理解困難が基底にある。非言語性の障害・偏り

が言語に影響し，ことばによるコミュニケーション*障害，文字は読んでも文章の意味理解困難による障害が生じる。

（森永）

➡LD

言語聴覚士
speech-language-hearing therapist：ST

言語聴覚士法（平成10年10月）により，厚生労働大臣の免許を受けて，言語聴覚士の名称を用いて，言語機能や聴覚などに障害のある人について言語訓練等をおこなうことを業とする者をいう。

病気や交通事故，発達・加齢上の問題などによって言語理解，聴覚，発声・発音，読み，書き，身振り，嚥下，認知，語用といったコミュニケーション*にかかわる機能の問題をもつ本人と家族に対して，医療，保健・福祉，教育など幅広い領域でチームの一員として，専門的サービス（検査，評価，訓練，指導，助言，その他）を提供している。失語・高次脳機能障害，発達障害*など，ことばによるコミュニケーションに障害がある人が自分らしい生活を構築できるよう支援する。

国家資格であり，言語聴覚士指定養成校等を経て国家試験を受ける必要がある。日本言語聴覚士協会，都道府県言語聴覚士会に，当該地域での言語聴覚士に関する情報を問い合わせることができる。

自閉症スペクトラム*は言語発達*の遅れで気づかれる場合があり，療育や評価の場でかかわることが多い。

（大屋・日詰）

⇨作業療法士，理学療法士

言語発達
language development

〔意義〕 生後まもなくから話し言葉や書き言葉を身につける言語獲得の過程のことを，言語発達という。言語は，大人や子どもとのかかわりにおいても，知的機能や情緒機能の発達においても，知識や思考力の拡大においても，重要な役割をはたす。

しかし，たとえば，指さしが身体や手指の運動や操作能力や模倣*能力の発達，事物に対する興味・関心，母親などまわりの人との毎日のやりとりの中で出現するように，言語発達は，人間の調和的な発達の中で成立する。また，言語発達は，多くの直接経験に基盤を置くものである。たとえば，身に着ける物の性質や意義，「楽しい」や「痛い」といった感情や感覚の概念についても，ある言語環境において日常的に体験や観察を繰り返す中で理解するものである。したがって，言語発達を考えるときに，人間の調和的な発達と豊かな言語環境における直接経験を基盤とするものであることを認識しなければならない。

〔機能の発達〕 言語のもつもっとも大きな特長のひとつが，伝達機能である。伝達機能には，他者と自分との相互作用を調整する外的機能と，内言といわれる自己の行動や思考を調整したり管理したりする内的機能がある。伝達機能は，認知や言語形態の高次化とあいまって，より目的的に発達していく。

〔形態の発達〕 伝達的な機能は生後まもなくから開始されるが，初期には前言語期といわれる非音声言語行動によって営まれる。泣き声や視線から，徐々に象徴性の高い，手渡し（giving），提示（showing），指さし（pointing）へと発展していく。

前言語期は，その後の言語発達に大きな影響を与える，物を介した自分と他者との共有的な関係（三項関係）や共同注意*（joint attention）機能の獲得においても重要な段階であるとされる。

生後10～11か月ごろには，音声を正確につくりだす構音能力も発達し，一定の音声パターンを用いた初めての表出である初語が見られる。大部分は，「ママ」「マンマ」といった子音＋母音の単純な反復型であり，子どもにとって親しみやすい人，食べ物，乗り物，動物を表現するものである。厳格な意味で言語表現活動とは言いにくいかもしれないが，周囲がこれを意味あるものとして汲み取り対応することで，言語発達がさらに促される。

〔文の形成から書き言葉へ〕 音声言語が表出された当初は，いくつかの語が羅列的に表出される語連鎖の状態である。しかし，次第にひとつの統合された意味を表現する統語規則が発達する。さらに，ことばを客観的認識の対象にして思考の深化と拡大を図る書きことばが習得される。

〔自閉症スペクトラム児と言語発達〕 自閉症スペクトラム*児の場合，知的機能の高低にかかわらず，言語のもつ伝達機能や，言語発達に大きな役割をはたす三項

関係や共同注意機能の獲得に著しい困難をもち，早期から言語発達に対する系統的な支援が必要となる。　　　(渡部)

〈文献〉
村田孝次（1968）『幼児の言語発達』培風館

現場実習 ➡ 職場実習

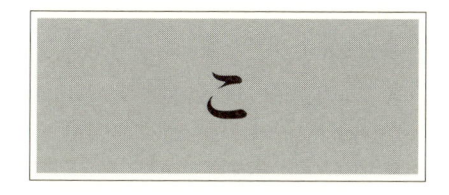

こ

行為障害 ➡ 素行障害

抗うつ薬
antidepressants

うつ病*にはセロトニン*，ノルアドレナリンなどの神経伝達物質*の関与が指摘されており，これらの神経伝達物質の作用に影響する薬物が治療に使用されているが，効果があらわれるまでに7〜10日くらいを要する。

第一世代とされる抗うつ薬（アミトリプチリン，イミプラミン，クロミプラミンなど）は，うつの改善率は高いが，抗コリン作用（自律神経失調症状）も強かった。第二世代の薬物（マプロチリン，ミアンセリン，トラゾドンなど）は抗コリン作用は弱いが，うつの改善率は低かった。第三世代はSSRI*と総称され，選択的セロトニンの再取り込み阻害作用があり，フルボキサミン，パロキセチン，サートラリンが，第四世代は選択的セロトニン・ノルアドレナリン再取り込み阻害薬（SNRI）と総称され，セロトニン，ノルアドレナリンの再取り込み阻害作用が強く，ミルナシプランが使われている。第三世代を中心に強迫観念・症状に対しても有効なことが知られている。自閉症スペクトラム*でも，"こだわり*"症状を中心に，SSRIが使用されることがある。

抗うつ薬を変更したときに生じるセロトニンの異常な増加で，精神症状（不安，イライラ，せん妄など），ミオクローヌス（手指の振戦*，不随意筋の硬直など），自律神経症状（発熱，下痢，発汗など）などの出現が知られている。原因薬物の中止，セロトニン拮抗薬の使用が有効である。
(市川)

構音障害（音韻障害）
phonological disorder

話しことばの特定の語音が正しく発音されず，語音の省略や，別の語音の置換，類似した不正な音への歪みなどの状態が続くものをいう。脳性まひなどの器質的障害でも起こるが，発語器官の協応運動や機能の未成熟によることが多い。DSM*-Ⅳでは発達性構音障害から音韻障害と改称されている。学齢前児の2.5％に見られ，自閉症*などの発達障害*児にしばしば合併する。軽症例は自然の改善が少なくない。
(吉野)

高機能自閉症
high-functioning autism

　知的な遅れのない自閉症*を，高機能自閉症ということがある。高機能の定義はさまざまでとくに定説はないが，IQ*70や85を基準にすることが多い。「高機能」とは知的に標準より高いということを意味するのではなく，知的に正常範囲である，つまり明らかな知的障害*がないという意味であることに注意する必要がある。なお，高機能自閉症という診断カテゴリーは国際診断基準にもなく，学会などで公的に規定した定義もない。

　アスペルガー症候群*との関係についてはウイング*のように連続性を強調する立場と国際診断基準（ICD-10*，DSM*-IV-TR）のように別のカテゴリーとする考え方があり，議論が続いている。アスペルガー*は彼の提唱した「自閉的精神病質」とカナー*の提唱した自閉症との異質性を強調していた。高機能自閉症とアスペルガー症候群の区別は，研究者によって恣意的に用いられている。アスペルガー症候群の提唱者であるウイングはアスペルガー症候群と高機能自閉症の区別に拘泥することに反対し，アスペルガー症候群の操作的な診断基準を示していない。サブグループに操作的に分類することはかえって混乱を招き，支援という視点からは有益でないと考えているからである。ウイングの考え方によれば，3つ組みの障害が認められれば自閉症スペクトラム*，カナーの記述に近い場合は自閉症（カナー型自閉症，カナー症候群），アスペルガーの記述に近ければアスペルガー症候群，どちらの要素もある場合には区分せず，自閉症スペクトラムと診断するという立場をとっている。

　「高機能自閉症」という用語は誤解を招きやすい表現であるとの指摘もあり，近年では公的には用いられなくなりつつある。
　　　　　　　　　　　　　　　　（内山）

高機能自閉症スペクトラムスクリーニング質問紙 ➡ ASSQ

攻撃(的)行動 ➡ 他傷（行動）

後見 ➡ 成年後見制度

後シナプス過敏症
post synaptic hypersensitivity

　神経細胞と神経細胞の間にはシナプス間隙（神経間隙）があり，前シナプスの軸索末端から遊出（分泌）された神経伝達物質*が後シナプスの受容体に働き，ここから情報が神経に伝えられていく。神経伝達にはホメオスターシスが働き，より現状を保つような機構が存在している。前シナプスから遊出される神経伝達物質が乏しい場合は，情報を受け取るために受容体は数的に増加し，質的には鋭敏になる。このような状態の場合に，前シナプスから一定量の神経伝達物質が遊出すると，本来よりも過敏に反応して，より多くの情報を伝達することになる。後シナプスでこのような状況が起きた場合，「後シナプス過敏症」と呼び，本来予測さ

れるよりも強い作用が生じることがある。

(市川)

更生施設 ➡ 知的障害者更生施設

抗精神病薬
antipsychotic drugs

統合失調症*の症状の改善に用いられる薬物。抗精神病薬と総称されるが、神経遮断薬（neuroleptica）、強力神経安定薬（major tranquilizer）と呼ばれることもあった。化学構造から、フェノチアジン系（クロルプロマジン、レボメプロマジン、プロペリシアジンなど）、ブチロフェノン系（ハロペリドール、ブロムペリドールなど）、ベンズアミド系（スルピリド、スルトピリドなど）が使用されていて、陽性症状（興奮、幻覚*、妄想*など）への効能がすぐれていた。抗精神病薬は効果が強力で速やかである反面、副作用も知られている。急性の副作用としては、錐体外路系のパーキンソン病様症状（身体の硬直、無表情、手指の振戦*など）、ジストニア（斜頸、舌突出など）、アカシジア（静坐不能、ムズムズ感など）などがある。遅発性の副作用としては、ジスキネジア（口のモグモグ運動など）、ジストニア（筋攣縮など）などがある。これらは脳内の線条体のドーパミン*伝達異常による受容体の感受性亢進によると考えられており、抗パーキンソン病薬*の併用が必要となる。

最近はこれらの副作用が少なく、陽性症状に加えて、グルタミン酸やセロトニン*の関与が推測されている陰性症状（意欲の低下、引きこもり*など）に対しても有効である非定型抗精神病薬（リスペリドン、ペロスピロン、クエチアピン、オランザピン、アリピプラゾールなど）が発売されている。自閉症スペクトラム*の興奮や"パニック*"様の突発的衝動行為に対して、リスペリドンを中心とする非定型抗精神病薬が使用されている。(市川)

向精神薬
psychotropics

中枢神経系に作用して、人の精神運動機能に影響を与えるものを向精神薬と呼ぶ。広義には、精神治療薬と精神変容薬に分けられる。精神変容薬には、覚醒剤、コカイン、幻覚*惹起薬、大麻、有機溶剤、アルコールなどがある。これらは精神作用物質として嗜癖、依存などの疾患をひき起こす可能性がある。狭義の向精神薬は、適切に使用されることで精神疾患*の治療に用いられている。とくに統合失調症*、気分障害*、てんかん*などでは薬物療法*が中心的治療となる。狭義の向精神薬には、抗精神病薬*、気分安定薬*、抗うつ薬*、抗不安薬、抗てんかん薬*、中枢神経刺激薬*などがある。自閉症スペクトラム*では、二次的症状の治療に向精神薬が使用される。(市川)

高セロトニン血症
hyper serotoninemia

セロトニン*系神経の細胞体は脳幹正中部（縫線核群）にあり、軸索は小脳*、

中脳, 間脳, 辺縁系, 大脳皮質などに投射している。脳のセロトニンは神経伝達物質*で, 血管収縮, 疼痛閾値の調節, 睡眠, 体温, 情緒・気分, 食欲などに関与している。

自閉症スペクトラム*の一部で, 血液中のセロトニンが高値になっている場合が見られる。一方, 血液中のセロトニン量がむしろ減少している自閉症スペクトラム児・者も多数見られる。自閉症*の傾向がない人でも血液中のセロトニン量が増加していることがある。

血中のセロトニンが高いことが, 自閉症の原因であるのか, 単なる結果なのかについては, まだ解決されていない。血液のセロトニンは血液脳関門*を通らないので, 血中のセロトニンが脳のニューロンに直接作用する可能性はない。

(諸岡)

構造化
structurization

ショプラー*が創設したアメリカのノースカロライナ大学TEACCH*部が提唱した構造化指導法(structured teaching)のこと。自閉症スペクトラム*はさまざまな認知障害や言語理解の困難性をともなうため, 通常の環境や指導法では理解しにくかったり, 混乱したりする場合が多い。そのため, 環境の構造化, スケジュールの構造化, 指導法の構造化などが必要となる。

〔環境の構造化〕 活動内容ごとにエリアを設定するほか, 写真や図形シンボルで収納物を表示する, 使い方を明示することも含まれる。基本は子どもが混乱せず, 理解しやすくなることであり, 構造化と称して, 狭い教室を迷路のようにして, かえって理解しにくい構造となっている場合があるので注意が必要である。

〔スケジュールの構造化〕 最近の特別支援学校*では, 写真や図形シンボルを用いてスケジュールを表示することが一般的になってきている。このような表示により見通しがつきやすくなり, 混乱が少なくなる。運動会などのいつもと異なるスケジュールの際は, とくに有効である。

〔指導法の構造化〕 ワークシステム*で知られているが, 学習に理解しやすいルールを導入することである。音声言語による指導が理解しにくい場合, ジグ*や手順書などを利用することで, 自立して活動することが可能になる。

構造化指導法は, 必要な子どもに実施すればよく, すべての自閉症スペクトラム児・者に必須のものではない。また, 発達や自立の促進にともない徐々に減少させることも重要である。

(伊藤英)

構造化面接
structured interview

面接を通じて得たい情報が決まっている場合, 面接実施前に質問項目・手順を決めておき, それにそって面接をおこなう方法を構造化面接と呼ぶ。精神医学的な診断, 疾患の重症度の評価, あるいは知能検査*の実施等において用いられる。構造化面接は, 面接者によって左右され

ない信頼性の高い情報を得ることができるが，表面的な情報しか得られない場合もある。臨床場面では，質問する内容はあらかじめ決まっているが，質問する順番やことばづかいなどを面接対象者の状態に合わせながら実施する半構造化面接を使用する場合も多い。

(野呂)

抗てんかん薬
antiepileptics

てんかん*発作は大脳皮質の神経細胞の過剰な興奮によってひき起こされると考えられている。てんかん発作を放置しておくと，知的水準の低下が生じることが知られており，抗てんかん薬による治療が第一選択とされる。医学的問診と脳波*検査で診断がおこなわれ，てんかん発作の型が特定され，これに効果のある抗てんかん薬が使用される。

てんかん発作は，大脳全体の神経細胞が異常放電する全般発作と一部分のみに放電の起こる部分発作に分けられる。前者には，意識を失い全身を硬直し痙攣させる「大発作」と，意識を失うだけの「欠神発作」がある。後者には，特定の脳部位だけに放電が起き意識消失のない「単純部分発作」と，意識消失のある「複雑部分発作」がある。

大発作の場合は，フェノバルビタール，ジフェニルヒダントイン，バルプロ酸などが，欠神発作にはエトサクシミドなどが，側頭葉*てんかんにはカルバマゼピンなどが使用される。多くの薬物において血中濃度の測定が保険適用となっているため，血中濃度と脳波を目安に治療薬剤を決めていく。自閉症スペクトラム*では，健常者よりも高率にてんかん発作，脳波異常が報告されている。自閉症スペクトラムに特徴的な発作型はないので，一般のてんかん治療に準じる。現在は発作が起きた場合，脳波異常が重篤で発作が予測される場合に抗てんかん薬を使用し，3年間発作を認めず，脳波異常も見られない場合は減薬あるいは中止を考える。

(市川)

行動アセスメント
behavioral assessment

〔定義〕アセスメントとは対象とする行動（ターゲット行動*）を定義し，その行動に焦点をあて，生起頻度，持続時間，潜時（刺激が提示されてからターゲット行動が生起するまでの時間），強さ，先行事象，結果事象などを測定し，行動の機能などを把握する。得られた資料を基礎に対処法を提案する。

〔手順〕①まず，観察者がだれであっても同じ行動を記録できるように，ターゲット行動を具体的に定義する。あいまいな形で定義すると，観察者によって異なる行動が記録されてしまい，不正確なアセスメントとなる。②アセスメントの目的に応じて，生起頻度，持続時間，潜時，強さ，先行事象，結果事象などから測定すべきものを決める。離席行動であれば，生起頻度だけでなく，1回の離席につきどれだけの時間，自分の席を離れていたかという持続時間の記録も必要となる。自傷行動*については，生起頻度，持続

時間に加えて，強さの記録も必要となることが多い。しかし，これらの記録はターゲット行動が「どのように」起きているかを明らかにするが，「なぜ」起きているかを知るためには，先行事象と結果事象の記録が必要となる。③何を観察記録するかに応じて，また実際に実施可能かどうかの観点から，観察と記録の方法を決める。④できるだけ簡単で正確な記録ができる記録用紙を作る。⑤観察・記録に必要な用具（筆記用具，ビデオカメラ，パソコンなど）を準備する。⑥観察・記録を実施する。⑦記録を整理する。⑧得られたアセスメント情報にもとづいて，指導計画や支援計画を立案する。

〔方法〕 直接的方法と間接的方法に大別される。直接的方法では，ターゲット行動が起きている場面を直接観察して，記録する。この場合，ビデオカメラに録画し，録画したものを後で再生しながら記録することもでき，より正確な記録が可能となる。間接的方法では，ターゲット行動についてよく知っている人（本人，保護者，教師など）にインタビューし，その情報を記録し，整理する。これは簡便な方法であるが，主観的な情報になりやすく，不正確である場合も少なくない。観察記録がどれだけ確かなものであるかを確認するために，観察記録の信頼性のチェックをおこなうこともできる。これは通常の観察記録者とは別の人が一定期間，通常の観察記録者とは独立して観察記録し，2人の観察記録の一致率（観察者間一致率）を算出する方法がよく用いられる。その算出式は，頻度の記録であれば「少ない方の頻度÷多い方の頻度×100（％）」，インターバル記録法であれば「一致したインターバル数÷全インターバル数×100（％）」である。 （園山）

〈文献〉

ミルテンバーガー（園山繁樹他訳）（2005）『行動変容法入門』二瓶社

行動援護

支援費制度＊になって，従来の知的障害＊者等の外出支援＊（移動介護）が，平成17（2005）年4月より，外出時，外出前後に必要となる支援費のうち，一定の基準を満たしたものについては，「行動援護」が支援費制度のサービスとして事業化された。

その後，障害者自立支援法＊に移行し，「知的障害又は精神障害＊により行動上著しい困難を有する障害者等であって常時介護を要するものにつき，当該障害者等が行動する際に生じ得る危険を回避するために必要な援護，外出時における移動中の介護その他の厚生労働省令で定める便宜を供与することをいう」（障害者自立支援法5条4項）となっている。

介護給付等の障害程度区分＊認定調査において，行動障害＊やコミュニケーション＊などの行動関連項目，および医師の意見書からてんかん＊の項目を含めた12項目（最高24点）中，評価合計8点以上が対象となる（厚生労働省告示543号）。

（近藤裕）

行動観察法
behavior observation method

　行動観察法は，観察する場面によって，自然的観察法*と実験的観察法*に大別される。自然的観察法は，対象者が日常的に過ごしている家庭や学校などで，特別な条件設定をせず，自然の状態で生起している行動を観察記録する。実験的観察法は条件統制観察法とも呼ばれ，対象となっている行動に関係すると思われるいくつかの条件を計画的に導入し，それらの条件に対する行動の変化を組織的に観察記録する。

〔観察方法〕　行動観察の目的に応じてさまざまな方法が開発されている。たとえば，連続記録法では，一定の観察時間の間に生起した行動を観察記録する。サンプリング法としては，一定の観察時間の中の特定の時間帯についてのみ観察記録をおこなうタイムサンプリング法*と，観察時間の中で生起するさまざまな行動のうち特定の行動についてのみ観察記録するイベントサンプリング法*がある。インターバル記録法では，観察時間を任意の長さのインターバルに分け，そのインターバルごとに観察記録をおこなう。

〔記録方法〕　記録の方法としては，観察した出来事をそのまま記録する行動描写法*，記録すべき出来事をあらかじめ決めておき，記録用紙にそれぞれの欄を設け，それらが生起したときに所定欄にチェック印を記入するチェックリスト法*，および，記録すべき行動の頻度，持続時間，強さなどの次元について，5件法などでその程度を評価する評定尺度法などがある。

〔観察記録用具〕　行動観察・記録の用具としては，観察用紙やストップウォッチなどのほかに，ビデオカメラやノートパソコンなどのデジタル機器を利用することができる。とくに，ビデオ録画が可能な場合には，何度も再生が可能なため，より正確な記録が可能である。

〔留意すべき事項〕　観察者が観察場面にいながら観察記録をとる場合には，観察者の存在が対象者の行動に与える影響（観察反応効果）についても考慮する必要がある。自閉症スペクトラム*児・者の中には，はじめての人に敏感に反応する場合があり，とくに注意が必要である。新しい観察者がいてもその影響がないように，観察記録をとる前に十分な時間をとる，対象者の目につかないような形で観察する，日常的にその場面にいる人（保護者や教師など）に観察記録を依頼するなどの工夫が必要である。また，ビデオ録画をおこなう場合には，録画の対象となる人（または保護者）や関係者に対するインフォームドコンセント*が必須であり，また録画したメディアの管理も，個人情報保護の観点から厳重におこなう必要がある。

〔園山〕

行動障害
behavior disorders

　自閉症スペクトラム*や精神遅滞*などの発達障害*にしばしば生じる，多彩な病的習慣ないし問題行動*（自傷行動*，

攻撃行動*，パニック*，常同行動*，異食症*，弄便など）をさす．福祉の立場からは，「強度行動障害*児・者は直接的他害*や間接的他害や自傷行動などが，通常考えられない頻度と形式で出現し，その養育環境では著しく処遇の困難なもの」と定義されている．飯田雅子ら「行動障害児（者）研究会」が，行動障害をその人固有の障害ではなく，環境との関係のありようとして問題解決に取り組んだ結果，厚生省（現 厚生労働省）はその支援のために平成5（1993）年より判定基準にもとづいて「強度行動障害特別処遇事業*」を開始した．成立機序として，認知能力の障害，言語による表現の困難，感情統制の不全などの個体要因に，環境要因が長期にわたって複雑に絡み合って進展した場合が多い．強迫性障害*，トゥレット症候群*，気分障害*など精神医学的障害の合併が問題を複雑化することもある．治療は，対象となる行動を分析し，多角的に理解することから始まり，行動療法*，精神療法*的アプローチ，環境調整*，薬物療法*を組み合わせておこなう．

(井口・神尾)

〈文献〉
飯田雅子・岡野卓雄・富沢彰雄他（1989，1990）『強度行動障害児・者の行動改善および処遇のあり方に関する研究（I・II）』キリン記念財団助成研究報告書

高等特別支援学校 ➡ 特別支援学校

行動描写法
behavior describing method

行動観察法*のひとつで，一定の観察時間に観察された対象者の行動，およびその行動に関連すると思われる出来事を，観察したとおりにありのままに記録する方法である．観察すべき行動が明確でない場合や，観察すべき行動が明確であってもその行動の生起に関係している事象が不明確である場合などに役立つ．しかし，観察や記録には多くの労力を必要とし，観察しながら同時に記録すること，およびありのままに行動を記録することは実際には非常に難しい．前者の点については，ビデオカメラで録画することによって，後で録画を再生しながら行動描写することで補うことは可能である．しかし，観察したことをありのままに客観的に記録することは難しい．なぜなら，観察記録する人のフィルターを通して記録すべきことが取捨選択されてしまったり，記録内容に観察記録者の主観が入り込んでしまう可能性を排除することは難しいからである．分析すべき行動を決めたり，それに関連する事象を大まかに把握するために行動描写法を実施し，その結果にもとづいて，詳細に観察記録すべき行動（ターゲット行動*）を明確にし，イベントサンプリング法*やチェックリスト法*などその他の観察記録法を適用するのが一般的である．

(園山)

行動分析
behavior analysis

　行動分析（学）はスキナー*が創始した行動理論体系であり，生体の行動原理を追究する実験的行動分析と，具体的な行動変容*を考える応用行動分析*がある。人間の行動の遂行過程をていねいに分析し，不適応行動*の原因を突き止め，その改善を図る治療法であり，行動分析を正しくおこなうことで，現状把握や改善技法の設定が可能になる。独立変数（環境）を操作することによって，従属変数（行動）がどれほど変化したかが把握され，行動の「法則」が導き出され，行動の「予測」と「制御」が可能になり，その成果は人間や動物のさまざまな問題行動*の解決に応用されている（応用行動分析）。行動分析学の主な「原理」は，レスポンデント条件づけ*（古典的条件づけ）とオペラント条件づけ*の2つにある。

（高原）

行動変容 ➡ 行動変容理論

行動変容理論
behavior modification theory

〔定義〕行動形成・修正の技法を不適応行動*の治療場面に適用した概念。オペラント条件づけ*の原理に従って環境（弁別）刺激*を変化させて行動と環境（強化*）刺激との随伴性を操作すれば，不適応行動ないし逸脱行動を社会的に正常範囲の行動に変容させることができる，と基本的には考えられている。オペラント条件づけを基礎とする行動分析*学の立場に立つ研究者が好んで用いる用語であり，応用行動分析*とほぼ同義。単一の考え方や治療法をいうのではなく，研究や実践の中で明らかにされてきた行動理論や原理から考え出された「行動を適応方向に変容させる諸技法」の総称である。

〔主な技法〕行動変容理論による主な技法としては，①レスポンデント条件づけ*法，②オペラント条件づけ法，③系統的脱感作法，④フラッディング法，⑤条件制止療法，⑥嫌悪療法，⑦バイオフィードバック法，⑧行動論的セルフコントロール法，⑨モデリング*法などがあげられる。自閉症スペクトラム*児など発達障害*児に対しては，コミュニケーション*行動の形成や改善，不適応行動の改善，社会的技法の形成など多くの面で，これらが適用されてきた。今日では，とくに社会的技法の形成に重点を置いた治療教育が主流となっている。

（高原）

〈文献〉
氏原寛他監修（2005）『臨床心理学大事典（改訂版）』培風館

高等養護学校 ➡ 特別支援学校

行動療法
behavior therapy

〔行動療法〕心理療法*としては，精神分析またはその影響の強いダイナミックな立場が主流であった。アイゼンク（Eysenck, H.J.）は，治療効果・期間を基礎資料とし

て従来の方法論を批判し,「人間の行動や情動を現在の学習理論の諸法則に従って改善する試み」と定義される「行動療法」を主張した。

〔行動療法の流れ〕 基礎となる学習理論*も多岐に分かれており,単一の理論や単一の技法に限定されるものでない。研究と実践において心理学的分析手法により立証された枠組みが次々に導入され,S-R媒介理論(ハル,マウラー),応用行動分析*(スキナー*),社会的学習理論(バンデューラ),認知的行動論(エリス)など拡大してきた。

〔行動療法の実践〕 行動療法では,まず行動アセスメント*が導入され,対象事例の実態の解明を試みる。そして,対象とする行動を明確にし,その変容へ向けての技法を選択する。行動アセスメントに従って治療は展開される。

〔行動療法の技法〕 レスポンデント条件づけ*,オペラント条件づけ*,シェイピング*,チェイニング*,系統的脱感作法,バイオフィードバック法,セルフコントロール法,モデリング*法,認知行動療法*など,数多くの変容手法が用いられている。　　　　　　　　(小林重)

〈文献〉
小林重雄他編(1974)『新版 行動療法入門』川島書店

行動連鎖中断法
interrupting of behavior chain

単位行動が系列をなして,より複雑な行動に組み立てられると行動連鎖が成立したと判断される。多くの行動連鎖では,その系列の最後に位置する単位行動が強力な強化*力をもつことが成立の要件とされる。成立した行動連鎖の中に新しい行動パターンを導入する。すなわち,新しく導入された行動を実行しないと連鎖は進まないことになる。新しい行動の学習を進行させるための動機づけを高める手法といえるであろう。　　(小林重)

行動連鎖法 ➡ チェイニング(法)

校内委員会

幼稚園,小学校,中学校,高等学校および特別支援学校等における特別支援教育を推進するため,校内における全体的な支援体制を整備するために設置する。校内および対外的な支援を担任のみでおこなうのではなく,特別支援教育コーディネーター*が中心的役割をになしつつ,校長を中心とした組織として取り組むことが大切である。委員会の構成員は,各学校により異なるが,学校としての支援方針を決め,支援体制が十分に機能するために必要な人たちで構成することが望ましい。また,委員会を定期的に開き,支援の内容や方法について検討することが必要である。校内の教職員が,適切な支援を一貫しておこなうための組織づくりは,周囲との人間関係や学習上につまずきが見られやすい自閉症スペクトラム*児にとっては,とりわけ必要なことである。　　　　　　　　　　　　　(前田)

抗パーキンソン病薬
anti-Parkinson's disease drug

　脳内のドーパミン*が不足するために生じる手のふるえ，身体のこわばり，仮面様顔貌，すくみ足，前傾姿勢，小刻み歩行などのパーキンソン症候群の治療薬をさす。自閉症スペクトラム*者のパニック*，攻撃的行動*，睡眠障害*などを軽減する目的で処方される定型抗精神病薬*（ハロペリドールやピモジド*など）の副作用のパーキンソン症状を軽減する場合は，コリン作動系とドーパミン作動系の均衡を回復させる抗コリン薬が第一選択薬となる。抗コリン薬の副作用としては排尿困難や便秘などがあり，緑内障には禁忌である。最近では，より副作用の少ない非定型抗精神病薬（リスペリドンなど）が代わって使用される傾向にある。　　　　　　　　　　（井口・神尾）

広汎性発達障害 ➡ PDD

交流及び共同学習

〔意義〕　障害のある児童生徒と障害のない児童生徒が共に生活したり活動したりすることは，前者にとっては経験を広め社会性*を養い豊かな人間性を育む上で大きな意義があり，後者にとっては同じ社会に生きる人間として，お互いを正しく理解し共に助け合い支え合って生きていくことの大切さを学ぶ上で大きな意義がある。

〔種類〕　交流及び共同学習には，①特別支援学校*との交流及び共同学習，②特別支援学級*と通常の学級*との交流及び共同学習，③地域社会との交流などがある。①は特別支援学校が地域の小・中・高等学校とおこなう交流会や学校行事への招待，授業への参加などをさす。②は特別支援学級に在籍する児童生徒が，学校行事や教科の学習などについて通常の学級で指導を受ける形態を主にさすが，逆に通常の学級の児童生徒が，特別支援学級の授業に参加し指導を受ける形態もある。③は特別支援学校や特別支援学級の児童生徒が地域の人々と交流し，学校周辺の地域での学習を進めたり，反対に地域の人々が学校の様子や児童生徒への理解を深めたりすることをさす。

〔配慮すること〕　障害のある児童生徒との交流では，組織的・計画的な交流を日常的・継続的に重ねることが大切である。とくに，自閉症スペクトラム*の児童生徒は，交流学習が負担になり情緒が不安定になる場合があるので，交流の目標や交流場面での支援の方法や配慮の仕方，児童生徒の意思表示の手段等について，個に応じて細かく話し合うなど，職員間の連携が大切である。　　　　　　（石川純）

交流教育 ➡ 交流及び共同学習

高齢・障害者雇用支援機構

　高齢者および障害者に対し，職業生活における自立を支援するために設置された独立行政法人。業務概要として，①高年齢者等の雇用促進のための給付金の支給，②高年齢者等の雇用に関する事業主

への相談・援助，③高齢期の職業生活設計に必要な助言・指導，④地域障害者職業センターの設置及び運営，⑤障害者職業能力開発校*の運営，⑥障害者雇用納付金関係業務（納付金の徴収，助成金等の支給，障害者の技能に関する競技大会，障害者雇用に関する研究・講習・啓発等）をおこなっている。

地域障害者職業センターは，障害者の雇用の促進等に関する法律*にもとづき，独立行政法人高齢・障害者雇用支援機構が設置，運営する職業リハビリテーション*機関である。　　　　　　　　（梅永）

国際障害者年
International Year of Disabled Persons

国際連合は，1975年に「障害者の権利宣言」を採択し，障害者の権利に関する指針を示した。さらに，1976年の総会において，この宣言を理念に終わらせることなく，世界的規模で障害者福祉の啓発活動をおこなうことを目的として，1981年を「国際障害者年」とすることを決議し，テーマは障害のある人の社会への「完全参加と平等」を掲げた。具体的な目的は，障害者の身体的・精神的な社会適応の援助，就労の機会保障，日常生活への参加の促進，社会参加権の周知徹底のための社会教育と情報の提供，国際障害者年の目的の実施のための措置と方法の確立などであった。　　　　　　　　（田熊）

国際障害分類 ➡ ICF, ICIDH

国際生活機能分類 ➡ ICF, ICIDH

国連障害者の10年

国際連合は，1981年を「国際障害者年*」として定め，障害のある人の社会への「完全参加と平等」をテーマにして，世界各国で活動が展開された。国連は1982年に，「国際障害者年」の目的と行動指針である「障害者に関する世界行動計画」を達成していくために，1983年から1992年までの10年間を「国連障害者の10年」とすることを決議した。このような世界的動向を受けて，わが国では1982年に「障害者対策に関する長期計画」，1993年に「障害者対策に関する新長期計画」が策定され，同年，障害者の自立と社会参加のいっそうの促進を図るため「障害者基本法*」が改正された。　　　　　　　　（田熊）

心の理論
theory of mind

〔定義〕自分以外の人の心的状態（感情や思考）について推論をおこなうこと。人がどのような情報をもち，どう行動するかを理論的に判断することで，自分の行動を調整する能力をさす。複雑な社会関係を維持するのに必要だと考えられる。

一般的に4歳前後からこの能力は出現する。その発達は誤信念*課題等で確認できる。

〔心の理論研究の始まり〕チンパンジーの認知研究過程で，実験者の行動を予測する能力を，プレマック（Premack, D.）らが「心の理論」という用語で説明したの

が最初。この考え方は人間の子どもに応用され、その発達を測る手段としてパーナー（Perner, J.）らがスマーティズ課題*などの誤信念課題を開発。

〔自閉症スペクトラムと心の理論〕 自閉症スペクトラム*児・者の社会的不適応は心の理論の発達の遅れと関連があるとバロン-コーエン*らが指摘し、パーナーらが用いた誤信念課題を応用して「サリー-アン課題*」を開発。従来の知能テスト*では明らかになりにくかった社会認知能力の発達のアセスメント*を可能にした。自閉症スペクトラム児の場合は、精神年齢*が4歳を超えても心の理論課題を通過しないことが多い。　　（森永）

固執
persistence

ある行動や考えを繰り返し、そのため他の行動や考えが入り込みにくくなる状態をさす。たとえば、遊びや作業の手順や内容、食べ物や衣類、その他の生活様式の中で特定のものや、やり方（あるメーカーのジュースしか飲まない、同じ模様や色の服を着たがる、ミニカーを一列に並べる、着替えの順番が決まっていて変更できないなど）にこだわり、繰り返して選択し、変更や切り替えができない状態があげられる。このような固執は発達障害*児・者においてときどき見られるが、一般的にも情緒が不安定で心理的緊張が強い状況では固執傾向が見られる。似たようなこだわりは脳損傷患者の課題解決場面における保続（perseveration）として認められることがあるが、固執とは区別して用いられることが多い。　　（五十嵐）

個人内差
intra-individual differences

個人差は人と人との間に存在する能力の違いをさすのに対して、個人内差はひとりの子どもの中における能力の差をさしている。ウェクスラー*式の知能検査*における、言語性知能（VIQ*）と動作性知能（PIQ*）の差異やそれぞれの下位検査の結果の差異もこの個人内差であるといえる。また、学力における、計算力と読解力の差異や社会成熟度や運動能力の差異も個人内差といえる。このように、子どもの能力の得意不得意を表記する方法として、これらの個人内差をプロフィールとして整理することが頻繁におこなわれている。　　（肥後）

誤信念
false-belief

現実とは異なった間違った考えのこと。「誤った信念」ともいう。心の理論*との関連で用いられる。4歳以前の子どもは、人が誤信念をもつことの理解が難しいと考えられている。3歳過ぎまでは子どもは、他人は自分と同じと考える、あるいは見たままに判断する傾向がある。

他人の誤信念が理解できるようになると、自分の信念や、見たままにとらわれずに相手の考えていることや気持ちを推測できる。

心の理論課題は誤信念の理解をみるも

のである。自閉症スペクトラム*の障害のひとつとして誤信念理解の発達の遅れが指摘されている。　　　　　（森永）

こだわり ➡ 固執

ごっこ遊び
make-believe play

　広い意味では1歳半ごろから見られるようになり，幼児期にもっとも活発におこなわれる象徴的遊びをさす。1歳前の模倣*を主とした「つもり遊び」（空のコップから「飲んだつもり」など）から，2歳ごろには対象でないものを対象に見立てて遊ぶ「見立て遊び」や「ふり遊び」（積み木を自動車に見立てて動かす，コップでないものをコップに見立てて飲むふりをするなど）が見られるようになる。さらに，表情や身振りや身のまわりの物を使って社会生活や家庭生活で経験したことを模倣し，役割を演じる発展的な遊びをするようになる。このようなごっこ遊びには，あるものをそれを表すための別の何かに変えて意味を伝える象徴機能*の発達が関与している。　　　（五十嵐）

コーディネーター
coordinator

〔コーディネーターとは〕　一般にコーディネーターとは，「いろいろな要素を統合したり調整したりして，一つにまとめあげる係。また，そういう職業」と定義される。自閉症スペクトラム*の人たちの地域での生活を支えていく上でも，生活全体をトータルに考えて支援をアドバイスしていくコーディネーター的な存在は必要不可欠なものといえるだろう。

〔コーディネーターの役割〕　地域の中で生活していくためには，さまざまな支援をマネジメントしていくことが必要であり，本人と地域とをつなげ，その関係を整えていくのがコーディネーターの役割だといえる。福祉の分野におけるコーディネーターの業務としては，さまざまなサービスを組み合わせたり（ケアマネジメント*），支援者間の共通理解を図ったり（支援調整），本人や家族と関係機関との橋渡しをしたり（関係調整）といったことが求められるだろう。

　こうしたコーディネーターの業務は，各地域にある相談窓口（行政機関，相談支援*事業所，支援センターなど）の職員が担うことが多いと思われるが，自閉症スペクトラムの人たちの地域での生活に対するニーズ（顕在化しているものや潜在化しているもの）を把握し，適切な支援を組み立てていくことが，地域生活を支援していくためのシステムの充実にもつながるだろう。　　　　　　（加藤）
⇨特別支援教育コーディネーター

個に応じた指導

　小学校，中学校，高等学校，特別支援学校*の学習指導要領*改訂（小・中学校は平成20年改訂，高等学校・特別支援学校は平成21年改訂）により，個に応じた指導が明確に位置づけられた。たとえば小学校学習指導要領では，「第1章 総則」の「第

4 指導計画の作成等に当たって配慮すべき事項」の(6)に，「各教科等の指導に当たっては，児童が学習内容を確実に身に付けることができるよう，学校や児童の実態に応じ，個別指導やグループ別指導，繰り返し指導，学習内容の習熟の程度に応じた指導，児童の興味・関心等に応じた課題学習，補充的な学習や発展的な学習などの学習活動を取り入れた指導，教師間の協力的な指導など指導方法や指導体制を工夫改善し，個に応じた指導の充実を図ること」としている。また，障害のある児童生徒については(7)で，「個々の児童の障害の状態等に応じた指導内容や指導方法の工夫を計画的，組織的に行うこと」などが明記された。

個に応じた指導の充実を図る方策として，たとえば『小学校学習指導要領解説総則編』(文部科学省，2008年)では，「児童はそれぞれ能力・適性，興味・関心，性格等が異なっており，また，知識，思考，価値，心情，技能，行動等も異なっている。児童が学習内容を自分のものとして働かせることができるように身に付けるためには，教師はこのような個々の児童の特性等を十分理解し，それに応じた指導を行うことが必要であり，指導方法の工夫改善を図ることが求められる」，さらに，「個に応じた指導のための指導方法や指導体制については，児童の実態，学校の実態などに応じて，学校が一体となって工夫改善を進めていくことが重要である」として，学校が組織体として総合的な力を発揮していくこと，指導体制の充実は学校全体での共通理解のもとに教育活動を進めていくことなど，児童生徒の習熟の程度に応じたきめ細かな指導が求められている。また，障害のある児童生徒などの指導にあたっては，「障害のある児童一人一人について，指導の目標や内容，配慮事項などを示した計画（個別の指導計画*）を作成し，教職員の共通理解の下にきめ細かな指導を行うこと」，さらに「学校生活だけでなく家庭生活や地域での生活も含め，長期的な視点に立って幼児期から学校卒業後までの一貫した支援を行うことが重要である。このため，例えば，家庭や医療機関，福祉施設などの関係機関と連携し，様々な側面からの取組を示した計画（個別の教育支援計画*）を作成すること」など，個に応じた指導を計画的におこなうことの一段の充実が求められることとなった。　　(宮崎)

個別移行計画 ➡ ITP

個別移行支援計画

学校教育卒業をひかえた進路指導*において，学校から新たな福祉施設*入所や企業等への就労について，個別的に作成された指導計画。「個別の教育支援計画*」の一部として位置づけることもできる。　　(吉田昌)

個別教育計画 ➡ 個別の指導計画

個別支援計画

障害のある人やその家族が，なんらか

のサービスを受けるときに，だれのどのようなニーズにもとづき，何を目的として，だれが，いつ，どこで，どのようなサービスを受ける（提供する）のかを具体的に示した計画である。計画は，入所施設*やデイサービス*事業など特定の機関から受けるサービスについて作成される場合と，複数の機関がサービスを提供する際に，各機関が役割分担をしながら円滑に支援を進めていく上で，その中心となる相談機関が作成する場合がある。自閉症スペクトラム*のある人たちへのサービスでは，場所や支援者が変わっても統一した対応が求められるところから，個別支援計画の果たす役割は大きい。 (田熊)

⇨個別移行支援計画，個別の教育支援計画，個別の指導計画，個別療育計画，ITP

個別指導

一般的には指導者と学習者が1対1でおこなう指導形態をさす。これに対して「グループ指導*」「集団指導」「全体指導」などの用語が用いられる。しかし，「個別指導」は，指導者と学習者が1対1だけでなく，1対2〜3の場合でも，学習者の個の課題にそった指導をその児童とのみの間でおこなっている場合にも用いられることがあり，明確に定義はされていない。

また，グループ指導や集団指導において，その児童の学習方法に対する個別的な配慮をしている場合には，「個々の児童に配慮した指導」といった表現がされる。 (吉田昌)

個別の教育支援計画

「個別の教育支援計画」は，障害のある幼児児童生徒のひとりひとりのニーズを正確に把握し，教育の視点から適切に対応していくという考えのもと，長期的な視点で乳幼児期から学校卒業後までを通じて一貫して的確な教育的支援をおこなうことを目的としている。

また，この教育的支援を進めるにあたっては，福祉，医療，労働等のさまざまな側面からの取り組みが必要であり，関係機関，関係部局の密接な連携協力を確保することが不可欠である。

教育支援計画では，障害の状態を改善・克服するための教育・指導を含め必要となる教育的な支援の目標および基本的内容を明らかにする。作成の手順としては，対象とする児童生徒の実態把握，指導目標の設定，具体的な教育的支援内容の明確化，評価となる。

教育支援計画の内容は，①本人・保護者に関する情報（氏名・性別・生年月日・住所等・療育手帳*・教育ニーズなど），②在籍校に関する情報（学校名・住所等・学年学級・担任名など），③本人・保護者の現在・将来についての希望，④支援の目標，⑤必要と思われる支援内容，⑥家庭生活・地域余暇生活・医療等のそれぞれの支援機関（機関名・連絡先・支援内容など），⑦支援内容の評価，⑧支援会議の記録，⑨作成者，⑩保護者了解確認などであるが，交流及び共同学習*など必

要に応じて項目が追加されたりする。
　また，内容は概括的であるが，この作成を保護者とともに進めることにより，児童生徒の実態についての共通理解を図ることや，課題の明確化や指導内容などを分担するなどの意味は大きい。
　この計画は，在籍する学校で作成するが，就学前には関係者が連携・協力することが重要になる。とくに，福祉，医療など教育以外の分野からの支援が必要となる場合はその旨を併せて記述することが大切である。
　計画の作成にあたっては，教育以外の分野との連携が円滑におこなわれるよう関係機関の連携が重要であり，計画作成担当機関における特別支援教育コーディネーター*および関係機関の協力部署および担当者の明確化を図るなど地域内での連携システムを構築することが重要である。
　とくに，他分野で個別支援計画*が作成されている場合は，それらとの連携や接続を図り，ひとりひとりの子どもに応じた総合的な支援計画にしていくことが重要である
　また，児童生徒への適切な教育的支援をおこなう場合に，保護者は重要な役割を担うものであり，「個別の教育支援計画」の作成作業においては，保護者の積極的な参画を促し，計画の内容について保護者の意見を十分に聞いて計画を作成または改訂することが必要である。
　なお，個人情報であるため，収集内容・方法・保管・活用に十分に留意する必要があることはいうまでもない。
（吉田昌）

個別の指導計画

　各学校において作成される教育課程*を具体化し，ひとりひとりの指導目標や指導内容・指導方法などを明確化した計画である。これは従来より，特別支援学校*（これまでの盲・聾・養護学校）等において，各教科等について年間または学期ごとの具体的な指導の目標，内容などを盛り込んだ指導計画をもとに，これを具体化し，ひとりひとりの目標や指導内容などを記した指導計画である。ひとりひとりの教育的ニーズに対応して指導の方法や内容の明確化を図るものであり，学校でのきめ細かな指導をおこなうために，有意義なものとなっている。なお，この個別の指導計画は，乳幼児期から学校卒業後までを通じて長期的な視点で作成される「個別の教育支援計画*」をふまえ，より具体的な指導の内容を盛り込んだものとして作成される。
　児童生徒の実態把握のもとに作成される個別の指導計画の内容は，作成する学校や学級によって様式が異なっている。
①ある教科や自立活動*で用いる場合……その教科等に関する実態，長期・短期目標，指導内容，留意事項，配慮事項，評価などを示す。
②所属する学級で各教科等について示す場合……各教科等ごとに，目標・指導内容や配慮事項，変容や課題などを示す。

③特定の行動等の改善で示す場合……たとえば，言語（聞く・話す・読む・書く），運動能力（粗大運動・微細運動・協応動作など），対人関係・集団参加などの観点から，目標・内容・配慮事項などを示す。

④特定の学習活動について作成する場合……たとえば，進路指導*における個々の生徒の移行支援計画*など。

これらについて，年間，学期ごと，月ごとなど課題等に応じて，具体的に示されるものである。

なお，集団指導やグループ指導*における配慮や，1対1の個別指導*のものを含めて示されることが多い。

また，特別支援学校*・特別支援学級*と小・中学校との交流及び共同学習*を実施する場合は，児童生徒理解を図ること，指導内容の一貫性・系統性を図るためにも，当初に作成しておくことが重要である。
　　　　　　　　　　　　　　（吉田昌）

個別療育計画

知的障害*児施設や地域療育センター*など，療育サービスを提供する機関が作成する指導や支援の計画である。子どもの発達状況，障害特性，日常生活の様子，家庭環境を評価し，重点的に取り組んでいく目標を明確にして，生活指導，集団指導，個別指導*を計画的に進めていくことを目的としている。個別療育計画は，事前の評価，計画，実施，事後の評価を繰り返すことで，子どもの実態に合った指導を展開していくことができる。幼児期の支援では，家族支援*と保育機関などとの連携が重要な課題のひとつである。家族のニーズや他機関での状況などを把握し，計画に反映させていく必要がある。
　　　　　　　　　　　　　　（田熊）

⇨個別移行支援計画，個別支援計画，個別の教育支援計画，個別の指導計画，ITP

コミック会話
comic strip comversation

グレイ（Gray, C.）が発案した，自閉症スペクトラム*などの発達障害*のある子どもが適切にコミュニケーション*がとれるようにする支援方法。子どもに会話する人物を線画で描かせ，そのときの会話や思ったことを，吹き出しの中に入れさせていく。視覚的な理解力はすぐれているが対人理解が苦手な自閉症スペクトラムの子どもたちにとって，この視覚理解を活用した方法は，会話の意味や相手の気持ちを理解できるようになる上で効果がある。
　　　　　　　　　　　　　　（石川恭）

〈文献〉
キャロル・グレイ著（門眞一郎訳）（2005）『コミック会話』明石書店

コミュニケーション
communication

〔コミュニケーションの定義〕コミュニケーションとは，他者と感情や意思を交流したり，情報のやりとりをすることである。また，興味や関心を他者と共有することである。コミュニケーションは，対人関係と密接に関係している。コミュニ

ケーションの媒体は，話しことば，書きことば，ジェスチャーや表情，サインなどの非言語的メッセージ，雰囲気など多岐にわたっている。

〔コミュニケーションの機能〕　ウェザービーとプラッティング（Wetherby, A. M. & Prutting, C.）は，コミュニケーションの機能として，次の9つの特徴をあげている。①ものの要求（手に入れたいものを他者に要求する），②行為の要求（ある行為や援助などの実行を他者に要求する），③社会的ルーティンの要求（ゲーム的なやりとりを開始・継続することを他者に要求する），④許可の要求（ある活動をおこなうために他者の許可を求める），⑤情報の要求（ものごとについての情報を他者に求める），⑥抗議・拒否（他者の誘いかけを拒否したり，提示されたものを拒絶したりする），⑦友好表示（他者の注意を自分に向けさせる），⑧差し出し・見せびらかし（他者の注意を自分に向けさせるために，ものを他者に差し出したり，見せたりする），⑨人に伝えるための命名・叙述（他者の注意を自分に向けさせたり，情報を他者に伝えたりする）。　　　　　　（今野）

コミュニケーション障害
communication disorders

〔疾患概念〕　DSM*-Ⅳではコミュニケーション障害のカテゴリーには表出性言語障害*，受容−表出混合性障害，音韻障害*（以前は発達性構音障害*），吃音*症の4つが掲載され，ICD-10*では会話・言語の特異的発達障害*の項に前三者を掲載している。

なお，コミュニケーション*の障害は小児自閉症*の主症状のひとつだが，小児自閉症をコミュニケーション障害とは定義しない。

〔言語遅滞〕　幼児は1歳前には言われることばを理解するようになり，1歳3〜4か月には「マンマ」「パパ」などのほか，身近で発音しやすいことばを言いだし，2歳を過ぎれば意思伝達可能な二語文を話すようになる。言語理解も言語表出も遅れた受容−表出混合性障害は学齢前の幼児で5％，言語理解が良好な表出性言語障害は幼児で10〜15％，学齢児で3〜7％，構音だけに遅れのある音韻障害は1％とされ，いずれも女子より男子に多い。

〔吃音〕　話しことばが「繰り返し」や「引きのばし」「つまる」などによって流暢に話ができない状態で，2〜3歳に初発時期のピークがあり，周囲の過度の関心によって常に訂正させられると，本人も自分の吃音を意識するようになり，かえって症状が進展・固定し，小学校高学年以降は二次性吃音といわれる状態になる。まぶたを強く閉じたり，顔面を引きつらすような身体運動をともなう場合もある。小児の5％ほどに見られるが，80％は16歳までに回復する。　　（中根）

コミュニケーションスキル
communication skills

コミュニケーションスキルは，「身体分化型言語」スキル，「刺激選択型言語」ス

キル,「補助代替コミュニケーション*」スキルに分類できる。「身体分化型言語」スキルには, ①音声や書字, 手話, ②身振りや動作サイン, ③口話や指文字, キュードスピーチなどがある。「刺激選択型言語」スキルには, ①文字, ②絵カードや線画などがある。「補助代替コミュニケーション」スキルには, 手話や身振り, 指文字, コミュニケーションボード*, ヘッドポインター, コンピュータシステムなどを使用するスキルが含まれる。

　自閉性障害*児は自他の心を理解するための「心の理論*」が未発達とされている。そのことが自閉性障害児のさまざまなコミュニケーションの問題の原因のひとつであると考えられている。「心の理論」の困難は生得的なもので, 指導や教育によって克服することは困難であると考えられていたが, 最近, 効果的な指導法が試みられている。「心の理論スキル」の指導の代表的なものには, ①応用行動分析*の立場からの指導, ②動作法*や揺さぶり遊びなどによる情動共有*の立場からの指導などがある。　　（今野）

コミュニケーションボード
communication board

　自閉症スペクトラム*児・者に限らず言語に障害のある人々が他者との意思疎通に利用するボードをいう。ALS（筋萎縮性側索硬化症）患者などの難病者や肢体不自由*児・者なども利用している。

　さまざまな障害に対応する基本形はあるものの, それぞれの個性に合わせて内容を工夫するのが通例である。実態に見合うボードを作成するパソコン用ソフトも市販されている。

　主に自閉症スペクトラム児・者向けには, 和歌山県や横浜市などの自治体のホームページや関係団体のホームページからフリーにダウンロードできるものが増えている。特別支援教育*でも最近は学校現場で積極的な利用が進んでいる。

（松浦）

コミュニティケア

　一般的には,「さまざまなハンディのある人々を, 隔離された施設においてではなく, 地域社会の中で自立した生活が送れるように支援しよう」とする考え方である。障害者自立支援法*においてもめざされていることではあるが, 地域社会におけるひとりひとりの重荷を知り, 互いに支え合う「援助」という観点をどのように取り込んでいくかが課題である。とくに, 困難さが見えにくく, ニーズが把握しにくい自閉症スペクトラム*児・者においては, 本人およびその家族のニーズを探り, 実質的な支援のできる人材育成, 資源開発, 地域社会に対するさらなる啓発活動が必要である。　（東真）

雇用調整金

　障害者の雇用の促進等に関する法律*にもとづき, 障害者の雇用義務を履行している事業主とそうでない事業主との経済的負担のアンバランスを調整するため, 障害者雇用率を満たしていない事業主か

ら障害者雇用納付金を徴収し，障害者の雇用義務を履行し障害者雇用率を超えて障害者を雇用している事業主に支給される助成金のひとつ。

　常用雇用労働者301人以上の規模で，法定雇用率を超えて障害者を雇用する事業主に対して，平成23（2011）年4月現在，障害者1人につき月額27,000円の調整金が支給される。　　　　　　（梅永）
⇨雇用率（制度）

雇用率（制度）

　障害者の雇用の促進等に関する法律*により，事業主には障害者（身体障害者，知的障害*者，精神障害*者）を雇用することが義務づけられている。雇用率とは，雇用する常用労働者のうち障害者（身体障害者，知的障害者または精神障害者）が占めるべき一定割合をさしている。平成23（2011）年4月現在の雇用率は，民間企業で1.8％，国，地方公共団体等で2.1％，都道府県教育委員会等で2.0％と設定され，事業主が雇用しなければならない障害者数（法定雇用障害者数）は，企業全体の常用労働者数に雇用率を乗じて得た数となる。　　　　　　（梅永）

語用論
pragmatics

　音韻論，意味論，統語論とともに言語学における中心的な領域のひとつである。語用論とは，場面やコミュニケーション*の文脈に合わせて話し手のことばや文章の意図を理解しようとするものであり，実際のコミュニケーション場面に即して考えていくものである。つまり，ことばを発したり理解したりする上で言語的な側面だけでなく必要な社会的な側面（文脈，場面，人等）についても情報を分析し，ことばを社会的文脈の中でいかに機能的に使用していくかということに焦点をあてている。

　自閉症スペクトラム*児・者は，相手の気持ちや考えを想像しながら話したり聞いたりすることが苦手であり，社会的文脈において適切にコミュニケーションをおこなう能力に障害がある。たとえば，何の前触れもなくいきなり相手に話しかけたり，自分の関心のあることだけを一方的に話したり，同じ話題を何度も繰り返したりする。また，冗談を字面どおりに受け取り，理解できずに混乱することもある。語用論は，こうした自閉症スペクトラム児・者の社会的相互交渉やコミュニケーション能力の障害を説明する理論として注目されたり，従来の音声模倣を中心とした指導方法により，意思伝達や場に応じたやりとりをするための行動形成を重視する考え方の背景ともなっている。　　　　　　（青山）

〈文献〉
野村東助・伊藤英夫他編（2003）『自閉症児の指導法』学苑社

コロニー

　元来，植民地や集団の居住地を意味するが，一般的に障害者の大規模施設をさす。1960～70年代に，保護・収容的な考

え方（プロテクショニズム*）の中で「大規模収容施設」中心の障害者福祉が展開された。昭和45（1970）年に「心身障害者福祉協会法」が公布され，設置運営主体に「特殊法人心身障害者福祉協会」が設立，翌年「国立コロニーのぞみの園」が開設された。この流れは全国に広がり，街から外れた辺鄙な土地に施設が造り続けられた。障害者救済の考え方に立つこの施策は，しかし結果的に障害者を地域から隔離し，ノーマライゼーション*から外れ，地域福祉への道を遅らせた一因とも考えられる。 　　　　　　　　（山本）

コンサータ ➡ 塩酸メチルフェニデート

コンサルテーション
consultation

　専門家が他の専門家の意見を求める場合，その関係をコンサルテーションという。困難を抱えた人の支援にはカウンセリング，コンサルテーション，コーディネーションなどの働きかけがおこなわれる。カウンセリングは面接等による直接的支援，コーディネーションは環境調整*を意味するのに対し，コンサルテーションはある人が自分の知識では十分に対処できないとき当該領域の専門家に相談し，助言を得ることである。相談をもちかける人をコンサルティ，相談を受ける人をコンサルタントという。地域支援，組織支援などにおいて地域，組織の責任者や介在者が対人援助専門家にコンサルテーションを求めることがある。　（谷口）

コンビニプロジェクト

　発達障害*を有する人たちが地域で暮らしていく上で，周囲の人たちの理解は不可欠である。周囲の人たちが障害特性を理解することでさまざまなトラブルを防止することができ，適切な支援が可能となることから，知的障害*や発達障害のある人をとりまく人たちに障害を理解してもらうことを目的とした活動のひとつ。とくに，発達障害のある人が，自立して買い物ができるように障害の特性と対処の仕方をわかりやすく記したパンフレットと，意思伝達の助けになるようなコミュニケーションボード*を作成し，本人がよく行くコンビニエンスストアなどに配っている。 　　　　　　　（辻川）
⇨警察プロジェクト，ぽっぽやプロジェクト

コンピュータ断層撮影 ➡ CTスキャン

コンプライアンス
compliance

　"義務実行"あるいは"義務遵守"と訳されており，契約を必要とするさまざまな分野で使用される用語である。医療の場合は，患者が医師の指示どおりに行動することをさす。薬物治療*においては，"服薬義務実行"とされ，指示されたとおりに服薬することをいう。たとえば，処方後一定期間して来院した際に，患者から「薬は効きませんでした」といわれても，コンプライアンスが不十分であれば，医師は本当の薬物の効果は判定できないことになる。コンプライアンス

が守られていることを前提にしないと，医師・患者関係は成立せず，有効な治療は難しくなる。　　　　　　　　（市川）

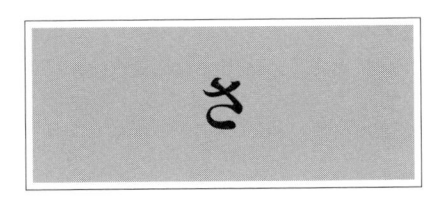

さ

サーキットトレーニング
circuit training

　イギリスのリーズ大学のモーガン（Morgan, R. E.）とアダムソン（Adamson, G. T.）が1953年に考案したトレーニングシステムで，現在多くのスポーツ選手や学校体育，スポーツクラブ，ジムなどの基礎体力づくり，運動プログラムとして広く普及しているトレーニング方法である。

　他のトレーニングとの相違は，複数の種目を組み合わせて順番におこなっていくが，種目間に休息を入れないことである。それにより，トレーニングの開始から終了まで常に運動負荷が持続することになり，筋力増強や持久力の向上を図ることができる。　　　　　　　（神田）

最低賃金

　労働に対して支払われる賃金の最低限度額のこと。これは，世界中で採り入れられており，わが国でも憲法にもとづいて最低賃金法が定められている。すべての労働者を対象にしていることから，正社員のみならず，パートタイマー，アルバイト，臨時雇用や嘱託雇用の労働者などにも適用されている。最低賃金には，割増賃金，精皆勤手当，通勤手当，家族手当などは含まれない。最低賃金には地域別のものと産業別のものがあり，産業別を優先するとしている。すべての人を対象としているが，例外として著しく能力の低い者，試用期間中の者などについては適用されない。　　　　　　（寺山）

サイン言語
sign language

　意思を伝達する手段には，音声言語を用いる「話しことば」（音声言語），文字や記号を用いる「書きことば」（書記言語），身振りや身体動作，表情などを用いる「サイン言語」がある。サイン言語は，日常的な身振りを活用できることから，言語獲得の初期段階におけるコミュニケーション*の有効な手段となる。また，音声言語の発達に障害をもつ子どもの代替コミュニケーション手段としても重要な役割を果たしている。サイン言語がコミュニケーションの手段となるためには，サインに対して適切な応答がなされる環境を整える必要がある。　（今野）

作業学習

　作業学習は，特別支援学校*で領域・教科を合わせた指導*の形をとり，とくに高等部では進路に向けた職業教育*の中心と捉えられている。農業，園芸，木工，窯業，紙工，印刷，織物，縫製など

多種多様で、学校が独自におこなうものばかりでなく事業所から請け負う場合もある。自閉症スペクトラム*児のためには、感触のはっきりした素材を選んだり、場所と活動を固定しスケジュールや工程などをひと目でわかるように視覚的に明示することが望まれる。また、質問・報告・あいさつなどを適切に指導し、適応力をつける練習の場とすることも期待される。　　　　　　　　　　　　（高村）

作業所

〔作業所とは〕 ひと言でいうならば、障害のある人たちが地域の中で共に働き、生きていくための場所である。その規模や形態はさまざまで、比較的規模が大きく法的に認可を受けた施設（従来の授産施設*）から、規模が小さく法的な認可を必要としない施設（小規模作業所）まである。最近では小規模でも認可を受けることができる小規模授産施設*が制度化された。ただし、多くの場合、作業所というと小規模作業所をさすことが多い。

〔小規模作業所〕 小規模作業所は、障害のある人たちが地域で働き、生活をする拠点づくりをめざし、1970年代に誕生した。企業からの受託作業や工芸品づくりなどの創作活動を通じて、生活や就労の支援をおこなっている。設置者は親の会や手をつなぐ育成会が中心で、国による定めのない法定外の施設である。都道府県や市町村による助成を受けることもあるが、資金難で苦しんでいるところも多い。知的・身体・精神の三障害を合わせて、平成18（2006）年時点では、全国に6千か所以上設置され、利用者は8万から9万人いると推計される。障害者自立支援法*のもとでは、小規模作業所が法人格（社会福祉法人やNPO法人*）を取得し、生活介護、就労移行支援*、就労継続支援*、地域活動支援センターなどの新事業体系に移行するような方向性が示されている。　　　　　　　　　　　　（加藤）

作業療法士
occupational therapist：OT

「理学療法士及び作業療法士法」（昭和40年6月法律第137号）により、厚生労働大臣の免許を受け、作業療法士の名称を用いて、医師の指示のもとに作業療法をおこなうことを業とする者をいう。有資格者は42,354人（平成20年）。医療、保健、福祉、教育、職業領域など幅広い分野で活動している。身体障害、発達障害*、精神障害*、老年期障害等、生活に障害をもつすべての人に対して、日常活動の諸動作、仕事・遊びなど、人間の生活全般にかかわる諸活動を手段として用いて諸機能の回復・維持および開発を促し、主体的な活動の獲得を図る。　（大屋）

サバン症候群
Savant syndrome

知的障害*の個人において、ひとつまたはいくつかの領域において、高い知的能力を示す状態をいう。この高い能力とは、一般の人と比較しても卓越した能力である場合をさすが、その個人において

全般的知能の遅滞と比べてその能力が際立って高い場合にも用いられる。その領域には，音楽，絵画，手工芸などの芸術的能力，時刻表，曜日，地名や駅名，誕生日などについての正確で詳細な機械的記憶能力などがある。高い能力が5歳ごろから10歳ごろに，さしたる練習もなしに出現してくる。自閉症スペクトラム*では6～10％程度にあらわれるが，一般の知的障害では0.06％程度であり，自閉症スペクトラムに圧倒的に多い。原因については，同じテーマを繰り返す強迫的な没頭が要因として考えられているが，脳機能との関係はよくわかっていない。

(太田)

サバン能力 ➡ サバン症候群

サポートチーム

サポートというとき，それは障害児への援助のみならず，親への援助（心理的，情報的）も含めて考えるべきであろう。

障害の状態は個人個人異なるため，さまざまな専門家と協力して，訓練・指導がおこなわれている。また，学校においては，校内委員会のもとで担任・保護者・コーディネーター*で訓練・指導をスタートし，次に学外の関係機関と連携をとり，サポートチームをつくっていくことが望まれる。

サポートチームは，個々の児童・青年・成人に対してそれぞれのニーズに合わせた援助をおこなうために，学齢期であれば主として訓練にかかわる者（教師である場合もある）と発達臨床の専門家，医師などとチームを組んで，将来を見据えて現在，何が必要かを考え，訓練プログラムを作成し，援助をおこなう必要がある。

学校卒業後も，コーディネーターやサポーターが中心になり彼らと共感*できる人たちでグループをつくり支えていくことが，本当の意味でのサポートチームだといえる。

(高木)

〈文献〉

古舘早苗（2006）「家庭－学校－児童クラブ──子どもの成長に欠かせないもの」『日本自閉症スペクトラム学会第5回研究大会論文集』

高木徳子編著（1993）『自閉症児・者の社会適応指導法』法制出版

サラマンカ宣言
Salamanca Statement

1994年にスペインのサラマンカで開催された「特別なニーズ教育に関する世界会議」において採択された宣言。「世界人権宣言」(1948年)や「障害者機会均等法標準化規則」(1993年)の精神を基準に，「教育への基本的権利」をすべての児童に認めることを大前提とした上で，児童にはそれぞれ違いがあるものであり，さらにすべての児童に教育への基本的権利を認めるという観点から，特別な教育的ニーズをもつ障害児・者も中心となれるような普通学校を設立しようというのが宣言の主眼となっている。このように，国際的にサラマンカ宣言を契機として統合教育*の概念が確認された。

(大澤)

サリー-アン課題
the Sally-Anne task

　心の理論*の発達を測定する誤信念*課題のひとつ。バロン-コーエン*，レスリー（Leslie, A.），フリス（Frith, U.）の考案による。自閉症*児の多くがこの課題を通過しなかったことから，心の理論の発達と自閉症スペクトラム*の関連について研究がおこなわれるようになった。

　内容は，ものの移動にともなう誤信念を問うもので，サリーがバスケットにビー玉を入れて，そのまま部屋を出る。そこにアンがやってきて，ビー玉を箱に移す。子どもは，戻ってきたサリーがビー玉を探すのはどこかを問われる。サリーの立場で行動を予測できるかをみる。

（柿沼）

⇨TOM 心の理論課題検査

三角頭蓋 ➡ 頭蓋骨早期癒合症

3歳児健康診査

　昭和40（1965）年8月に制定された母子保健法に定められ，乳児（3か月児）健康診査とともに全国一斉に開始された。発達障害*の早期発見・早期治療*（療育）に画期的な働きをした。しかしその後，3歳では遅すぎることが指摘されるようになり，昭和52（1977）年から1歳6か月児健康診査*がこれに加わり，わが国の世界に冠たる乳幼児健診システムが整えられた。

　3歳という時点で，ことばの遅れなどの軽度の発達の問題，また家庭の育児機能の問題をチェックすることが目的とされている。今日，3歳児健康診査の重点は障害児のチェックから育児支援へと移行してきており，2〜3割が要支援となることは珍しくない。

（杉山）

算数障害 ➡ LD

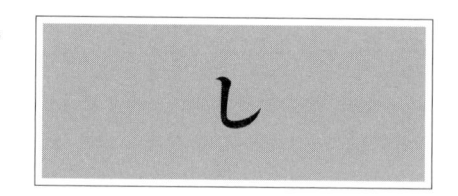

シェイピング
shaping

　オペラント条件づけ*では，強化*すべき「行動」の存在が必須であり，その行動を形成するために導入される手続きである。まず，ターゲットとする行動を定義する。その時点での対象者の反応レパートリー（オペラントレベル）を評定する。この「間」をスモールステップ*化してターゲット行動*へ近づける。その際に上位の反応を強化し，下位の反応を無視する（分化強化*）手続きや必要があればプロンプト（実行を補助する操作）を導入し，定義されたターゲット行動を自発的に遂行できる段階に到達する（漸進的接近）。

（小林重）

支援ネットワーク

　自閉症スペクトラム*は，治癒するものではない。適切な支援と周囲の理解で

本人なりの自立と社会参加は可能であるとしても，乳幼児期から成人期にわたる継続的な支援が必要である。また，その内容も福祉的ニーズのみならず，教育的ニーズや就労，医療のニーズなど多岐にわたり，単独の機関で支えることは困難である。関係する機関がネットワークを構成し，自閉症スペクトラム者が安心して暮らせる地域づくりが求められている。そのネットワークを活用した取り組みが，各分野間の理解と将来に対するイメージを共有することにつながり，生涯にわたる一貫した支援を実現するための第一歩であると考えられる。

平成17（2005）年4月に「発達障害者支援法*」が施行され，教育，福祉，労働の各分野において枠組みが整備されてきた。今後は，行政を中心とした関係機関，当事者のネットワークの中でそれぞれができるかぎり知恵と力を出し合い，個々のニーズに対する支援のあり方を具体化していくこと，さらには，この法の基本的な考え方である「支援の対象は本人のみでなく，まわりの人々を含めた環境としての学校，職場，地域社会などの変化を促し，障害のある人々が社会の構成員として生活できる環境を構築していく」を実現していくことが求められている。

（東真）

支援費制度

〔支援費制度〕 国際障害者年*（1981年）を契機に，わが国の障害者福祉施策の視点は大きく変化した。「障害者プラン*（ノーマライゼーション*7か年戦略）」や社会福祉基礎構造改革*をふまえて，平成15（2003）年から新しい「支援費制度」に移行した。つまり，行政が利用者のサービスの提供者や内容を決定した従来の「措置制度*」（行政処分）から，障害者が事業者と対等な関係にもとづいて自らサービスを選択・契約する「契約制度」への転換である。また，市町村中心の支給―サービス提供体制，社会福祉事業への参入規制緩和，ケアマネジメント*手法の導入なども図られた。

〔その後の動き〕 契約制度下で居宅生活支援が急増し，財源確保が急務になった。また，精神障害*の除外や地方自治体間の格差などの問題が指摘された。厚生労働省は平成16（2004）年「改革のグランドデザイン案」で，保健福祉施策や施設体系の再編，自立支援*型システムへの転換を示した。こうしたねらいや問題是正から障害者自立支援法*が制定されて，平成18（2006）年の施行となった。この法律は，①三障害の一元化，②財源確保と利用者のサービス量と所得に応じた負担，③就労支援*の抜本的強化などがポイントとされる大きな変革である。これにともない，障害児施設にも契約制度が導入されたが，発達障害*全般にわたって，具体的な対策は不十分なままである。

（吉野）

自我異質性
ego-dystonicity

自分の考えや表象であることを十分に

理解しているが,自我になじまなく,自我に属さない異質のものであると葛藤する心的状態である。強迫性障害*において典型的に見られ,強迫行為*では,不合理あるいはばかばかしいと認識していても,その行動をおこなわざるをえない現象をさす。強迫観念では,その強迫的な思考,衝動,または心像は,思考吹入(他人の考えが入りこんでくること)の場合のように外からの強制されたものではなく,自分の心の産物であり,現実には起こりえないことであると認識して葛藤する現象である。子どもや知的障害*がある場合には,この心的状態をことばで表現することは困難なことが多い。繰り返される言動による表現にともなう葛藤を通して判断することになる。　　（太田）

視覚化
visual structure

　視覚情報のほうが聴覚情報より理解しやすいと観察される自閉症スペクトラム*児・者には,その特性を生かして,環境の中のあいまいな情報を視覚情報として示すことである。作業の手順を図示したり,写真や絵などを使ってスケジュールを伝えたりすることなどである。理解しやすい様式で情報や指示を示すことで,混乱を少なくし,自立的な生活を送っていくことをめざした支援方法である。視覚化するときには,情報がわかりやすく,具体的に整理されて示されているかどうかに配慮する必要がある。　（小林勉）

視覚的構造化 ➡ 構造化

視覚認知
visual perception

　視覚認知能力は,学習の読み書きに関連する能力である。知的に高い自閉症*児の中にはマーク,数字,漢字の記憶*,機器の操作などに,幼児期早期より高い能力を示す例がある。形の弁別,構成,場所の記憶,道順などである。一方,文字を記憶して読んでも内容理解困難であり,正しく文字を書いても文章で思考を表現できないといった問題もある。

　生活の中では,状況の理解,人の表情の理解,共同注視（共同注意*）が困難である。しかし,知能テスト*,認知検査の発達レベルが低学年までは低くない場合が多いので,親は教育の方向を偏らせてしまう傾向がある。　　（森永）

視覚優位(性)
visual superiority

　自閉症スペクトラム*の神経心理学的特性として,基本的なものである。他の特性のシングルフォーカス*（モノトラック）といわれるものと関連が大きいが,同時総合機能の障害によるところもある。多様で広範囲の脳機能を同時に活用することが困難なところから,視覚的,具体的,規則的,個別的な情報や課題にはすぐれた機能をもつが,他方,想像力*,応用性あるいは抽象的なことには,種々の困難を示す。目で見たものを理解したり記憶したりすることには,非常にすぐ

れている。　　　　　　　（佐々木正）

〈文献〉
テンプル・グランディン著（カニングハム久子訳）(1997)『自閉症の才能開発――自閉症と天才をつなぐ環』学習研究社

時間遅延法
time delayed method

　子どもにまとまりのある行動の学習を試みる（行動連鎖法*など）場合，課題分析により単位行動が抽出される。訓練中も最後尾の課題までの遂行が必要となる。それぞれの課題遂行に，たとえば，①声かけ，②指さし，③腕のプッシュ，④腕の誘導といったプロンプト（実行を補助する操作）の段階を準備しておく。そして，プロンプトなしが自発的実行であるが，あらかじめ決めた時間（5秒など）待ってから「声かけ」，実行できなければさらに5秒待ってから「指さし」をおこなうといった方法である。　（小林重）

時間見本法 ➡ タイムサンプリング法

磁気共鳴画像 ➡ MRI

ジグ
jig

　ジグとは，ことばによる指示の理解が困難な自閉症スペクトラム*の人たちに，衣服の着脱や歯磨き等の日常生活，あるいは作業など何らかの活動をおこなう際に，作業手順を視覚的な手がかりによってわかりやすいように示したもののことをいう。

　TEACCH*プログラムでは，視覚的な構造化*の要素を視覚的指示（visual instruction），視覚的組織化（visual organization），視覚的明瞭化（visual clarity）の三種に分類しており，視覚的組織化では容器などを用いて左から右へ流れを示し，視覚的明瞭化では蛍光ペンで重要な文字や数量を強調したりして示しているが，視覚的指示においては，絵や写真，図，文字などを用いておこなっている。この絵や写真などで示されることにより活動を容易におこなえるマニュアルとして，ジグが使用される。　　　　　　　　　　　　（梅永）

刺激の過剰選択性
stimulus overselectivity

　アメリカのロバース*が1971年の論文で明らかにし，当時，自閉症スペクトラム*に特有の行動特性で，さまざまな自閉症状を説明する重要な現象と考えられていた。ロバースがおこなった実験では，注目すべき複数の刺激が同時に提示された場面で，障害をもたない子どもは複数の刺激のいずれに対しても反応していたのに対し，自閉症スペクトラム児はそのうちの一部の刺激だけに反応していた。学習場面の多くは複数の刺激が同時に提示されており，そのうち一部の刺激にしか反応しなければ，期待される学習は生起しない。そのために，言語学習や対人行動の学習などが困難となり，自閉症スペクトラムの中核症状が形成されると考えられた。しかしその後の研究で，刺激の過剰選択性は障害をもたない年少児で

も刺激事態によっては見られることがあり，自閉症スペクトラム児においても刺激事態によって刺激の過剰選択性が見られない場合もあることが明らかになり，自閉症スペクトラム特有の現象とは見なされなくなった。しかし，実際の指導場面で学習効果が見られない場合，刺激の過剰選択性があるために学習が進まないこともあり，子どもごとに，また学習場面ごとに検討すべき重要な現象であることは確かである。　　　　　　　（園山）

自己決定
self-determination

〔自己概念〕　自分の行動を他者から干渉されず選択できる能力であるが，その基礎として自己に関する概念形成*が必要である。身体的・外的特性の理解，社会的な帰属の理解など，自分を知る手がかりを多くもつことにより，他者との相互作用であり自立性ともいえる「自己決定」が可能になる。

〔代理の自己決定〕　保護者等が代理として決定することに疑問がもたれなかった時代もあるが，ノーマライゼーション*の進展とともに，本人の考えを尊重し，能力を最大限に発揮できるように複数の選択肢を用意するなどの工夫が必要とされる。　　　　　　　　　　　（島津）

自己刺激行動
self-stimulating behavior：SSB

〔自己刺激行動とは〕　発達障害*児に頻繁に見られる行動で，とくに自閉症スペクトラム*児における出現頻度は高い。DSM*-Ⅳ-TRによる自閉性障害*の診断基準でも「常同的で反復的なステレオタイプ*な動作（たとえば手や指をヒラヒラさせたり，くねらせる。あるいは身体全体を複雑に動かす）」と記されており，この基準は自己刺激行動（SSB）に該当すると考えてよい。SSBは同一の動作・行動の反復であり，その動作・行動の実行中は周囲からの働きかけや刺激の侵入をある程度まで遮断する効果をもつ。比喩的にいえば「自家製の精神安定剤」といえる。
〔自己刺激行動への対処〕　SSBは防衛的反応であることから，罰刺激の導入や行動を強力にブロックすることは，一時的な中断は可能であるとしても持続的な減少効果は期待できず，パニック*などの混乱を招く。SSBの動作・行動パターンを残して社会的行動へ誘導する，パターンをブロックして他者（指導者）刺激行動に転換する，場合によっては過剰修正法などのソフトな負の刺激を随伴させて抑制しなければならないこともある。指導者は自閉症児が防衛反応としてのSSBの必要のない脅威を与えない対人関係を早急に形成する必要がある。　　（小林重）

自己実現
self-actualization

〔個のニーズ〕　一般には，自己に潜在する能力や特徴をいかに意識化させ，実現化し発展させるかの過程をいい，最初にこの用語を用いたゴールドシュタイン（Goldstein, K.）や，人間の欲求を5段階

に分けてその最上位に「自己実現の欲求」を位置づけたマズロー（Maslow, A. H.）などによって広く使われるようになった。

特別支援教育*においては，子どもの発達段階に応じ，ひとりひとりのニーズに対応した適切な支援をおこなうことをねらいとし，社会適応主義とは異なる，自己実現主義が唱えられている。

〔自己マネジメント〕　自閉症スペクトラム*の主な特性として，社会性*の障害やコミュニケーション*の障害などのため社会や人との関係を十分に保てないなど，自己実現を図る上での重要な要素に課題を抱えている。本人への適切な支援にもとづく社会性の向上のほかに，自立するための支援のシステムの構築，地域の人たちの理解など，解決しなければならない課題は多く，ひとりひとりの独自性を尊重することやその人らしさを追求し，全うするためには，教育，福祉，医療，労働等の各分野が一体となって社会全体として取り組んでいく必要がある。とりわけ地域の中で生活するためには，休日や余暇の時間を計画を立てて実行していく力が必要である。自由時間をどのように過ごすかなどの自己マネジメント*の能力育成が，早期教育から必要である。

(島津)

自己評価
self-evaluation

学習評価は，「教師」「学習者自身」「他の学習者」という評価主体により他者評価，自己評価，相互評価に分類され，自己評価は，学習者自身が自己の学習活動や行動，態度などについてある基準に照らして自らおこなう学習評価の方法である。この方法は，子どもが自分の学習を振り返り，主体的に学習に参加する学習態度や教師の授業づくりの改善・工夫などに有効である。しかし，学習者の自己評価能力や評価基準などの条件に左右される課題もある。学校や会社などでは自己点検・自己評価として，指導体制や計画・実施状況などにも応用・適用されている。

(神田)

自己マネジメント
self-management

不適切行動については，まず専門家による行動アセスメント*にもとづく介入が考えられる。先行（弁別）刺激*・行動操作（抑制）・後続（強化）刺激についての計画的処理が有効である。しかし，年齢が進むに従って，自らが行動をコントロールすることが必要となる。そのためには強化*操作を遅延させる「トークンエコノミー」システム（一定の成果・時間後に強化される），「レスポンスコスト」（罰金システム）の導入，そして自分自身で行動制御をおこなう「言行一致」・「自己インストラクション」訓練が自己マネジメントへと導く。

(小林重)

自己免疫疾患
auto-immune disease

自己免疫疾患とは，細菌などの自己と異なる異物を認識し排除するための免疫

系が，自分自身の細胞や組織に対して過剰に反応して自己抗体やリンパ球をつくり，自分の身体に攻撃を加えて症状をきたす疾患である。自己免疫疾患は，全身性（臓器非特異的）自己免疫疾患（関節リウマチ，全身性エリテマトーデス，多発性筋炎，シェーグレン症候群などの膠原病）と特定の臓器に症状が出る臓器特異的疾患（バセドー病，Ⅰ型糖尿病など）に分けられる。

全身性自己免疫疾患では発熱が，臓器特異的疾患では組織の損傷をきたして疼痛，関節の変形，筋力低下などが見られる。検査所見として抗核抗体やリウマチ因子などが陽性となる。

多くの疾患でステロイドと免疫抑制薬が治療薬として用いられる。　　（諸岡）

思春期
puberty

思春期とは，第二次性徴が発現し，生殖能力をもつようになる時期をいう。一般的には，女児では小学校高学年，男児では中学校半ばにあたる。身体的変化とともに，精神的な変化が起こり，精神的不安定や適応上の問題をひき起こすことがある。自閉症スペクトラム*児は，障害特徴や周囲との関係によりさまざまな状態と経過を示すことになる。

自閉症*児の場合，思春期に身体的変化の否定，自傷*，パニック*，興奮，多動*の状態，こだわり*や強迫行為*の増大が見られることがある。治療が必要な気分変調，精神症状を示すこともある。てんかん*の併発もある。学校や家庭において，環境調整*，対応の工夫，性衝動処理の指導など，心理的安定や変化の受け入れを促す対応が必要になる。

身体的変化と同時に，社会・心理的に大きな転機を迎える思春期においては，知的に高い自閉症スペクトラム児の場合，特有の他者意識，自己意識が発現し，それらが心身症*，感情障害，自己同一性の混乱，解離性障害，不登校*，家庭内暴力，非行*問題など，対人関係の不調和や不適応をひき起こすことがある。幼児期，遅くとも小学校期の早期診断，および，特徴にそった対応や療育による他者への信頼感情の形成が，思春期を乗り越える前提条件である。思春期前からの対応が予防的に重要である。　（仁平説）

〈文献〉
杉山登志郎（2005）『アスペルガー症候群と高機能自閉症――青年期の社会性のために』学習研究社

自傷（行動）
self-injurious behavior

〔自傷行動とは〕　自らのゲンコツで自分の顔を繰り返し叩いたり，ひっかいたり，壁や床に身体全体や頭部を叩きつけたりする者がいる。多くの場合，同一活動パターンの反復であり，その活動による痛みに泣き叫ぶなどの反応をともなうこともある。

〔自傷行動の出現・維持〕　行動の原理からすれば，自ら実施し，強い痛みをともなうものであるから，維持され，反復する

ことを理解することは困難である。想定される出現・維持要因は，①自己刺激行動*と同様に周囲からの彼を脅かす刺激から逃避するために生じ，脅威刺激からの回避によって維持され，強化される。②周囲の注意・関心をひき，同情を誘発することによって維持される。③周囲からの働きかけや一般的刺激を回避するパターンが確立し，逆に刺激不足の状態に陥り，自己確認のために強すぎる刺激づけをおこなう。以上の三要因が代表的とされる。

〔自傷行動への対処〕 激しい自傷にあっては生命の危険もあり，強制的に禁止しなければならないこともある。①自己刺激行動のエスカレートしたものは行動パターンの社会的行動への誘導・他者刺激行動への転換を考える。②注意をひきつけるタイプでは生命などの危険性がなければ無視，③無刺激状態による場合は積極的な働きかけが必要となる。ときには随伴練習・過剰修正といった罰の導入が必要となることもある。　　　　　(小林重)

事象見本法 ➡ イベントサンプリング法

自助グループ
self-help group

　疾病や障害あるいは家族との死別など，共通の体験を有する人々が，自分たちの問題を自分たちで解決していくために展開する活動である。わが国の自助グループは，1950年代以降，主に障害に関係する分野で活動が始まったが，次第に慢性疾患や難病，精神疾患*などに広がり，近年では犯罪被害や異文化などの多様な活動が展開されている(自閉症*児・者親の会全国協議会の発足は昭和43年である)。

　自助グループが適切に機能するためには，当事者間の共感*的な関係と主体性が重要であり，具体的には情報交換や学習，社会への啓発などが取り組まれている。　　　　　(奥野)

システムアプローチ
system's approach

　心理臨床において個人の不調，不全状態をその個人が属する家族や組織などとの関係で理解し，解決しようとするアプローチである。

　システムとは，要素とそれを構成する仕組み，関係を表現することばであり，系，体系，制度，方式，機構，組織などの用語で置き換えられることがある。相互関係を有する部分の総体をシステムという。個別システムには外部に対し相対的に独立した仕組み，流れが想定されるが，その個別システムはより上位のシステムの下位構成成分となることがあるなど，階層構造を有することが一般的である。また，上位システムと下位システムとの間には同型性もしくは類似性が存在することが少なくない。

　システムの用語，概念は情報科学分野でフォン・ベルタランフィ(von Bertalanffy, L.)やウィーナー (Wiener, N.) らによって発展させられたが，自然現象から社会現象，精神現象までを包括する統一科学

概念となっている。

システムアプローチでは，個人にあらわれた不調や不全などは環境との相互作用の結果であるから，個人の性格，行動の診断，評価のみでは不十分であり，その人の生活の場や環境をも査定すべきであると考える。すなわち，個人，個人と周囲の社会関係，社会関係を規定する集団構造それぞれの水準を多面的，多層的に評価し，それぞれに介入，支援の方途を明らかにすることが課題になる。

近年の世界保健機関（WHO*）による障害理解の改訂(国際生活機能分類：ICF*)ではこのシステムアプローチの考え方が採用され，健康や障害（適応不全，不調を含む）の理解にあたっては生物・心理・社会のそれぞれの水準ならびにその相互関係をふまえて把握する必要性が強調されている。 （谷口）

施設入所支援

障害者自立支援法*の施行により，入所施設*は日中と夜間の支援の場に分けられ，日中の部分が生活介護，夜間および休日部分が施設入所支援となった。新たな障害程度区分*によると，施設入所支援の対象者は障害程度区分4以上で利用が可能である（50歳以上の場合には障害程度区分3以上が対象）。これまでの入所施設は障害の程度にかかわりなく利用できたが，障害程度区分による利用制限がおこなわれる点が，従来の入所施設と大きく変わっている。移行には平成24（2012）年3月までの経過措置があり，徐々に新体系事業へ移行していくものと思われる。国の方針として，入所施設の定員は今後削減していく方向にある。

（佐々木敏）

施設リハビリテーション
institute-based rehabilitation

リハビリテーション*は，病院の医療機能の中から分化・独立したが，その成立経緯の必然性から病院内の施設などがその活動の拠点となった。施設リハビリテーションにおいては，医師を中心に理学療法士*（PT）や作業療法士*（OT）言語聴覚士*（ST）などの専門家がそろい，高度専門的かつ機能的であるが，コストがかかり，また伝統的かつ家父長的な取り組みという側面ももつ。他方，地域リハビリテーション*が概念化され，施設リハビリテーションとの機能的違いが明らかになった。双方とも障害者に必要な形態であり，最近は施設や病院の訓練士の地域利用（家庭，学校，職場，地域などでの活用）も展開されている。（吉野）

自然的観察法
naturalistic observation

観察者が環境に手を加えずに，自然な状態で生じている行動を観察する方法である。たとえば，幼稚園で子どもが遊んでいる様子を観察する場合などがこれにあたる。自然的観察法は，日常生活での対象者の様子を把握する場合に用いられる。この方法で得られた情報をもとに子どもへの指導内容が決められる場合もあ

る。ただし，観察機会が偶発的になるために，関心のある行動について十分な回数の観察ができない可能性がある。また，行動が観察された状況とその行動との関係は，相関的な関係にすぎないので，その解釈には慎重さが求められる。　(野呂)
⇨行動観察法，実験的観察法

シゾイドパーソナリティ障害 (統合失調質人格障害)
schizoid personality disorder

　広く，社会的関係から遊離し，対人的状況での感情表現の範囲が限局していることが特徴の人格障害*。この種の行動パターンは成人期初期に始まり，さまざまな社会的文脈にあらわれてくる。このタイプの人は親密さへの欲求を欠いているようで，密接な対人関係に発展するような機会に無関心である。他人と過ごすよりもひとりで時間を過ごし，コンピュータや数学的ゲームのような機械的・抽象的な課題を好み，他人と性的経験をもつことへの関心もない。友人や信頼を寄せる人物がなく，あっても二親等の近親者くらいまでの者もある。　(中根)

肢体不自由

　さまざまな原因により上肢・下肢および体幹に永続的な障害があり，学習上または生活上等に困難がある状態をいう。就学指導上の基準は，肢体不自由の状態が，補装具の使用によっても歩行，筆記等日常生活における基本的な動作が不可能または困難な程度と，その程度に達しない場合でも常時の医学的観察指導を必要とするものと定められている。運動・動作や表現・表出の困難のために，学習上は，①生活経験を補うこと，②学習レディネスの育成，③姿勢づくり，④教材教具やITの活用等の配慮が必要である。また，呼吸機能・摂食機能等の障害への医療的配慮も必要になってきている。
　　　　　　　　　　　　　　(飯野)

実験的観察法
experimental observation

　環境条件を統制した上でおこなう観察の方法であり，条件統制観察法とも呼ばれる。関心のある行動の生起に関する仮説が存在している場合に，それを検証するために，その仮説にそった環境条件を整えた上で観察をおこなう。たとえば，観察室に指導者と子どもが入り，決められた手順どおりに指導者が子どもに働きかけたときの様子を観察記録するような場合がこれにあたる。自然的観察法*と異なり，短時間で関心のある行動を多数観察することができる。ただし，この方法で得られたデータが，日常生活の様子と異なっている(生態学的妥当性に欠ける)場合もあるので，その点については注意が必要である。　(野呂)
⇨行動観察法

実行機能 ➡ 遂行機能

児童家庭支援センター

　児童相談所*と連携しながら，地域に

密着したきめ細かな相談支援*をおこなうため，平成9（1997）年の児童福祉法*の改正により創設された施設。当初は，児童福祉施設*に附置することとされていたが，平成14（2002）年度より附置要件が緩和され，連携のとれる範囲での設置が認められるようになった。業務の内容は，児童，母子家庭，その他の家庭，地域住民その他からの相談に応じ，必要な助言をおこなうとともに，都道府県，児童相談所からの指導措置の委託を受けての指導，併せて児童相談所，児童福祉施設等と連絡調整をおこない，その他厚生労働省令の定める援助を総合的におこなうこと（児童福祉法44条の2）である。 (寺山)

児童館／児童センター

児童福祉法*第40条にもとづく児童厚生施設。「健全な遊びを与え」「情操を豊かにすること」などを目的としている。

自治体により設置形態は異なるが，小学生以下を対象として利用料は無料，というところが多い。放課後児童クラブ（学童保育）と異なり，希望する児童が自由に利用できる地域の遊び場のひとつとなっている。利用登録制にしているところもある。

有資格者である児童厚生員が指導にあたる。遊具や玩具，スポーツ器具をそろえ，必要に応じて児童厚生員がレクリエーション指導などもおこなっている。

障害児の利用を制限しているところは少ないが，安全面から付き添いを条件としているところが多い。 (松浦)

児童憲章

昭和26（1951）年5月5日のこどもの日に，内閣総理大臣の招集する児童憲章制定会議において制定された，わが国初の子どもの権利宣言である。その前文で，「児童は，人として尊ばれる」「児童は，社会の一員として重んぜられる」「児童は，よい環境のなかで育てられる」とうたい，はじめて児童を「ひとりの人間」として位置づけ，さらに保護を受ける権利を明らかにしている。

法律ではなく道義的規範であるが，1959年に国際連合が採択した「児童の権利に関する宣言」よりも早く制定された画期的なものであり，わが国の児童福祉の理念として重要な位置にある。 (奥野)

児童自立支援施設

児童福祉法*第7条，第44条にもとづき設置され，行動面での課題（不良行為）が見られる児童を入所（通所）させて自立支援*をおこなう施設である。

主として小学校高学年から高校生までが対象となり，豊かな自然に面した小規模施設や，指導員が複数配置された規模の大きい施設などがある。

少年院*は少年法にもとづき，矯正を目的として家庭裁判所が保護処分（入院）を決定する。それに対し，児童自立支援施設は児童相談所*の措置にそっていることから，目的や内容も異なるので混同しないようにしたい。

最近では，入所する児童の「不良行為」が発達障害*に関連しているのではないかと指摘され，専門的な指導がおこなわれているケースも報告されている。

(松浦)

児童相談所

市町村と適切な役割分担・連携を図りながら，子どもに関する家庭その他からの相談に応じ，調査，診断，判定の上，個々の子どもや家庭等にもっとも効果的な援助を実施する児童福祉行政機関である。平成22 (2010) 年5月10日現在，都道府県・政令指定都市に205か所が義務設置されている。

必要に応じて児童の一時保護，児童福祉施設*入所や里親委託などの措置の実施のほか，親権喪失宣告請求・児童の後見人の選任等の民法上の業務もおこなう。

近年，児童虐待に関する相談件数が増加しており，児童虐待防止法の制定前後から比べると約4倍に達している。

(奥野)

児童デイサービス

平成18 (2006) 年10月，障害者自立支援法*によって従来の心身障害児通園事業が見直され，個別給付（介護給付）による児童デイサービスへと移行した。この事業は，市町村がおこなう乳幼児健診等で一定の支援が必要とされた児童や，保健所および児童相談所*，児童家庭支援センター*，医療機関等から療育の必要性が認められた児童に対して，より専門性の高いサービスを提供していくものである。支援の内容として，保健，医療，教育も含めた支援システムを構築するために関係機関との密接な連携を図り，療育目標を設定した個別支援計画*の策定や評価，それにもとづく一日に一定時間以上の個別指導*や集団療育などをおこなうものである。

(近藤裕)

⇨デイサービス

児童福祉施設 ➡ 福祉施設

児童福祉法

児童の福祉に関連する法律は多岐にわたるが，その根本になる総合的な法律が児童福祉法である。要保護児童の保護を主要な目的としたそれまでの考え方とは異なり，次代の社会の担い手である児童一般の健全な育成と福祉の積極的な増進を基本精神とした画期的な法律である。新憲法下の第1回国会で昭和22 (1947) 年12月に制定公布され，昭和23 (1948) 年1月から部分施行，4月から完全施行された。以来，五十次以上にわたる改正がなされ，今日にいたっている。

昭和55 (1980) 年の児童福祉施設*最低基準の一部改正では，自閉症児施設*が初めて知的障害児施設*の一種として制度化された。医療型の第一種自閉症児施設と，福祉型の第二種自閉症児施設である。また平成2 (1990) 年には，「老人福祉法等の一部を改正する法律」の中で，障害児に対する居宅介護等事業，デイサービス*事業，短期入所*事業について

在宅サービスの推進を図る観点からの改正がおこなわれた。さらに平成9（1997）年の大改正では，児童や家庭をめぐる環境の変化に対応して，保育制度の改革，母子家庭等への施策の充実と併せて，要保護児童施策について，保護から自立支援*へ基本理念を転換し，児童および家庭への相談支援*体制の充実，児童福祉施設の名称や機能を変更し，対象児童を拡大するなどの大幅な改正がおこなわれた。平成16（2004）年には，児童相談に関する市町村の役割が明確にされ，児童相談所*の役割が市町村の後方支援に重点化された。

(奥野)

「自分を守る」ワークショップ

　発達障害*を有する人たちが地域で安全に暮らしていくためには，まわりの人の支援が不可欠であるが，それだけでは足りない。障害のある人自身が，被害を訴えたり，「いや」と言えるための「自分を守る」力をつける方略が必要である。

　その一環として，障害のある人自身が実際にロールプレイをする中で，いろいろな場面を疑似体験することで対処法を学ぼうというワークショップがある。たとえば，実際に声に出して「いや」と言ってみたり，クーリングオフのはがきを書いてみることによって，悪質商法から自分を守る力をつけることができる。

(辻川)

自閉児・発達障害児教育診断検査
➡ PEP

自閉症
autism

　「自閉症」は二通りの意味で使われている。

　ひとつは「自閉性障害」（DSM*-Ⅳ-TR）または「小児自閉症」（ICD-10*）であり，名称は異なるが同じ障害をさしている。自閉性障害は，3歳までに症状が出現し，①相互的社会交渉の質的障害，②言語と非言語性コミュニケーション*の質的障害，③活動，興味，および活動の限定された反復的で常同的な様式の3つの症状を必須とする行動的に診断される障害である。自閉性障害の確定診断は，2歳ごろより可能となり，これらの症状は3～6歳ごろにもっとも著明に認められる。必須症状以外にしばしばさまざまな行動症状をともない，低年齢では多動*，感覚の異常，極端な偏食*，睡眠障害*など，思春期*以降ではこだわり*や強迫様症状，自傷*行為，他害*などが目立つ。知的には最重度知的障害*から正常知能まで分布する。知的障害がない場合には高機能自閉症*という。

　もうひとつは「広汎性発達障害*」（DSM-Ⅳ-TR，ICD-10）または「自閉症スペクトラム*」をさし，自閉性障害の上位概念であり，典型的な自閉性障害の3つの必須症状が不完全であったり，発症年齢が遅れたり，経過に発達の遅れの時期がなく，その後，明確な機能消失する

経過をとったりする障害の総称である。DSM-Ⅳ-TRに従えば、自閉性障害、レット障害*、小児期崩壊性障害*、アスペルガー障害*、特定不能の広汎性発達障害（非定型自閉症を含む）からなっている。アスペルガー障害（症候群）では、知的障害が認められないことが多い。

（太田）

自閉症児施設

昭和55（1980）年、児童福祉施設*最低基準の一部改正により、主に自閉症スペクトラム*児を入所させる知的障害児施設*として法定施設に加えられた。病院での入院治療や保護を要する児童が入所する第一種自閉症児施設（医療型）、および入院を要しない児童が福祉施設を利用する第二種自閉症児施設（福祉型）がある。しかしながら、発達障害者支援センター*が設立される以前、この制度だけが自閉性障害*に特化した唯一のサービスでありながら、現在にいたるまで施設数、入所定員ともにほとんど変化していない。

〔医療型〕　児童青年精神医療の部門を有する病院に併設されたもので、多くは院内学級や発達障害者支援センターなどの教育・相談機関も設置している。外来および入院による自閉症スペクトラム児の医学的診断・心理発達アセスメント*・治療、個別もしくは集団療育、心理療法*、家族や関係機関への相談援助などをおこなっている。

〔福祉型〕　家庭や学校、地域において問題を抱えた自閉症スペクトラム児に対する専門的な療育、さらに、子どもから大人へと自立していくための生活指導をおこなう入所型の児童福祉施設*。これらの施設の中には、在宅の自閉症スペクトラム児の短期入所*（ショートステイ）のほか、多動*、自傷行動*や他傷行動*、奇声*、興奮やパニック*等の激しい行動上の問題によって家庭生活が困難な児童を一定期間入所させ、行動上の問題の改善を図る強度行動障害*支援を実施しているところも多く見られる。　（近藤裕）

自閉症・情緒障害特別支援学級

従来、学校教育法*の規定により小学校・中学校に特殊学級が設けられていたが、平成18（2006）年の法改正により、名称が「特別支援学級*」となった（81条2項）。特別支援学級は、小学校、中学校、高等学校、中等教育学校に置くことができるとされ、その対象として「知的障害*者、肢体不自由*者、身体虚弱者、弱視者、難聴者、その他障害のある者で、特別支援学級において教育を行うことが適当なもの」があげられている。自閉症者・情緒障害*者は、この「その他障害のある者」に該当する。具体的な対象としては、当初、自閉症*、選択性緘黙*、不登校*が多かったが、近年ではLD*、ADHD*等も増えてきた。

文部科学省では、平成14（2002）年の「障害のある児童生徒の就学について（通知）」で、情緒障害者を「一　自閉症又はそれに類するもので、他人との意思疎通及び対人関係の形成が困難である程

度のもの」「二 主として心理的な要因による選択性かん黙があるもので，社会生活への適応が困難である程度のもの」としている。平成21（2009）年には，従来の「情緒障害特別支援学級」を「自閉症・情緒障害特別支援学級」という名称に変更するという通知が文部科学省から出され，一般的にこの名称が使われるようになっている。

一方で，平成5（1993）年度，通常の学級*に在籍する児童生徒に対する「通級による指導*」が制度化されたが，その対象は「言語障害*者，情緒障害者，弱視者，難聴者，その他」であった。これも法改正があり，平成18（2006）年度より「言語障害者，自閉症者，情緒障害者，弱視者，難聴者，学習障害者，注意欠陥多動性障害者，その他」となった。

(山邉)

自閉症スクリーニング質問紙 ➡ ASQ

自閉症スペクトラム
autistic spectrum/autistic spectrum disorder：ASD

〔スペクトラム概念の成立と背景〕 以前から小児自閉症*ならびに自閉症様行動を示す子どもを扱ってきたウイング*が1970年代後半から1980年にかけて追跡研究をおこない，社会的な障害をもたない子どもと比較したところ，社会性*に障害をもった子どもは正常といわれる状態にはなっていなかったこと，これらの子どもの対人様式は孤立群，受動群，活発だが奇異な群に分けられ，幼少時期からそうだったとした。病像は年齢によって多様に変化し，ティーンエージャーになって引きこもり*が強くなり，反復行動*も多くなってカナー*の記載した病像にきわめて類似してきた事例，さらに，アスペルガー*が記載したような病像に変化した事例があることから，これら病像には連続性があり，カナーが記載した症候群も自閉症スペクトラムという連続体のひとつであろうと仮定して症状や病理を記載したことに始まる疾患概念である。まだICD-10*やDSM*-Ⅳが小児自閉症を広汎性発達障害*としていくつかの病型に分けて記載する前の1988年のことである。

〔3つ組症状〕 ウイングの研究は社会性の障害のある子どもの目安として，コミュニケーション*，社会的な想像力*の障害をとりあげ，のちにこれを自閉症スペクトラムの3つ組症状とした。その後ウイングは孤立群の反復行動は常同的で奇妙な手や足の反復運動であり，特定のものへの魅了は明るい光のような単純な感覚刺激*であると記し，また，受動群の一部と活動的だが奇異な群はアスペルガー症候群*の症状に合致するものがあるとしている。その後，対人関係の様式に孤独者を加え，能力的には平均かそれ以上だが共感性*に欠け，自分自身の興味だけに関心を寄せ，社会的相互関係を暗記しているかのように学習するが，自ら孤独を選ぶ者もあり，一部の者は結婚しているが，パートナーへの情緒的疎通性に欠けているとしている。

〔広汎性発達障害との関係〕　ウイングは自閉症スペクトラムはアスペルガー症候群，さらに脆弱Ｘ症候群＊を含む広い概念であって，ICD-10やDSM-Ⅳのように下位群に分けるのは臨床的に役に立たないとしている。現在では自閉症スペクトラムと広汎性発達障害は一般的には同義に扱われ，その下位群も自閉症スペクトラムに含まれる。最近の医学論文では広汎性発達障害のタイトルで論じられていないものが多く，診断基準もICD-10ないしDSM-Ⅳ（-TR）を採用している。3つ組症状はあくまでも自閉症スペクトラムの診断基準であって広汎性発達障害およびその下位群の診断基準には掲載されていないとする慎重さが求められる。　（中根）

〈文献〉
Wing,L.(1988) The continuum of autistic characteristic. In:Schopler,E. Mesibov,GB (ed):Diagnosis and Assesment in Autism.Plenum Press,New York, 91-140.
Wing,L.(1997) The autistic spectrum.Lancet.350,1761-1766.

自閉症スペクトラム支援士

　日本自閉症スペクトラム学会＊認定の資格。自閉症スペクトラム＊児・者への有効な支援をおこなうためには，医療・教育・福祉・心理・アセスメント＊等の幅広い知識が求められることから，平成15（2003）～16（2004）年度の移行措置を経て，平成17（2005）年度から本格実施となった。「Standard」「Advanced」「Expert」の3段階に分かれている。Standardは，自閉症スペクトラムの理解と支援に関する基本的な知識を有し，支援を一定期間おこなっている人材であることを示す資格であり，取得のためには，資格認定講座受講，修了試験合格，研究大会参加，実践歴または実習歴が必要である。Advancedは豊富な実践経験を生かし，学校や職場でリーダーとして活躍できる人材であることを示す資格であり，取得のためには研究発表や研究紀要への論文掲載も必要となる。Expertは，専門性を生かし，研修会等で講師，あるいは学校や職場においてコーディネーター＊として，また後進の指導にあたることができる人材であることを示す資格であり，面接試験合格を経て資格が与えられる。また，自閉症スペクトラムの周知と支援の拡大を目的として，大学生や大学院生を対象としたAS（自閉症スペクトラム）サポーター制度も平成18（2006）年度より開始した。今後，自閉症スペクトラム支援士の資格取得者が増加し，各領域で支援の中心として活躍していくことが期待される。　（大久保）

自閉症スペクトラム指数 ➡ AQ

自閉症・発達障害支援センター
　➡ 発達障害者支援センター

自閉性障害 ➡ 自閉症

社会技能訓練
　➡ ソーシャルスキルトレーニング

社会性
sociality／sociability

　人と人とがかかわる中で，あるいは集団の中で，その対応能力や行動を社会性という。社会性は対人認知*の側面と適応行動の側面があり，双方は密接に関連する。そこには言語，情動がかかわる。また，人間関係をつくる中で協調性，積極性，といった対人関係にかかわるパーソナリティの特性を示すことから，社会性はパーソナリティとも関連する。

　社会性の発達に関して，発達心理学*は研究を重ねてきたが，近年，生後まもない新生児，さらには出生前の胎児の社会性研究（母子相互作用など初期発達）の知見も積み重ねている。

　脳科学からのアプローチ，比較行動学からの研究なども人の社会性を捉える基礎である。

　社会性の発達を規定する要因としては，子どもが生得的にもっている能力とそれを伸ばす環境とが必要である。社会性の発達困難を子ども自身が有している場合と，そのような困難はないが環境において社会性を学習する機会が少ないあるいは歪みをもっている場合とがある。どちらも社会性の発達に影響することが知られている。精神遅滞*，LD*，ADHD*，自閉症スペクトラム*の子どもたちは社会性の遅れを示すと指摘されている。とくに自閉症スペクトラム障害では精神遅滞をともなわない場合であっても，社会性の発達に大幅な遅れや困難を示す。また，発達障害*の範疇ではないが，環境性（虐待や育児困難）の場合も同様に，その発達に影響がある。

　自閉症スペクトラムの基本障害は，社会性の障害といわれる。発達のごく早期から人とのかかわり合いに関する発達が定型発達児に比べて遅れ，あるいは定型発達児とは異なる。全般的認知水準や障害のタイプによっても異なるが，各発達期において，特徴的な社会性の障害特性が見られる。全般的認知水準に比べて社会性の発達の問題は著しい。乳幼児期における，視線・模倣*・社会的参照・共同注意*・心の理論*などの他者の意図を認知し，それに対応した行動の獲得が遅れる。また，単なる遅れというより認知と行動プロセスが定型発達児とは異なることの根拠が明らかにされている。乳幼児期の適切な対応により学童期には適応行動の発達が進み，安定してくる。対人認知の発達が進み，心の理論が獲得される時期には，人に対する関心が強まり，理解が進む。ただし，過去に不快体験を強く受けている場合は問題が生じることもある。知的に高い自閉症スペクトラム児が青年，成人にいたった場合，対人認識が他の人と異なり，それに悩みをもつことがあり，告知ないしは説明が必要になる。このことが，自己理解と他者理解を進め，精神衛生を保つことになる。自閉症スペクトラム児・者の社会性に対して，社会的自立促進のための従来の生活能力スキルばかりでなく，対人状況を設定したソーシャルスキルトレーニング*がおこなわれる。

（黛）

社会福祉基礎構造改革

平成9（1997）年11月、中央社会福祉審議会に社会福祉基礎構造改革分科会が設けられ、社会福祉事業、社会福祉法人制度、措置制度*など社会福祉の共通基盤制度のあり方について審議が開始された。平成10（1998）年6月には「社会福祉基礎構造改革について」（中間まとめ）が公表され、これからの社会福祉の目的は、従来のような限られた者の保護・救済にとどまらず、国民全体を対象として社会連帯の考えに立った支援をおこない、その理念としては、個人が人としての尊厳をもって、家庭や地域の中で、障害の有無や年齢にかかわらず、その人らしい安心のある生活が送れるよう自立を支援することであるとされた。

社会福祉基礎構造改革に関する議論をふまえて、障害保健福祉施策全般について総合的な見直しをおこなうため、障害者関係3審議会（身体障害者福祉審議会、中央児童福祉審議会障害福祉部会、公衆衛生審議会精神保健福祉部会）の合同企画分科会において審議が重ねられ、平成9（1997）年12月に中間報告がとりまとめられた。

中間報告では、障害保健福祉施策の基本的理念として、①障害者の自立と社会経済活動への参画の支援、②主体性・選択性の尊重、③地域での支え合いを基本的な施策の方向として、1）障害者の地域生活支援施策の充実、2）障害種別を超えた総合的施策の推進、3）障害特性に対応する専門性の確保、4）障害者の重度・重複化、高齢化への対応、5）障害者の権利擁護と参画、の5つが提言された。平成12（2000）年6月に社会福祉事業法等の一部改正がおこなわれ、「社会事業法」は「社会福祉法」と名称を変えたほか、障害分野については身体障害者福祉法や知的障害者福祉法*、児童福祉法*などが改正され、平成15（2003）年度からの「支援費制度*」、平成18（2006）年4月からの障害者自立支援法*の施行にいたっている。　　　　（大塚）

社会福祉協議会

社会福祉を目的とする事業の企画や諸活動をおこなうことにより、「地域福祉の推進を図ることを目的とする団体」（社会福祉法109条、110条）として、全国社会福祉協議会を筆頭に、都道府県、市区町村の各段階で設置されている民間組織（いずれも社会福祉法人など100％の法人化率）である。市区町村社会福祉協議会が取り組んでいる事業や活動は地域の実情によりさまざまであるが、①総合的な相談事業、②ボランティア活動に関する支援・普及活動、③当事者の組織化、④ホームヘルプ*など障害者への生活支援、⑤各種支援のネットワークづくり、などがおこなわれている。都道府県社会福祉協議会は市区町村協議会の連絡調整をおこなう。平成11（1999）年からは「地域福祉権利擁護事業*」を実施し、自閉症スペクトラム*の人など判断能力が十分でない人のための、権利侵害にかかわる法律相談・援助、また日常的金銭管理や

福祉サービスの利用などについての相談も受けている。
(中山)

社会福祉士

昭和62（1987）年に制定された「社会福祉士及び介護福祉士法」により国家資格化された相談援助専門職（名称独占）。同法第2条では「専門的知識及び技術をもって、身体若しくは精神上の障害があること又は環境上の理由により日常生活を営むのに支障がある者の福祉に関する相談に応じ、助言、指導その他の援助を行うことを業とする者」と定義されている。現在、社会福祉士が働く主な職場としては、各種福祉施設*、相談機関、社会福祉協議会*、福祉事務所*その他の行政機関などであるが、自閉症スペクトラム*に関係しては、平成14（2002）年度から全国に順次設置されている発達障害者支援センター*などの相談機関で「相談支援*」を担当する職員としての役割が期待されている。
(中山)

社会福祉施設 ➡ 福祉施設

就学時健康診断

学校保健安全法*施行令および学校保健安全法施行規則において、就学時の健康診断の時期、検査の項目および保護者への通知等の事項が示されている。就学時の健康診断における検査項目は、「栄養状態」「脊柱及び胸郭の疾病及び異常の有無」「視力及び聴力」「眼の疾病及び異常の有無」「耳鼻咽頭疾患及び皮膚疾患の有無」「歯及び口腔の疾病及び異常の有無」「その他の疾病及び異常の有無」である（学校保健安全法施行令2条）。知能については「適切な検査によって知的障害*の発見につとめ」ることとしている（学校保健安全法施行規則3条）。健康診断の結果にもとづいて保護者に対し治療を勧告し、保健上必要な助言をおこなうものである。
(草野)

就学指導委員会

医師（眼科、耳鼻科、内科、整形外科等）、相談員、特別支援学校*教員等、障害者団体代表、障害児・者をもつ保護者代表等によって構成された委員会において、当該児の適正な就学の場について総合的に検討する。その際、保護者との面談、当該児の行動観察、医師診断等の資料をもとに検討され、就学の場を決定し、検討の結果については後日、保護者に報告される。保護者の思いと就学指導委員会の決定との間において差異がある場合、当該児の体験学習等をとおして保護者の意見を聴き、理解を得て、適正な就学の場の確保に努めるようにしている。
(草野)

就学指導基準

視覚障害者、聴覚障害者、知的障害*者、肢体不自由*者または病弱者（身体虚弱を含む）を就学させるべき障害の程度については、学校教育法*施行令第22条の3において示されている。「市町村の教育委員会が、その者の障害の状態に

照らして，当該市町村の設置する小学校又は中学校において適切な教育を受けることができる特別の事情があると認める者」（認定就学者）（学校教育法施行令5条）を除き，特別支援学校*において教育することとなっている。通級による指導*の対象とすることが適当な自閉症*者については「障害のある児童生徒の就学について（通知）」において，自閉症またはそれに類するもので，「通常の学級*での学習に参加でき，一部別な指導を必要とする程度のもの」となっている。自閉症スペクトラム*児・者の場合，知的に障害のない高機能自閉症*，アスペルガー症候群*として，米国精神医学会の診断基準（DSM*-IV）を参考に判断基準の試案を示している。　　　　（草野）

就学相談

　就学相談においては，児童の社会的相互作用の障害や，こだわり*行動などのいわゆる自閉的行動と，知的面での発達などを十分にふまえて就学先を検討する必要がある。学校教育法*施行令第18条の2には，保護者の意見聴取をすることが規定されている。保護者との話し合いでは，その思いを十分に受け止め，また生育歴*や各種アセスメント*，医療・教育・福祉機関等からの情報資料などを十分に把握して相談をおこなう必要がある。就学相談は単に就学先を決定するだけではなく，「そこでどのような教育的サービスを受けられるのか」を含めて話し合う場と捉えたい。都道府県・市区町村の各教育委員会で就学相談窓口を有（または紹介）している。　　　　（牧野）

周産期 ➡ 周生期

重症心身障害児(者)通園事業

〔A型とB型〕　在宅の重症心身障害児（以下「重心児」と略）が通園し，療育訓練をおこなうことを目的とし，平成8（1996）年4月より実施された。同事業は規模，内容により，A型，B型に分けられる。

　A型は定員が原則15人で「適切な医療体制が整っている」重心児および肢体不自由*児施設で実施するもの，B型は一日の利用人員がおおむね5人程度でA型に該当する施設のほか児童福祉施設*，知的障害児（者）施設*であり「医療機関との緊密な連携」が図れるところで実施する，となっている。

　利用には，児童相談所*等への登録が必要となる。年齢制限はないが，就学前の児童を対象にしているところが多い。

　A型は常に医療との連携が可能な比較的規模の大きい事業，B型はより汎用性のある事業と捉えることができる。

〔強度行動障害児の入所〕　日本リハビリテーション協会の資料では平成20（2008）年4月現在，全国でA型が57か所，B型が213か所運営されている。

　全国には強度行動障害*のある，いわゆる「動く重心児」を入所させている重心児施設もあるが，同様の障害がある児童（在宅）が同事業を利用できるかどう

かは各施設の判断によるだろう。

平成18（2006）年8月に厚生労働省から出された資料では、障害児通園施設*を障害種にまたがって、より柔軟に利用できる方向性が示されている。同事業においても、強度行動障害児の新たな受け皿になっていくことが期待される。　　（松浦）

周生期 （周産期）
perinatal period

WHO*の定義では、妊娠満28週以降から新生児早期日齢6まで（生後1週間以内）をいう。また、出生時より27生日（生後4週目）までを新生児期という。産前産後は児が疾患にかかりやすい重要な時期であり、周産期死亡率は公衆衛生上の重要な指標となる。出生時、新生児期の問題、とくに分娩後期の危機的な出来事や分娩・出産を通じての子宮内の異常、異常分娩、低酸素脳症、分娩時外傷等は、新生児の脳に損傷を与える可能性がある。このような周生期における脳の損傷等が、精神遅滞*、てんかん*、自閉症スペクトラム*等の原因のひとつになりうることが疑われている。　　　　　　（大屋）

集団参加スキル

〔学齢期の集団参加〕　自閉症スペクトラム*児が、①小学校の通常の学級*にいる場合、クラスの一員になるために自分勝手な行動はせず、皆と同じことをしようとすること、できるようにすることである。そのためには、個別トレーニングやカウンセリングが必要である。②中学校・高校では、苦手な教科には、個人的な援助が必要であり、生活全般においては特異な言動があるため、サポートチーム*を学校全体で組織し援助することが望ましいし、特別な場合は学外での訓練やカウンセリングも必要である。

〔青年期以降の社会参加〕　職場では、自閉症スペクトラム*者が仕事に慣れてまわりの人に迷惑をかけることがなくなっても、休憩時間等に、なんとなく目につく行動をとることがある。このようなとき、一声かけてくれる支援と訓練が必要である。家庭で必要なことは、家族という集団の一員として、何かひとつでも家族のためにできることを、親と一緒に練習する必要がある。次に、一般社会の訓練として、自閉症スペクトラム児・者が、人に興味をもち、人のそばにいて「しゃべりたい」「ふれあいたい」思いが生じたとき、一般の若者が行うようなところに一緒に行き、楽しみながら人とかかわることができ、それぞれの場に合った行動等のマナーを身につけさせる援助も必要である。　　　　　　　　　　　　　　（高木）

収容保護主義 ➡ プロテクショニズム

就労移行支援

障害者自立支援法*による障害福祉サービスのひとつで、就労継続支援*と同じく、訓練等の支援を受ける「訓練等給付」に位置づけられている。一般就労*を希望し、就職等が見こまれる障害者に対して、原則として2年間（3年まで延

長可)，通所施設＊内で授産活動，生活活動，運動を通じた作業訓練や生活訓練，社会人としてのマナーや態度等の学習を進め，定期的に個別支援計画＊を作成・評価し，本人へのフィードバックをおこなう。また，就職前後には体験実習やサポートつき雇用，相談や職場定着支援も実施している。このように施設が中心となって就労支援＊を実施する場合と，地域の関係機関とのコーディネートを中心におこなう事業所がある。　　　　（近藤裕）

就労継続支援

障害者自立支援法＊による障害福祉サービスのひとつで，就労移行支援＊と同じように，訓練等の支援を受ける「訓練等給付」に位置づけられている。通常の事業所に雇用されるのが困難な障害者や離職した人たちについて，通所により就労の機会を提供するとともに，生産活動その他の活動の機会を通じて，その知識や能力の向上のために必要な訓練等を提供している。このうち，A型（雇用型）は利用者が事業所と雇用契約を結び，一定の範囲内で障害者以外の雇用が可能なのに対して，B型（非雇用型）は雇用契約を結ばずに働く場を提供するもので，各事業所が工賃の目標金額を定め，その引き上げを図ることとされている。
　　　　（近藤裕）

就労支援

support for employment

就労することを希望しながら，単独では就労することが困難な求職者に対しておこなわれる支援のことを意味し，わが国の行政では，寡婦，船員，炭鉱離職者，高齢者，障害者，若年者などへの支援がなされている。近年，ホームレスやニート対策においても就労支援が必要と考えられている。

現在では，職業リハビリテーション＊とほぼ同義語として使用されており，具体的には職業相談，職業評価，職業前訓練，職業訓練，職業紹介，職場適応指導などが実施されている。

学校における進路指導＊教育や施設における就労移行支援＊事業なども就労支援のひとつである。

障害者の就労支援における専門機関としては，ハローワークの障害者担当窓口，障害者職業能力開発校＊，地域障害者職業センター，障害者就業・生活支援センター＊，障害者就労支援センターなどで就労支援が実施されている。

なかでもアメリカのSupported Employment（援助つき就労）をモデルとしたジョブコーチ＊による就労支援が，自閉症スペクトラム＊などの発達障害＊には有効かつ必要な就労支援と考えられる。　　（梅永）

授産施設

通常は生活保護＊法による保護施設のひとつをさしており，さまざまな事情で就業能力の限られている要保護者に，就労または技能の習得のための機会や便宜を与え，その自立の助長を目的としている。

旧法下において，知的障害*や自閉症スペクトラム*の人たちが利用する授産施設は，主に知的障害者授産施設であり，18歳以上の雇用されることが困難な者を入所または通所させ，自活に必要な訓練や職業を与えて自活させることを目的とする。工賃が支払われることから，これまで福祉的就労*の場としても位置づけられてきた。

障害者自立支援法*の新しい事業体系では，就労継続支援*事業A型・B型がこれに近い形態となっている。　　(奥野)

主訴
chief complaint

患者・クライエント*がもっとも強く訴える症状や問題で，通常医療機関や相談機関を訪れるきっかけとなる。患者・クライエントの不全感，異常感，不満，主張などを示し，その根拠，由来，理由を明らかにすることを通して，診断・アセスメント*に結びつけられる。主訴は診断・アセスメントにおける重要な手がかりであるが，患者・クライエントの状態を必ずしも的確に示しているとは限らないので，主訴にあらわれない側面も含め，検査，観察，聞き取りなどにより客観的状態を正確に把握する必要がある。

(谷口)

守秘義務
confidentiality／privacy policy

仕事や職業において，「職務上知りえた秘密を守る」義務のこと。守秘義務は国家機密や企業秘密など組織情報の漏洩を防ぐために課されてきた経緯がある。近年はプライバシー保護のため個人情報を保護する観点が強調される。プライバシーは，個人の私生活に関する事柄（私事），およびそれが他から隠されており干渉されない状態を要求する権利である。個人情報は本人の同意なく利用したり，開示したりすることはできない。ただし，人の生命，身体または財産の保護のために必要がある場合，あるいは公衆衛生の向上または児童の健全な育成の推進のためにとくに必要がある場合で，本人の同意を得ることが困難であるときなどの場合はその限りではない。守秘義務を守るに際してその兼ね合いが問題となることがある。

(谷口)

受容
acceptance

受容という言葉は，本来，相手を人間として尊重する，援助者の心構えとしての意義を認めて捉えているカウンセリングの概念から出発している。それが社会福祉や教育や心理臨床などの対人援助の仕事として，人を援助する際の心構えの基本として使われる概念になってきた。それは援助者と被援助者との間主観的な一連のダイナミックな心理過程であり，被援助者の自発的活動を尊重する原理である。

受容の出発は，援助する相手に好意をもつことである。好意がもてないと思った相手でも，受容過程の進行によって，

しだいに好意がもてるようになっていく。このことは放任や許容とは異なり，発達援助としての目標をもつ援助者機能である。　　　　　　　　　　　（石井哲）

受容的交流療法

石井哲夫が，1960年代から，自閉症*児への臨床心理学にもとづく援助活動を展開し，遊戯療法*等の理論の展開から進んで，モレノ（Moreno, J.L.）の心理劇理論を取り入れ，受容的交流理論を創始した。その理論にもとづく援助実践を「受容的交流療法」といい，長期にわたる自閉症スペクトラム*の人格形成の援助には，以下のような理論にもとづく過程が必要という主張をおこなっている。個別的な課題を取り入れ，援助者が介入し，自閉症児の対人関係をつくる交流の場を積極的に設ける治療法である。基本は，本人の内的世界を重視し，自発的に納得できる体験となるように，好意をもって接し続ける受容*の精神を基盤としている。

早期から他人への抵抗や嫌悪感を学習している自閉症児には，まず人と交流することができるインプットの素地をつくることが必要である。つまり遊戯療法で用いられる「遊び」や「くつろぎ」の場において，援助者は，ここでクライエントの自己を表出させる受容をおこなう。具体的には，彼らが日常なにげなく接するところのものであっても，丹念に見せ，わからせることから始める。意識の集中と持続という自我の自発的活動を求めるために，ときには，援助者が根気よく継続的な思いを込めて求め続けるという課題状況は，「自己の調節をもって対処（coping）を求める」ものである。このような自発的な心理的過程の援助を「打ち込み」と称している。　　　　　　（石井哲）

巡回相談

障害のある子どもの早期発見*・早期療育*，保育などを目的として，医療，心理，教育等の専門家からなる専門家チーム*を派遣して，必要な相談，助言，支援をおこなうものである。これまでは，都道府県レベルでの専門家チームによる巡回相談が，主としておこなわれてきた。

たとえば，障害児（者）地域療育等支援事業*実施施設が相談・指導班を設置し，家庭や地域を訪問・巡回して各種の相談に応じるもの，児童相談所*や障害者更生相談所の専門スタッフが家庭や地域を巡回し，必要な指導・助言をおこなうものなどがある。

近年，特別支援教育*を推進するため，市区町村レベルで，専門家チームあるいは心理学の専門家による巡回相談がおこなわれ，小学校等を中心に学校を巡回して，とくに発達障害*の子どもの相談をおこない，教員・保護者等に対し，支援をしている。なお，巡回相談の結果をもとに，巡回による指導*をおこなっているところもある。都道府県レベルの巡回相談と市区町村レベルの巡回相談では，目的等に違いが見られる。　　　（奥野）

巡回による指導

昭和53（1978）年に出された「軽度心身障害児の学校教育の在り方（報告）」（特殊教育に関する研究調査会）の中で、「通級による指導及び巡回による指導」について提言されている。

通級による指導*は、平成5（1993）年4月より制度化されたが、巡回による指導は、通級による指導の一部として認められている。

通級による指導は、児童生徒が特定の場所に通い、特別の指導を受けるのに対し、巡回による指導は、専門の教員が、小学校等を巡回し、指導にあたるものである。

特別支援教育*の推進にあたって、各市区町村において、小学校等への巡回相談*が実施され、一部の発達障害*のある児童生徒に対し、巡回指導がおこなわれている。巡回指導は、一部の市区町村でおこなわれており、巡回指導員（非常勤職員）による週1回程度の特別の指導がおこなわれている。将来は、通級による指導と対になる教育の形態として位置づけられることが期待される。　　　　（大南）

瞬間想起現象 ➡ フラッシュバック

障害
disability

一般的な辞書では、「障害は、一般にはあることをするときの妨げとなるもの、あるいは身体上の機能が十分に働かない状態」と表現されることが多い。従来、障害は「疾病を契機として起こった生活上の困難、不自由、不利益」（上田 1983）と理解され、個人がもつ属性と見なされてきた。これは障害の医学モデルである。これに対し2001年、世界保健機関（WHO*）は、次に述べる障害の社会モデルを取り入れ、障害は個人と環境との出合い方であって個人に帰属するものではないとした。

障害の医学モデルでは障害という現象を個人の問題として捉え、病気・外傷やその他の健康状態から直接的に生じるものであり、専門職による個別的な治療という形での医療を必要とするものとみる。障害への対処は、個人のよりよい適応と行動変容を目標になされる。他方、障害の社会モデルは障害を主として社会によってつくられた問題とみなし、基本的に障害のある人の社会への完全な統合を課題とみなす。障害は個人に帰属するものではなく、諸状態の集合体であり、その多くが社会環境によってつくり出されたものであるとされる。この問題に取り組むには社会的行動が求められ、障害のある人の社会生活の全分野への完全参加に必要な環境の変更を社会全体の共同責任とする。したがって、問題なのは社会変化を求める態度上または思想上の課題であり、政治的なレベルにおいては人権問題となる。

ICF*（国際生活機能分類：WHOの障害概念）は、これら2つの対立するモデル（医学モデルと社会モデル）の統合にもとづいている。すなわち「障害」とは人と物

的環境および社会的環境との間の相互関係の結果生じる多次元の現象であって，障害を生みだすのは健康上の特徴と背景因子との相互作用とみる。したがって，個人は単に機能障害，活動制限，参加制約だけに還元されたり，それだけで特徴づけられたりしない。障害者プラン*など近年のわが国の障害者福祉政策は，基本的にICFの考え方に則しているとみなすことができる。

自閉症*について，その障害を認知特性から捉え，環境を構造化*するなど自閉症の個体要因をふまえた環境調整を図るTEACCH*はICFの考え方を先取りしたものとみなすことができ，SPELL*もこれをふまえている。 （谷口）

〈文献〉
障害者福祉研究会編（2002）『ICF 日本語版』中央法規出版

障害基礎年金 ➡ 障害年金

障害厚生年金 ➡ 障害年金

障害児（者）地域療育等支援事業

平成8（1996）年に新規事業として創設された。在宅支援のための訪問療育指導，外来による療育指導，地域生活支援（コーディネーター*による相談支援*），施設支援・指導（施設職員への技術指導）などを目的とし，それまで複数に分かれていた関連事業を一元化したものである。

国の特定財源施策として新しい地域福祉社会実現のために重要な役割を担っていたが，平成15（2003）年に一般財源化され，都道府県が任意で設置する事業となった。

さらに，平成18（2006）年からは障害者自立支援法*の地域生活支援事業*に位置づけられ，「障害児等療育支援事業」（実施主体は都道府県，政令指定都市，中核市）などと名称を変えてきている。

（松浦）

障害児タイムケア事業

学齢期障害児の放課後支援*を目的とする活動が全国的に普及しはじめたのは平成12（2000）年以降だが，これを支える制度は放課後児童健全育成事業と児童デイサービス*事業しかなく，どちらも小学生しか対象にならなかった。

厚生労働省は平成16（2004）年に「障害児タイムケア事業」を設置し，これが障害のある中高生までを対象とした放課後支援の実質的な根拠となった。「養護学校等下校後に活動する場の確保」と「親の就労支援*と家族の一時的な休息」が目的とされていた。

レスパイトケア*や「学童保育」，社会教育的な側面をもち，また療育*訓練を目的とした事業など，その形態もさまざまである。障害児が，学校でも家庭でもできない「地域」での生活経験を豊かにできる貴重な事業となった。

自閉症スペクトラム*児の利用割合も多く，その特性に配慮した（室内の構造化*など）事業所もある。

〔日中一時活動〕 しかしながら，障害者

自立支援法*の施行により，障害児タイムケア事業は国の事業から市町村が任意で実施する地域生活支援事業の一部に組み込まれ，なかには子どもから成人までを幅広く対象とした「日中一時支援事業」または「障害児者タイムケア事業」に統合されたところもある。

障害者自立支援法の改正に伴い，平成24（2012）年4月から，複数の事業形態にまたがる障害児の放課後支援を，障害者自立支援法からはずし，児童福祉法*で「放課後デイサービス」に一本化することになった。文部科学省と厚生労働省が協働して実施している「放課後子どもプラン」（小学生のみ）で障害児の受け入れを実践しているところもあるが，特別支援学校*等での学齢の枠を越え，障害児の特性に配慮して実施される放課後支援に対するニーズも根強い。改善に向けてのさらなる検討が期待される。　　　（松浦）

障害者基本計画

〔策定の経緯と新障害者プラン〕　昭和57（1982）年，「国連障害者の10年*」に連動して「障害者対策に関する長期計画」が策定された。平成5（1993）年には「障害者基本法*」と「新長期計画」が策定され，ノーマライゼーション*とリハビリテーション*の理念のもとにわが国の障害者施策の基盤となった。平成7（1995）年には，この計画の後期重点目標として「障害者プラン*（ノーマライゼーション7か年戦略）」が示された。さらに平成14（2002）年には，理念の継承と障害者のいっそうの社会参加を図るため新たに「新障害者基本計画」が策定され，その10年計画の前半期の「重点施策実施5か年計画（新障害者プラン）」が掲げられた。この基本計画は国民が相互に支え合う共生社会*の実現をめざして，①社会のバリアフリー*化，②利用者本位の支援，③障害特性をふまえた施策の展開，④総合的・効果的な施策の推進，の視点を掲げ，その中に，障害者の各ライフステージでのニーズや障害特性への対応，新たな障害枠の拡大，国際生活機能分類（ICF*）の活用，施策体系の見直しなども含まれている。新障害者プランでは，①地域生活支援，在宅サービスの充実，住まいや活動の場の確保，②精神障害*者施策の拡充，③障害者雇用，就業確保の取り組み，④施設の入所の限定と在宅支援の資源への活用などが重点施策に掲げられている。　　　（吉野）

障害者基本法

身体障害者福祉法（昭和24年）などの障害福祉の個別法の整備とともに，障害者対策の一貫性，総合性の必要性が叫ばれ，「心身障害者対策に関する国，地方公共団体等の責務を明らかにするとともに，心身障害の発生の予防に関する施策及び医療，訓練，保護，教育，雇用の促進，年金の支給等の心身障害者の福祉に関する施策の基本となる事項を定め，もつて心身障害者対策の総合的推進を図ることを目的とする」心身障害者対策基本法が，昭和45（1970）年に制定された。

さらに，昭和56（1981）年の「国際障害者年*」，昭和57（1982）年の「国連障害者の10年*」の国内行動計画として，障害者施策に関するはじめての長期計画である「障害者対策に関する長期計画」が策定され，平成5（1993）年の「障害者対策に関する新長期計画」の策定など，わが国の障害者福祉は進展してきた。このようななかで，心身障害者対策基本法は，平成5（1993）年12月に改正され「障害者基本法*」となった。同法に障害者基本計画*が位置づけられ，これを具体化させるための「障害者プラン*（ノーマライゼーション*7か年戦略）」が策定された。

その後，国連での障害者権利条約制定の動きや，平成14（2002）年，わが国で「第6回DPI（障害者インターナショナル）世界会議」「アジア太平洋障害者の10年最終記念フォーラム」「国連ESCAP（国連アジア太平洋経済社会委員会）アジア太平洋障害者の10年最終年ハイレベル政府間会議」が開催される状況の中で，障害者基本法は，平成16（2004）年5月に改正，6月に公布・施行された。

〔障害者基本法の見直し〕国連「障害者の権利に関する条約」のわが国における批准に向けた調整のなか，平成23（2011）年，障害者基本法が改正された。主な改正点としては，第2条で障害者の定義の見直しがおこなわれ，「身体障害，知的障害*，精神障害*（発達障害*を含む）その他の心身の機能の障害がある者」に加えて，「障害及び社会的障壁（障害がある者にとって日常生活又は社会生活を営む上で障壁となるような社会における事物，制度，慣行，観念その他一切のもの）により継続的に日常生活又は社会生活に相当な制限を受ける状態にあるもの」が明確化された。あわせて，第4条の「差別の禁止」で「合理的配慮」の必要性がうたわれた。基本的施策としては，療育*（第17条），防災及び防犯（第26条），消費者としての障害者の保護（第27条）をはじめ，第28～30条が新設された。さらに，障害者政策委員会等の設置，附則が定められている。 （大塚）

障害者雇用支援センター

「障害者の雇用の促進等に関する法律*」の改正や障害者自立支援法*をふまえて，平成6（1994）年10月1日から施行された。授産施設*等の利用者，学校卒業後に在宅で福祉サービスを受けていたり，小規模作業所*に通所している障害者など，従来の雇用対策では就労や職場定着の困難な障害者の職業的自立を促進するため，市町村レベルで福祉と雇用部門が連携して，職業準備訓練を中心とした職業リハビリテーション*を実施している。援助の内容は，①地域障害者職業センターへの職業評価の紹介，②基本的な労働習慣の習得，③職場見学等の実施，④職場実習*支援，⑤就労後のフォローアップなどの幅広い範囲にわたっている。（近藤裕）

障害者雇用率 ➡ 雇用率制度

障害者試行雇用事業
➡ トライアル雇用

障害者就業・生活支援センター
　一般就労*を希望しているか，もしくは就業中の障害者の抱えている日常的な問題に応じて，就業支援*担当者と生活支援担当者がセンター窓口での相談，職場や家庭への訪問等を実施している。とくに就業面については，職場実習*の斡旋や就職活動，職場定着に向けた支援，事業所に対する各個人の障害特性をふまえた助言など，生活面については，日常生活の自己管理（健康，金銭面）に関する助言，地域生活や生活設計（住居，年金，余暇活動）に関する助言などをおこなっている。さらに，雇用および福祉の関係機関と連携をとりながら，自立・安定した職業生活を実現するために就業面と生活面の一体的な支援を進めている。

（近藤裕）

障害者職業能力開発校
　平成5（1993）年，職業能力開発促進法の一部改正によって，一般の公共職業能力開発施設で職業訓練を受講するのが困難な重度障害者等に対して，原則として1年間，能力に応じた職業訓練や在職者訓練を実施している。また，知的障害*者の職域を拡大するための職業訓練カリキュラムの開発にも取り組んでおり，一部でホテルサービス実務コース，厨房サービス実務コースなどが試みられている。平成21（2009）年現在，国立13校，都道府県立6校が設置されている。さらに平成16（2004）年度から，一般の公共職業能力開発施設にも知的障害者等を対象とする訓練コースを設置して（障害者職業能力開発事業），地域における拠点整備を図っている。

（近藤裕）

障害者自立支援法
　障害の有無にかかわらず，国民が相互に人格と個性を尊重し安心して暮らすことのできる地域社会をつくることを目的とする障害者自立支援法は，平成17（2005）年10月31日に衆議院本会議で成立し，11月7日に公布され，平成18（2006）年4月から施行されている。この法律のポイントを整理すると，以下のような点があげられる。

〔障害者施策を三障害一元化〕　障害種別ごとの法律等にもとづくサービス提供に大きな格差が生じている現状や制度的なさまざまな不整合を解消するために，身体障害，知的障害*，精神障害*と分かれている施策を一元化し，障害者の共通サービスについて共通な制度で提供する。また，住民に身近な市区町村中心のサービス提供体制を確立するとともに，国や都道府県が，広域的，技術的，財政的などの観点から重層的に支援する体制の整備を図る。

〔利用者本位のサービス体系に再編〕　これまで33種類に分かれ障害種別ごとに提供されてきた施設体系を6つの事業に再編し，障害特性等をふまえ，自立支援*給付として介護給付・訓練等給付，地域生

活支援事業によりサービスを提供する。NPO法人*，空き教室，空き店舗，民間住宅，小規模作業所*といった地域の社会資源を活用できるよう規制緩和をおこなう。また，きわめて重度の障害者に対して，複数のサービスを組み合わせながら包括的にサービスを提供し，地域で生活していく仕組みを導入する。

〔就労支援の抜本的強化〕 施設・事業の体系を見直し，障害者のニーズや適性に合わせて，働く意欲と能力を育み雇用などへつなげていくために，新たに就労移行支援*等のための事業をおこなう。また，福祉と雇用等がネットワークを構築し，障害者のニーズと適性に合った就労支援*を実施していく。

〔支給決定の透明化，明確化〕 サービスを提供するためのルール化等を進めることにより，必要なサービスをより効果的・効率的に提供できるよう，支援の必要度に関する客観的尺度（障害程度区分*）を導入する，区分の認定のために全国共通の項目による調査を実施する，市町村の審査会の意見聴取をおこなうなど，支給決定をおこなう際のプロセスの透明化・明確化を図る。

〔安定的な財源の確保〕 現在サービスを利用している人たちだけでなく，新たにサービスを利用しようとする人たちも含めて制度の持続可能性を確保するために，「皆で負担する」という考え方のもと，利用者負担を見直し，負担能力の乏しい人へ配慮しつつ，福祉サービスの利用量に応じた負担（定率負担）とするとともに，国，都道府県の財政責任を確立する。また，更生医療，育成医療，精神通院医療についても，制度間の不均衡を解消し，費用を皆で支え合う仕組みとする。

〔その他〕 サービス提供の地域格差をなくし，全国どのような地域においても必要なサービスが利用できるよう，市区町村や都道府県に自立支援*給付や地域生活支援事業*，相談支援*事業などのサービスに関する障害福祉計画*の作成を義務づけ，その結果を国の障害者プラン*に反映させる。

〔障害者自立支援法の見直し〕 障害者自立支援法の附則においては，「この法律の施行後3年を目途として，この法律及び障害者等の福祉に関する他の法律の規定の施行の状況，障害児の児童福祉施設への入所に係る実施主体の在り方等を勘案し，この法律の規定について，障害者等の範囲を含め検討を加え，その結果に基づいて必要な措置を講ずるものとする」とされ，障害者自立支援法の見直しの検討が規定されている。厚生労働省では，社会保障審議会障害者部会が開催され，相談支援，障害児施設，地域における自立した生活のための支援，障害者の範囲，利用者負担，報酬等の内容などについて検討し，平成20（2008）年12月に「障害者自立支援法施行3年後の見直し報告書」が出されている。これを受けて，障害者自立支援法の見直し法律案が平成21（2009）年3月に国会に提出されたが，政治状況等により一度廃案となった。その後，同年9月の政権交代にあたって，本

法自体を廃止し，新たな制度をつくることが明示された。平成22（2010）年12月，次の法律への「つなぎ法案」として，障害者自立支援法の改正がおこなわれた。大きな改正点の一つには，発達障害*が本法のサービス対象として位置づけられている。
（大塚）

障害者の雇用の促進等に関する法律
　障害のある人がその能力に適合する職業に就くことなどを通じて，その職業生活において自立し，職業の安定を図ることを目的として制定された法律。基本的に身体障害者，知的障害*者，精神障害*者が対象となっている。
　知的障害をともなわない高機能自閉症*やアスペルガー障害*の人たちは，すべての職業リハビリテーション（就労支援）の対象とされるが，療育手帳*あるいは精神障害者保健福祉手帳*を取得しないと雇用率制度*や助成金等の対象には該当しない。
　内容は，障害のある人に対する職業リハビリテーション*サービスと，障害のある人を雇用しようとしている企業に対する制度に大きく二分される。
　職業リハビリテーションサービスとしては，「障害者に対して職業指導，職業訓練，職業紹介その他この法律に定める措置を講じ，その職業生活における自立を図ることをいう」となっている。企業に対しては，「すべて事業主は，障害者の雇用に関し，社会連帯の理念に基づき，障害者である労働者が有為な職業人とし て自立しようとする努力に対して協力する責務を有するものであつて，その有する能力を正当に評価し，適当な雇用の場を与えるとともに適正な雇用管理を行うことによりその雇用の安定を図るように努めなければならない」とされている。
（梅永）

障害者110番
　「障害者の明るいくらし促進事業」や「障害者自立支援・社会参加総合推進事業」の中で実施されてきた，障害のある人たちの人権や権利擁護に関する相談に対応するものである。各都道府県が社会参加推進センターや障害者団体等に事業委託していることが多い。平成18（2006）年10月からは，障害者自立支援法*の地域生活支援事業の中で実施されている。
　具体的な相談内容としては，生命や身体への危害に関すること，財産に関すること，雇用や勤務条件に関すること，隣人・知人・家族・親戚などとの人間関係に関することなどがある。
（加藤）

障害受容
　障害をもつ本人，家族あるいは関係者が，ありのままで障害があることを理解し，その上でポジティブな意志や姿勢をもつことをいう。障害告知を受けた保護者は，①不安・混乱，②ショック，③否認，④苦悩，⑤見かけの受容*や熱中，⑥絶望，⑦適応（受容）など複雑な心理過程を経験して揺れ動く。援助者は，保護者のこうした気持ちを汲みながら家族

支援*として助言する必要がある。発達障害*では本人に障害を告知する必要がしばしばあり、時期や状況、伝え方と理解度、自己意識を考慮する。いずれも障害受容を促す支援である。　　　（吉野）

障害程度区分

平成15（2003）年度からスタートした支援費制度*は、施設等訓練支援費を支給するにあたり、障害者の支援の必要度を把握するために障害程度区分を導入した。

障害者自立支援法*においては、心身の状況を把握するために全国一律の制度である障害認定調査をおこなう。主に介護給付等の支給決定を受けようとする障害者または障害児の保護者は、市町村に申請し、申請を受けた市町村は、当該職員をして、あるいは市町村から委託された認定調査員により、心身の状態を把握するために107項目の調査をおこなう。それにもとづき、市町村はコンピュータによる一次判定をおこない、さらに市町村審査会における二次判定により障害程度区分の認定等をおこなう。　（大塚）

障害年金（障害基礎年金，障害厚生年金）

病気やけがのために一定の障害状態になった際に受けられる年金である。障害の原因となった疾病や、障害の状態になったとき（またはそのための初診日）に加入している公的年金制度によってその内容が異なる。

わが国の公的年金制度は、①すべての国民の老齢、障害または死亡に対して基礎年金の支給をおこなう国民年金制度と、②労働者の老齢、障害または死亡に対して基礎年金に上乗せして支給する所得比例年金制度（厚生年金保険制度）の二階建て年金制度になっている。

障害基礎年金（国民年金）は、被保険者が、国民年金法で定める受給要件となる一定の障害程度（1級または2級）に該当する状態にいたった場合に支給され、保険料納付済期間（保険料免除期間を含む）が加入期間の3分の2以上であることが必要である。20歳前に初診日がある場合は、20歳になったときに障害等級表に該当する障害があれば、未加入であっても障害基礎年金が支給される。平成21（2009）年現在の障害基礎年金額（年額）は1級990,096円、2級792,096円で、数年来ほとんど変動していない。

障害厚生年金は、障害基礎年金受給の対象となる障害が厚生年金保険の加入期間中の傷病によって生じたときに、障害基礎年金に上乗せして支給される。このほか、障害基礎年金の1級、2級に該当しない軽度の障害の場合にも、3級の障害厚生年金または障害手当金が支給される。

平成23（2011）年8月の障害者基本法*の改正で、発達障害*が精神障害*のカテゴリーに加えられた。同年9月、障害認定基準も改正され、障害年金の診断書（精神の障害用）に発達障害関連症状の項目が付記された。そのため、今まで障害年金を受けられなかった知的障害*のな

い自閉症スペクトラム*者等にも受給の道がひらかれた。　　　　　　　　（奥野）

障害福祉のグランドデザイン

　平成15（2003）年4月，従来の措置制度*から，利用者が自らサービスを選択し事業者や施設と契約して利用する支援費制度*へと移行した。これによって，一定のサービス提供体制の整備が図られ，ホームヘルプ*サービスなどの在宅サービスを中心に新たな利用者が急増した。全体のサービス量が増大するなか，さらに増加する新規利用者への対応が不可欠となった。

　わが国の障害保健福祉は，障害種別ごとの法律等にもとづいてサービスが提供され，制度的にさまざまな不整合があり，全国共通の利用のルールはなく，地域における基盤整備の状況やサービス提供体制が異なっていた。そのため，障害種別ごと，また，地域ごとにサービスに大きな格差が生じていた。さらに，施設等については，その期待される役割や対象者などにより，種別等が細分化されていることなどから，せっかく身近な地域にサービス基盤があっても，必ずしも利用者のニーズに的確に対応したものとはなっていないなどの課題が明らかになってきた。

　このような状況の中で，今後は「障害者が自立して普通に暮らせるまちづくり」をめざし，障害者本人を中心とする個別の支援をより効果的・効率的におこなっていくための基盤づくりのために，具体的には，①年齢や障害種別等にかかわりなく，できるだけ身近なところでサービスを受けながら暮らせる地域づくりを進める（障害者保健福祉施策の総合化），②障害者が，就労を含めてその人らしく自立して地域で暮らし，地域社会にも貢献できる仕組みづくりを進める（自立支援*システムへの転換），③障害者を支える制度が，国民の信頼を得て安定的に運営できるよう，より公平で効率的な制度にする（制度の持続可能性の確保）などを柱とする，「今後の障害保健福祉施策について（グランドデザイン案）」が，平成16（2004）年10月に厚生労働省障害保健福祉部から出された。　　　　　　（大塚）

小規模作業所（小規模授産施設）
　➡ 作業所

条件統制観察法 ➡ 実験的観察法

小集団指導

　1対1の個別指導*に対して，3～6人程度のグループを構成して指導するスタイルをいう。自閉症スペクトラム*児の社会性*の育成，コミュニケーション*能力の開発には，小集団指導が必要不可欠になっている。対人意識を育てたり，人とかかわる楽しさを経験したり，集団行動のルールやソーシャルスキルを身につけたりするためには，目当てや場面が構成された小さな集団での学習が望ましい。小集団指導の中で見つかった課題を個別学習で深めたり，個別学習で積み上

げた力を小集団の中で般化＊したりと，両方の指導を併用すると効果が上がる。
(黒川)

情緒障害
emotional disturbance／emotional disorder

　情緒が不安定で，適切な行動がとりにくい状態をさす。症状としては，強迫観念や閉じ込もり傾向，適切な人間関係が形成できないなどの一方で，他人への攻撃性や破壊的行動も見られる。さらに，多動＊，常同行動＊，チック＊などとしてあらわれる場合もある。原因として，遺伝，脳障害，食事，ストレス＊，家族関係などさまざまな要因が関係していると示唆されている。情緒障害の定義が行政，教育，医学分野で必ずしも同じではないので解釈に混乱が見られる。行政用語では施設などでの治療対象としての問題行動＊の背景にある心因性の感情・情動の不安定性をさし，教育界では自閉症＊や不登校＊，緘黙＊などをさしてきた。しかし，発達障害＊である自閉症と不登校を同一の用語で包括することには問題があり，平成18年度から通級による指導＊においては自閉症を情緒障害から切り離して独立した障害と位置づけられることになった。医学分野（ICD-10＊）では，ADHD＊や行為障害＊，不安障害小児例，チックなどが行動と情緒の障害とに分類されるが，抑うつ行為障害と不安障害の2つだけを狭義に情緒障害と解釈する立場もある。
(平谷)

情緒障害（特別支援）学級
➡自閉症・情緒障害特別支援学級

情動共有
joint emotion

　情動（emotion）とは，感情（feeling）のある種の状態であり，本能・目的・葛藤と深い関係があり，喜怒哀楽のような一過性の心の作用として，身体表現をともなって対人関係の中で生じることが多い。一方，共有とは，2人以上の者がひとつのものを共同して所有することであり，その結果，情動共有とは，2人以上の者が同じ情動体験を共にすることといえる。
　個人と個人の情動の共有は，コミュニケーション＊を図る上で重要であり，社会性＊の問題との関連が深い。自閉症スペクトラム＊児にとっては，情動共有の体験を得られるような支援が必要である。
(高原)

常同（的な）行動
stereotyped behavior

　ある動作や行動が同じように反復して繰り返されることを常同症という。同じ行動を繰り返すと常同行動であり，同じ姿勢を保つのを常同姿勢，同じことばを繰り返すことを常同言語という。常同症は統合失調症＊，とくに緊張病や慢性の症状の固定した状態にしばしば見られるが，精神遅滞＊やピック病などでも見られる。
　自閉症スペクトラム＊で常同症を記載

したのはカナー*であった。彼の記載した症例ドナルド（Donald）は宙で交叉させる指の動きを反復し、頭を左右に振りながら、同じ3音のメロディーをつぶやくのであった。また、ブロックやフライパンや他の丸いものを回すことに没頭した。カナーはこれらを「強迫的な同一性の保持*」と呼んだが、この現象を現在では常同行為と興味・関心の限局*の2つに区分する。常同行為は、子どもの示す行動の反復して繰り返される側面に注目したことばである。常同行動には興味のあるものへの没頭によるものと、外界からの刺激を避けるためのものの2つの意味があるようである。なかには反復的な自傷行動*としてあらわれることがあり、周囲の者の大いに憂慮するところとなる。なお、現在の自閉症*の診断には、この常同行動あるいは興味・関心の限局が不可欠の症状のひとつになっている。

(石坂)

〈文献〉
Kanner,L.（1943）Autistic disturbances of affective contact. Nervous Child, 2, 217-250.

小頭症
microcephaly

脳の発育が悪く、頭蓋および大脳半球が異常に小さい状態をいう。頭囲が乳幼児の成長曲線の下限（一般的には平均値−2標準偏差）より小さい。診断名ではなく状態像であり、種々の原因により生じる。遺伝性の小頭症、胎生期の神経細胞移動障害、胎内感染症、酸素欠乏、中毒、放射線、先天性代謝異常*、周生期*や後天性の循環障害、代謝障害、感染症などが原因となり、精神遅滞*をともなうものが多い。小頭症は、自閉症スペクトラム*児に通常より高頻度で出現し、身体疾患を合併する場合もある。頭蓋骨の異常である頭蓋骨早期癒合症*は狭頭症として区別する。

(大屋)

衝動性
impulsivity

衝動とは行動を発現する内的動因のうち強度が大であるものをいい、この原動力はしばしば自覚されない。これが主観的自我によって意識されたり、意味を与えられたりすると欲求や衝動となる。一般には意味不明でいきなり起こる行動を衝動行為というが、そうした行動が頻発する状態を衝動性の高まりという。衝動性はADHD*の主要症状であるが、その診断基準には、「しばしば質問が終わる前に出し抜けに答えてしまう」「しばしば順番を待つことが困難である」「しばしば他人を妨害し、邪魔をする」の3項目が掲載され、抑制欠如のあらわれに限定している。

(中根)

小児期崩壊性障害
childhood disintegrative disorder

〔概念〕正常発達をとげ、少なくとも生後2年間は年齢に相応した言語的および非言語的意思伝達、対人的相互関係、遊び、適応行動が見られていた幼児が2〜5歳までの間に有意味語消失を中心とし

た退行が生じ，それらのスキルの障害の消失に加え，常同的反復的言語や常同行動*や衒奇症の出現，周囲への関心やごっこ遊びの消失や，排尿便等の生活スキルの喪失などの進行性の障害をもたらす広汎性発達障害*の一型。ヘラー(Heller,T.)が小児痴呆として報告したものを含むが，軽微だが小児自閉症*の症状が先行したのち，劇的な退行を示すものがある。有病率は10万人について1～9人と少なく，男女比は3：1から5.5：1とされる。

〔経過〕発症は3歳から5歳（平均3.36歳）で，9歳という遅い発症も記載されている。発症は突然の場合も何週間もかかって徐々に始まることもあるが，それまで持続的発達が見られた能力や獲得したスキルが消失する。予後調査は30歳過ぎまで知られているが，75％は重度・最重度の知的障害*に陥り，一部には軽度の改善もあるが，てんかん*性けいれんが見られたり，全脳硬化症の発症や死亡例もある。治療的対応は小児自閉症に準じておこなう。家族内で見られることは一般的ではないが，父親が異なる半きょうだいに高機能自閉症*と小児期崩壊性障害の両方が出現している症例も報告されている。 (中根)

小児自閉症 ➡ 自閉症

小児自閉症評定尺度 ➡ CARS

少年院

家庭裁判所から保護処分として送致された者を収容し，これに矯正教育を受けさせる施設（少年院法1条）。初等少年院，中等少年院，特別少年院，医療少年院*の4種があり，医療少年院を除き各男女別に設けられる。現在全国に53庁がある。

そのうち宇治少年院では，高機能自閉症*，LD*（学習障害），ADHD*などの軽度発達障害*の症状が見られる少年に対し，障害に配慮した処遇に取り組んでいる。ほかに同様の取り組みをしている施設としては，加古川学園がある。

(辻川)

少年鑑別所

少年審判を受ける必要上，家庭裁判所から観護措置として送致された少年を収容するとともに，家庭裁判所のおこなう少年に対する調査および審判ならびに保護処分の執行に役立つように，医学，心理学，教育学，社会学その他の専門的知識を有する職員が，種々の検査等をおこなって少年の資質の鑑別をおこなう施設（少年院法16条）。

少年鑑別所に収容されると，少年は知能テスト*や心理判定を受けるが，そのときにはじめてアスペルガー障害*などの発達障害*が発見されることが少なくない。 (辻川)

小脳
cerebellum

後頭葉の下方，脳幹の後方にある構造

体。左右の小脳半球と中央の小脳虫部から構成される。表面から順に，皮質，白質，小脳核（左右に室頂核・球状核・栓状核・歯状核の4つずつ）という構造となっている。小脳の皮質は，一様な三層構造となっている。橋・延髄・脊髄などから入力を受け，これらの部位および視床へ出力を送っている。系統発生学的には原小脳，古小脳，新小脳に分けられ，それぞれ平衡感覚，姿勢と運動制御，習熟技能の形成に対応すると考えられている。小脳の損傷では，協調運動の拙劣，運動の円滑さの低下，運動失調などが生じやすいが，近年，情動や認知機能にも影響を与えることが示唆されている。自閉症スペクトラム*例において，小脳の組織発達の異常と細胞数の減少があるという報告がある。　　　　　　　（佐藤弥・十一）

消費者被害

消費者としての取引の中で被害にあうこと。被害の形態は，悪質商法から「振り込め詐欺」，不当請求，ヤミ金，クレジット，消費者金融と多岐にわたる。

消費者を保護し，権利を擁護するために消費者契約法をはじめとする消費者関係法が整備され，消費者被害の救済についての制度の充実が急がれている。しかし，消費者をめぐるトラブルは増加の一途をたどり，その手口は悪質化・巧妙化してきている。とくに最近は，高齢者や知的障害*者，発達障害*者などをねらう悪質業者が増加している。被害にあったら，あきらめないで速やかに国民生活センターなどの相談機関に相談することが肝要である。　　　　　　　　　（辻川）

職親委託制度

知的障害*者の自立更生を図るため，知的障害者を一定期間職親に預け，生活指導および技能習得訓練をおこなうことによって，就職に必要な素地を与えるとともに，雇用の促進と職場における定着性を高め，もって知的障害者の福祉の向上を図ることを目的とした制度である。
　　　　　　　　　　　　　　　（梅永）

職業教育
vocational education

将来，職業人として特定の分野の職業に就くために必要な知識・技能・態度を養う教育をいい，職業準備教育を意味する。一般的には，工業・商業・農業などの専門高校等でおこなわれる教育をいうが，広義には大学での専門教育や各種学校での職業技能取得の教育，職業訓練施設等でおこなわれる職業指導も含まれる。

視覚障害教育の理療科など職業学科における教育は，狭義の職業教育である。広義には，特別支援学校*の教育は自立と社会参加をめざした教育であるので，とくに高等部では職業教育がおこなわれているといえる。この目的は，①一定の職業生活に生かすことのできる知識・技能の育成，②職業自立の基礎的・基本的な能力の育成である。

近年，知的障害*者に対する特別支援学校高等部の職業教育の充実が課題とな

り，家政，農業，工業，流通・サービス及び福祉の教科や新たな学科を設置できるようになった。また，企業就労をめざした新たな制度としては，普通科に職業コース制の導入や軽度障害のための高等養護（特別支援）学校の開設などがおこなわれている。

職業教育の中心的な学習は作業学習*である。指導にあたっては，障害者雇用企業や労働関係機関との連携を進めながら作業環境を構造化*したり，産業現場等における実習では視覚教材を配置するなど自閉症スペクトラム*等の特性に応じた配慮がされてきている。　　（藤田）

職場実習（現場実習）
on-the-job-practice

〔社会自立の育成〕　会社や工場，作業所*などの現実的な条件のもとで，社会自立に向けた学習の場を設定する支援は大きな成果をあげてきた。作業能力や職業適性を診断・評価し，将来の職業生活や福祉的就労*に向けて適性を養うことを意図している。

実施にあたっては，家庭，実習先，ハローワーク，福祉事務所*と実施計画を立てて進めていくことになる。また，個個に応じた実習を進めるためには，①実習期間や実習時間の検討，②実習先までの交通機関の事前学習の実施，③引率実習や巡回指導など，ひとりひとりに応じた指導計画を立てる必要がある。まずもって指導者自らが同じ作業をおこない，その特性と困難性を理解することにより，ジグ*の工夫も生まれてくる。さらに，事後の学校での指導計画にフィードバックすることは必須である。

〔ジョブコーチ*の利用〕　会社や工場の従業員が障害特性を理解するためのパンフレットの作成や，実習生が自立できるように作業の手順表の作成などをおこなう。さらには，教員らの指導者による，ジョブコーチ的なかかわりが必要である。場合によっては，実際のジョブコーチからその場で指導をあおぐような体制をつくることが大切である。関係機関との密接な連携によって，よりニーズに応じた職場実習を体験し，社会人としての可能性を高め，広げることになる。　　（島津）

職場適応援助者事業 ➡ ジョブコーチ

職場適応訓練制度

学校や訓練施設で準備訓練をおこない，一定の要件を満たした者が就労していくというレディネスモデルでは，障害者の就労が促進されにくいため，実際の職場で訓練・就労する諸制度が整備されてきた。

職場適応訓練制度は，その制度の中のひとつであり，一定の条件を満たした実際の事業所で訓練することにより，スムーズに職場環境に適応していくことを目的に実施されるものをさす。他の制度と異なる点としては，訓練終了後に，その訓練をおこなった事業所に雇用してもらうことを前提としている点である。

職場適応訓練を実施する事業所には，

職場適応訓練費が支給される。　（平）

触法行為

14歳に満たない少年が刑罰法令に触れる行為をすること（少年法3条2項）。

14歳未満の者は，たとえ刑罰法令に触れる行為をしても罰せられることはない（刑法41条）。ただ，このような行為をした少年に対しては，原則的に児童福祉法*上の福祉措置として，児童相談所*において保護し，判定に応じて児童自立支援施設*や児童養護施設に送致されることとなる。さらに，都道府県知事または児童相談所長からの送致を受けて家庭裁判所の少年審判の対象となる場合がある。

（辻川）

書字(表出)障害

➡ ディスレキシア，LD

ショートステイ ➡ 短期入所

ジョブコーチ
job coach

「ジョブコーチ」とは，就労支援*の専門家が一定期間，職場に入り，事業所との密接な連携のもと，障害のある人の職場定着に必要なさまざまな支援をおこなう方法論である。アメリカで1986年に「援助付き雇用」として制度化されて以来，わが国においても国，地方自治体，民間等の就労支援に広くとり入れられてきている。国の制度としては，平成14（2002）年に「職場適応援助者（ジョブコーチ）事業」が誕生し，現在，地域障害者職業センター（配置型ジョブコーチ）や一部の民間福祉施設*等（第1号職場適応援助者）にジョブコーチが配置されている。国の制度にもとづくジョブコーチを活用するには，地元のハローワーク，地域障害者職業センターに相談するとよい。各地方自治体の就労支援事業については，自治体によってさまざまであるので，まずは地元の福祉事務所*などで，どのような就労支援事業があるのかを確認するのがよいであろう。

（小川）

ショプラー
Schopler, Eric［1927～2006］

TEACCH*プログラムの創始者。ユダヤ系ドイツ人の家庭に生まれたが，1938年，ナチの迫害を逃れて家族とアメリカに移住。シカゴ大学大学院でベッテルハイム*の指導下で自閉症*の研究に励む。しかし師の精神分析的な母親原因論に反発して決別，院生時代から自閉症児が近接の刺激や情報に強い反応を示すことを観察し，それを発展させて自閉症の特性を確認しながら，世界的に普及するTEACCHプログラムに発展させた。自閉症研究や臨床に関する世界最大の功績者の1人で，学会や行政等からの受賞も数多い。

（佐々木正）

自立活動

平成11（1999）年の盲学校，聾学校及び養護学校*学習指導要領*改訂に際し，従来の「養護・訓練」にかわって「自立

活動」が新設された。障害のある児童生徒の教育にあたっては,教育課程*上,重要な位置を占めている。

目標は,「個々の児童又は生徒が自立を目指し,障害による学習上又は生活上の困難を主体的に改善・克服するために必要な知識,技能,態度及び習慣を養い,もって心身の調和的発達の基礎を培う」とある。

内容は,「健康の保持」「心理的な安定」「人間関係の形成」「環境の把握」「身体の動き」「コミュニケーション*」の6つに分けられ,26項目にまとめられている。

障害の状態や発達段階に応じて目標を定めて,それを達成するために必要な内容を段階的に取り上げていく。そのため,それぞれの児童生徒の個別の指導計画*をもとに指導内容・方法を考えていくことになる。

全教育活動を通じておこなわれるものと,特設した時間で個別や少人数で指導されるものとがある。

活動の一例としては,自閉症スペクトラム*児については,たとえば,スケジュールの理解を進めることで心理的安定をめざしていく,絵カードの使用による要求を定着させることでコミュニケーションを改善しパニックを減らす,などがおこなわれている。　　　　　(長谷川)

〈文献〉
文部科学省(2009)『特別支援学校学習指導要領解説 自立活動編』

自立訓練

障害者自立支援法*による障害福祉サービスのひとつで,就労移行支援*や就労継続支援*,共同生活援助*と同様に,訓練等の支援を受ける「訓練等給付」に位置づけられている。身体障害者を対象として,生活支援員のほかに看護職員,理学療法士*(PT)または作業療法士*(OT)を配置した機能訓練,および知的障害*者や精神障害*者を対象とした生活訓練の2種類がある。この事業は,利用者が地域で自立した日常生活または社会生活を営むことができるよう,原則として2年間,施設内や訪問による食事や家事等の日常生活能力を維持・向上するための訓練,自立生活に必要な知識や技術の提供,相談などの支援を集中しておこなうものである。
　　　　　　　　　　　　(近藤裕)

自立支援

〔自立支援とは〕 自立支援という場合,狭義には「就労支援*」を意味することが多いようだが,広義には障害児・者の教育や福祉のめざしている目当てそのものが,ひと言でいえば,「自立」に向けての努力といえる。「自立」が必ずしもすべての対象の人に具現できるわけではないが,少しでも夢が実現するように願って努力と創意工夫が積み上げられている。このことは,新たに施行された障害者自立支援法*の基本精神としても,とくに強調されているところである。

しかし,障害の種別によって,障害の特性が大きく異なっているので,「自立

の支援」の方法もおのずから，特性に適合したものに力点が置かれることになるのは当然である。

本来，「自立」するには次の4つの側面が考えられるといわれている。①経済的自立（自分でお金を稼ぐ），②生活的自立（掃除・洗濯・炊事が自分でできる），③精神的自立（ものごとを自己決定*する），④性的自立（自分と相手の性を尊重しあう）。
〔自閉症スペクトラム児・者の自立支援〕厚生労働省のホームページによれば，「障害者の自立と社会参加をめざして」の表題のもと，現在の障害者福祉のめざす方向性を「障害のある人も無い人も，互いに支え合い，地域で生き生きと明るく豊かに暮らしていける社会をめざす『ノーマライゼーション*』の理念に基づき，障害者の自立と社会参加の促進を図っています」と表現した上で，ノーマライゼーションの促進のためのサービス体制充実の具体的な方策として，①障害者の主体性の尊重，②選択できる福祉サービス，の2つの視点を提示している。

自閉症スペクトラム*児・者の自立支援においても，この2つの視点を念頭において支援をおこなっていくのがよいであろう。　　　　　　　　　　（髙橋）

自立生活運動
movement of independent living

1970年代にアメリカで起こった，障害者の自立生活を目標とする運動。障害者を隔離するのではなく，地域の中で必要な支援を受けながら自立していくことを推し進めようとするもので，IL運動とも称される。1978年にアメリカで制定されたリハビリテーション*法にも影響を与え，リハビリテーションの目標をADL*（日常生活動作）の向上からQOL*（生活の質）へ転換させることとなった。この運動はわが国にも取り入れられ，NPO法人*「全国自立生活センター協議会」が設立されるなど，障害者の自立生活を支援するための施策が推し進められている。　　　　　　　　　　　　　　（寺山）

心因障害
psychogenic disorders

人の心に直接，外部から何かショックのようなものが突然，加わることによって生じる精神障害*を心因障害と称する。ちなみに，同じ次元で原因を分けるときに，外因（脳，身体に直接原因が加わる），内因（とくに積極的にこれと原因が同定できないときとか，遺伝的素因としてはじめから原因を保持しているように見える）という用語を用いる。突然，家族の一員を喪失することによる抑うつ，不安症状，あるいは不安神経症の発症などがこの心因障害の典型である。通常，精神病などの重篤な障害は心因障害として生じたものでないことが多い。　　　　　（白瀧）

心因反応
psychologic reactions

精神医学用語では，「反応」ということばは外部から人の心に何かが作用したときにそれに対して心が発現させる変化

のことをさす。突然の大地震を体験した人が，その後に重篤な不安反応をひき起こした場合，この不安反応は心因反応であるという。心因反応の「心因」は心因障害*の場合の心因と同じ意味合いで用いられる。心因障害の中でも，何か心に大きく作用したもの（原因）に対して反応的に生起した結果という側面を強調するのが，この心因反応ということばなのだと考えてよい。 (白瀧)

人格障害
personality disorders

〔概要〕 ある個人に特徴的な行動，思考，認知，感情などのあり方の総体を人格といってよいが，この人格は発達初期からそなわっている「気質」を基礎として，家庭や社会生活での養育過程で形成されるものと考えられている。この形成された人格にその人の住む文化の中で普遍的なあり方を著しく逸脱したり，歪みをもつ場合，その状態を人格障害と称する。
〔類型〕 DSM*-Ⅳ-TRの分類では，人格障害を，おおまかにA群，B群，C群の3つに分ける。そして，A群に妄想*性人格障害，統合失調質人格障害*，統合失調型人格障害*，B群に反社会性人格障害，境界性人格障害，演技性人格障害，自己愛性人格障害，C群に回避性人格障害，強迫性人格障害を含める。
〔治療〕 人格障害の治療は，いわば人格という人の中核部分の歪みに対する再構成的企図という側面があるので，かなり困難な作業といってよい。したがって，治療者側の確固たる技術，信念などが要請されるので，よほど自信のある治療者以外はおこなわないほうがよいとされるほどである。根本的な治療のかわりに現実的にそこそこの適応性を身につけさせることにより症状の軽減化を図ることをおこなうことがよいと推奨される。今日，よく取り上げられる「境界性人格障害」は，幼児期の分離個体化期の再接近期危機（M.マーラー）での不適切な母子関係に端を発すとの見解が有力になっており，治療的にも満たされなかった母親依存の問題の再構築が試みられたりすることが多い。 (白瀧)

神経症
neurosis

〔定義〕 神経症は従来，心因性に生じる精神科疾患の総称として用いられた。非器質因性，非内因性で，心因と性格傾向によって生じるものと説明されてきた。

　不安神経症，心気症，転換ヒステリー，強迫神経症，恐怖症などがその代表である。児童の疾患としては，不登校*や思春期*やせ症なども含まれていた。

　しかしその後，1990年代になると精神疾患に関する研究の進展にともなって，神経症性の疾患において脳の神経経路における生化学的な機能の異常の存在が明確になり，非器質因性という区分が不明確になってきた。そのため，1990年代以後につくられた最新の国際診断基準では神経症という用語は用いられなくなった。したがって今日，神経症という呼称は

徐々に死語になりつつある。

〔治療〕 非器質因性という点から、もっぱら神経症において、治療手技としては精神療法*が中心となってきた。精神分析をはじめとする力動的精神療法がおこなわれてきた。子どもの場合には言語的な交流に限界があるため、遊戯療法*がおこなわれてきた。1960年代から向精神薬*の中で抗不安薬が有効であることが証明され、精神療法とともに治療に用いられるようになった。また今日では精神療法も、認知行動療法*に主流が移行し、薬物療法*も疾患によって抗うつ薬*や抗精神病薬*も用いられるようになっている。 (杉山)

神経心理学
neuropsychology

感覚や認識および感情や行動など精神の諸活動は、脳を基盤にしておこなわれる。いろいろな精神機能を脳の個別の部位と関連づけようとする試みは、古代からあったが、それをもっとも明瞭に理論化したのは、18世紀末から19世紀初めにかけてのガル (Gall, F. J.) の骨相学であった。しかし、言語機能が脳の一定部位に存在することをはじめて解剖学的所見とともに示したのはブローカ (Broca, P.) であった。以後、脳の一定部位と言語や行動の関連が研究されるようになった。当初、この学問領域は脳病理学といわれていた。つまり、いろいろな精神機能の変化と脳の局所の病変(病巣)の関係を研究するのが脳病理学であった。この学問は、伝統的にことばの障害である失語症や認知の障害である失認症、行為の障害である失行症などを研究対象にしてきた。

しかし、その後神経科学や心理学の領域との関連が図られ、この学問領域は神経心理学と呼ばれるようになった。神経心理学の中心課題は単に脳の局所的病巣と精神機能の関連を研究することだけでなく、前頭葉*、頭頂葉、側頭葉*、後頭葉といった大脳皮質のみならず皮質下や小脳*を含むあらゆる脳の領域の機能やそれらの結びつきによる機能およびそれらの障害と精神機能との関連を研究する学問へと発展している。同じような用語に行動神経学 (behevioral neurology) がある。 (石坂)

神経生物学
neurobiology

今日の精神医学において役割が大きい研究領域全般をさす。障害の原因となる異常な脳の部位や機能を特定し、遺伝子*や症状との連関を明らかにして、生物学的治療や予防の手がかりを見つけることをめざす。脳の構造を調べる構造画像研究や、剖検で神経細胞の構築や密度などを調べる神経病理学的研究は比較的古くからある。脳の機能を視覚的に捉える神経画像研究 (PET*やMRI*) は今日盛んな分野で、行動が一見正常に見えても処理過程が異なることを、脳活動を視覚化することで示してくれるツールである。変容した神経伝達現象を調べる神経化学的

研究は，自閉症スペクトラム*にセロトニン*系神経伝達機構の異常が関与することを明らかにし，臨床薬理学的治療への可能性を探っている。セロトニンは胎生期の神経新生に貢献することから，予防にもつながる可能性も秘めている。感覚刺激*に対する大脳の電気的反応を調べる神経生理学的研究（誘発電位，事象関連電位）は，情報処理の際の神経活動を時間的変化という観点から明らかにする。遺伝研究は，遺伝子*がタンパク発現を介して神経回路形成不全，さらにはスペクトラムとしての特異的症状にどのように結びつくのかを理解しようとしている。近年の飛躍的な技術進歩に支えられ，今後は，これら神経生物学的研究と心理社会学的研究が組み合わさった有機的な手法の必要性が認識されており，新しい研究方向が期待される。　　　　（神尾）

神経伝達物質
neurotransmitter

　脳内の伝達は，神経細胞内は電気的に，神経細胞と神経細胞の間は神経伝達物質でおこなわれることが知られている。通常は電気的刺激にもとづいて神経細胞の軸索末端から神経伝達物質が分泌され，次の神経細胞の受容体に結合して情報を伝える。神経伝達物質であることは，①電気的刺激で分泌されること，②軸索末端に存在すること，③促進物質や拮抗物質の投与で変化すること，④受容体に作用した後，軸索末端に再取り込みされることなどが証明される必要がある。

　神経伝達物質には，作用を促進するもの，抑制するもの，調節するものなどがある。ドーパミン*，ノルアドレナリン，セロトニン*，グルタミン酸，アセチルコリンなどは促進系に，GABA（γ-アミノ酪酸），グリシンなどは抑制系に，神経ペプチドは調節系として作用するとされているが，必ずしも作用は一定ではない。多くの精神・神経疾患では，これらの神経伝達物質の働きが何らかの理由で過剰になったり，低下しているとされる。自閉症スペクトラム*ではセロトニン系の異常が多く報告されているが，単純な容量的問題ではなさそうである。興奮や攻撃的行動*にはドーパミンやノルアドレナリンの異常が関係していると考えられている。中枢神経刺激薬*は，ドーパミンやノルアドレナリンの再取り込みを抑制していると考えられている。これらの仮説に立って薬物が選択され，薬物治療*がおこなわれる。　　　　（市川）

新障害者基本計画 ➡ 障害者基本計画

新障害者プラン ➡ 障害者プラン

心身症
psychosomatic disorders

　心身症の定義は，狭義と広義とがあり，狭義の心身症とは，心因的な要因がその発症，経過に大きく関与する身体疾患で，胃潰瘍や喘息がその代表である。一方，広義の心身症とは，身体症状が前面にあらわれる精神科疾患の総称で，身体表現

性障害，摂食障害*などがその代表である。

　児童の場合，心身は不可分で相互に影響があらわれるため，たとえば溶連菌感染症のような問題も心因の有無で有意差があらわれ，一方，不登校*が当初は腹痛で始まるように，身体症状をもたない情緒障害*はむしろ稀である。子どもが最初に訴える症状は身体を通してであることが多いことを知っておく必要がある。
　　　　　　　　　　　　　　　（杉山）

心身障害学級 ➡ 特別支援学級

心身障害児総合通園センター

　昭和54（1979）年，心身障害児の早期発見*と早期療育*のいっそうの充実を目的として始められた施策。こうした体制整備を総合的に進めていくため，肢体不自由*児通園施設，知的障害*児通園施設，難聴幼児通園施設のうち2種類以上を併設する。さらに，相談，指導，診断，心理発達アセスメント，判定等を実施し，個々の障害に応じた療育訓練等を円滑におこなっている。設置主体は，都道府県や政令指定都市，中核市またはおよそ人口20万人以上の市となっている。地域における障害児の療育的な拠点としての役割をはじめ，地域内で障害児が通っている諸機関や困難な事例への対応など，その専門機能の積極的な展開が期待されている。そして，平成22（2010）年の障害者自立支援法*の改正（いわゆる「つなぎ法案」）においても，「障害者支援の強化」の中にこれらの役割の重要性が明示されている。
　　　　　　　　　　　　　　　（近藤裕）

新生児スクリーニング

　新生児スクリーニングには，代謝ないし内分泌異常を見いだす目的の新生児マススクリーニングと，近年おこなわれるようになった新生児期の聴覚障害のスクリーニング*の2つがある。
　新生児マススクリーニング検査は，心身障害（精神遅滞*やけいれんなどの脳障害やその他の身体症状）の発生を予防するために，早期発見・早期治療*しようとするシステムである。新生児スクリーニング検査には，専用の採血ろ紙が用いられている。このろ紙には直径11mmの円が4つ印刷されており，ここに踵から採血した血液を十分にしみこませる。これを一定の大きさに切り取り，検査に使用する。
　採血は原則として生後5～7日の間におこなう。実施率はほぼ100％である。陽性の場合には精密検査がおこなわれ，治療が開始される。
　その対象疾患には，4つの先天性代謝異常*疾患（フェニルケトン尿症*，メープルシロップ尿症，ホモシスチン尿症，ガラクトース血症）と2つの内分泌疾患（先天性副腎過形成症，クレチン症）がある。フェニルケトン尿症とホモシスチン尿症は6万～7万人に1人の割合で見いだされている。クレチン症（先天性甲状腺機能低下症）は約2,200人に1人，先天性副腎過形成症は17,000人に1人が見いださ

れている。クレチン症では4週間以内に治療を始めるのが望まれる。

　新生児聴力スクリーニング装置としては，近年，自動聴性脳幹反応検査（AABR）が導入されつつある。これは測定時間が短く，手技的に簡便で，鎮静薬が不要などの利点があるが，費用が高い，測定時間が子どもの状態により左右されるなどの問題点がある。難聴が発見された場合には，その障害の程度に応じた対応が求められる。
(諸岡)

新生児マススクリーニング
➡ 新生児スクリーニング

振戦
tremor

　身体の一部または全身に生じる不随意なふるえで，比較的リズミカルで小刻みな動きをさす。抗精神病薬*の副作用である錐体外路症状のひとつ，パーキンソン症状の代表として生じることがあり，この場合の振戦は静止しているときの手指や前腕に見られることが多い。対処法として，原因となる抗精神病薬の減量が困難な場合には，抗パーキンソン病薬*である抗コリン薬を用いる。リスペリドンなどの非定型抗精神病薬は，従来からの定型抗精神病薬（自閉症スペクトラム*に使用されることが多い代表的なものとしてハロペリドールやピモジド*など）に比較して，振戦などの錐体外路症状の発現が少ない点が評価されている。
(井口・神尾)

心的外傷後ストレス障害 ➡ PTSD

身辺自立

　人間の発達段階に応じて身辺自立の内容は積み重ねられていく。成長する過程で，食事，着替え，移動，身だしなみ，排泄，入浴など，生きていく上で不可欠な基本的行動，いわゆる日常生活動作（ADL*）を学習していく。しかし，生命維持に直接的に関係しない着衣や身だしなみの不備は周囲から偏見視され，「いじめ*」の対象となりやすく，二次的障害*をもたらしやすい。また，従来から自閉症スペクトラム*児・者にとっては，親をはじめ支援者からの身辺自立への強要が，かえって主体性を損なうことになる場合が多く見られた。形式的でない真の支援によって身辺自立を図るためには，障害の程度や内容に応じてサービスを網羅的に組み合わせ，何よりも本人が主体性を確保できるように生活を整えることが求められる。
(石井哲)

シンボル表象機能 ➡ 表象機能

心理学的アセスメント
psychological assessment

〔目的〕 心理学的アセスメントは，対象児・者の状態像を理解し支援するための心理的評価であり，個別の支援プログラムを前提とした心理的診断である。
〔方法〕 方法は，心理検査*（心理テスト），面接，行動観察*，生育歴*の検討，発達経過の追跡などを包括する。心理検査

は，標準化された知能検査*・認知検査に加え，乳幼児では発達検査*が有効である。幼児期後半より生活の中での行動観察，社会認知に関する検査，人物画テストなどが使用される。

学習は認知，適応行動に関する教師による評価など，学校集団における同学年の子どもとの関係の中での評価が求められる。とくに知的な遅れをともなわない対象児は，思春期*からの他者との関係，社会との適応が問題となるだけに自立を前提とした心理学的アセスメントが大きな役割をもつ。

自閉症スペクトラム*の対象は，その範囲が広く，軽度・高機能は診断が難しい。しかし，早期より二次的な問題を生じさせないため長期にわたる発達に対応した計画を立て，支援をおこなうことが大切である。その意味で心理学的アセスメントは，発達臨床の視点より総合的になされる必要がある。　　　　　（森永）

心理検査
psychological test

人のパーソナリティ，能力，その他の心理特性を明らかにしたり，それらの発達レベルを見いだすことを目的として作成されたものが心理検査である。

幼児や児童を対象とした場合，まず，①身辺処理・基本的生活習慣，そして運動・コミュニケーション*の基本的発達水準を捉えるための発達検査*があげられる。次に，②知能検査*があげられるが，年少であったり発達障害*のある場合には，集団検査よりも個別検査が適当な場合が多い。田中ビネー知能検査*，WISC*-Ⅲがもっともよく使われている（成人用としてはWAIS*-Ⅲ）。簡便な方法として，言語性では「絵画語彙発達検査（PVT*-R）」，動作性では「グッドイナフ人物画知能検査*（DAM）」があげられる。そして，③パーソナリティ検査では質問紙法（Y-G性格検査，MMPI，モーズレイPIなど）と投影法（ロールシャッハ法，TAT，CAT，描画法など）が開発され，標準化されている。このほかに，「親子関係診断テスト」「職業適性・興味検査」など，ガイダンスに直接役立てることのできるものもある。特定領域にかかわるものとして，「運動能力・発達検査」「知覚・感覚に関する検査（ベンダー・ゲシュタルト検査など）」「言語発達*・言語理解に関する検査（ITPA言語学習能力診断検査*など）」などがある。対象者の心理アセスメントにマッチした検査を選択し，適切な整理・分析を行って，より的確な理解につながるよう配慮する。

（小林重）

〈文献〉
松原達哉編（1995）『心理テスト法入門』日本文化科学社

心理査定 ➡ 心理学的アセスメント

心療内科
department of psychosomatic internal medicine

内科の一分野として，出現している身体的症状，たとえば，高血圧，発熱，頻

脈，咳などの原因を精神・心理過程に求められるか否かを問題にするのが心療内科であるといってよい。心療内科では症状の理解のために原理として認識しているのは心身並行論であるとよくいわれる。身体的症状と心的世界での過程はともに相手の原因であり結果であるとみなすという考えである。したがって，心療内科である症状の治療を考える場合，身体的原因よりも精神・心理過程にその症状の原因があるのではないかと想定し，その側面から症状の治療を考えるところにその特徴があるといえる。　　　　（白瀧）

心理療法
psychotherapy

　何らかの心理的な要因によって，内的あるいは外的環境に対して不適応を示すクライエント*に対して，一般的には職業的・専門的な教育を受けた専門家（セラピスト）が，心理学的な手法を用いてそれらの問題を解決することをいう。精神療法*ともいわれる。また，クライエントは個人だけでなく，集団や組織の場合もある。心理療法には，精神分析療法，来談者中心療法，行動療法*などさまざまな立場，それに言語による対話や，遊びや芸術的な手法を用いたものまでさまざまな方法がある。しかし，いずれもクライエントに対する共感*的，肯定的な理解のもとで自己成長や自己決定*を援助する行為であることを強く認識しておかなければならない。　　　　（渡部）

進路指導　（進路支援）
carrier guidance

〔定義〕　進路指導とは，生徒が自らの生き方を考え，将来に対する目的意識をもち，自分の意思と責任で進路を選択する能力・態度を身につけることができるよう，指導・援助することである。受験や進学指導，就職指導などといった出口指導に限られてはいない。

〔知的障害教育〕　知的障害*教育の進路指導は，「一人一人の生徒が自己を理解し，生徒自ら将来の進むべき道を選択し，自ら決定できる能力を育てるとともに，自分の生きがいと深く係わる自覚を深めさせる指導」(特殊教育諸学校高等部学習指導要領解説―養護学校（精神薄弱教育）編―平成4年文部省)である。そのために，個々の生徒の能力・適性の的確な把握に努め，進学したい学校や職業等に関する情報を収集し，進路に関する相談を通して自ら進路決定できるよう指導・支援している。すべての教育活動を通して組織的，計画的に進めるものであるが，実際には教科「職業」や作業学習*などを通しておこなわれる場合が多い。

〔キャリア教育〕　近年，就業環境や若者の勤労観の変化を背景に，児童生徒ひとりひとりの職業観，就労観を育成するためにキャリア教育が推進されている。キャリア教育の特色は，①小・中・高校と発達段階に応じた創意工夫ある教育，②保護者や社会資源の活用など関連機関との連携，③体験活動の実施，である。いままでの進路指導をこえるものとしてキ

ャリア教育のいっそうの充実が求められている。　　　　　　　　　　（藤田）

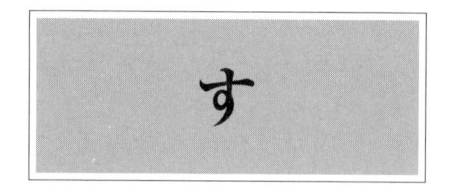

水銀化合物チメロサール
thimerosal

　2001年，バーナード（Bernard, R.）らはチメロサールの摂取が自閉症*の原因のひとつという仮説を提示した。チメロサールは，その成分にエチル水銀を含む物質で，1930年代から予防接種のワクチンに防腐剤として添加されるようになった。バーナードらの主張は，世界的に自閉症の増加が認められているが，この増加の時期が予防接種，とくにMMRワクチンによってチメロサールの摂取量が増えた時期に並行しているというものである。

　しかしその後，さまざまな疫学調査が公表され，チメロサールと小児自閉症の増加は無関係であることが証明され，この説は既に否定されている。（杉山）

遂行機能（実行機能）
executive function

　将来の目標達成のための行動を決める能力の総体をさしており，プランニング，目前の刺激への反応を抑制する能力，柔軟性（取り組み方の変更，注意切り換え），自己モニタリング，そしてワーキングメモリー*（作業記憶）などの複数の要素からなる心理学的概念である。前頭葉*障害患者の認知機能評価として開発された諸検査（WCST*，ハノイの塔*，ストループ検査，Go-NoGo課題など）を用いて，自閉症スペクトラム*者を対象とする実証研究が始まったのは1980年代以降である。これまでの研究の大半は自閉症スペクトラム者に遂行機能障害が存在すると報告しているが，最近では，単一の遂行機能が自閉症スペクトラムにおいて障害されているというよりもむしろ，遂行機能の要素のひとつである柔軟性に障害が見いだされる傾向があり，成長後の対人的能力と関連が強いという報告もある。しかしながら，遂行機能が芽生えてくるころの幼児を対象とした研究では，自閉症スペクトラム児の検査成績は比較対照児と変わらなかった。現段階では，自閉症スペクトラムにおける遂行機能の発達過程や，神経基盤やその他の認知能力の発達との相互関連については，まだ明らかになっていない。よって，自閉症スペクトラムの遂行機能障害説やワーキングメモリー障害説は十分な根拠があるとはいえない。　　　　　　　　　（神尾）

〈文献〉
太田昌孝（2003）「自閉症圏障害における実行機能」『自閉症と発達障害研究の進歩Vol.7』星和書店

睡眠障害
sleep disorder

　生命の維持から社会生活まであらゆる

活動に支障をきたす睡眠の障害を総称したもの。わが国ではおよそ5人に1人，アメリカでは3人に1人が何らかの睡眠障害をもつといわれている。DSM*-Ⅳ(-TR)では睡眠障害は三分され，①原発性睡眠障害：原発性の不眠症と過眠症，ナルコレプシー，呼吸関連睡眠障害，概日リズム睡眠障害など，②睡眠時随伴症：悪夢，夜驚，夢中遊行，③他の一般疾患や薬物による睡眠障害を不眠型，過眠型，睡眠時随伴型に分け，臨床的に不眠と過眠に分ける方向を強調している。

自閉症スペクトラム*では，随伴する症状として，気分の変動の症状として不眠，睡眠障害として，①不眠（入眠困難，中途覚醒，早朝覚醒），②睡眠覚醒リズム障害，③随伴障害（悪夢，夜驚，夢中遊行）などがあげられる。ADHD*，とくに不注意型が合併すると日中の覚醒レベル低下（眠気）が見られることもあり，不眠には睡眠薬（ただし幼児期は慎重な判断が必要）が，睡眠覚醒リズム障害にはコンサータ等の中枢刺激薬*やメラトニン投与などの適用も考慮される。　(平谷)

頭蓋骨早期癒合症（狭頭症）
craniosynostosis

頭蓋骨の縫合が早期に癒合した状態で，頭蓋の拡大が阻害され，頭蓋の変形や広義の小頭症*を呈する。早期癒合した縫合の部位により特徴的な頭蓋の形態を呈する。頭蓋骨のみに異常があるタイプと，顔面骨や全身の骨などの奇形を合併し先天的な脳障害をともないやすいタイプが

ある。前者では脳自体は発育成長するため，脳の発達が著しい2歳以前では頭蓋内圧亢進症状を呈しやすく精神発達障害の原因になる場合もある。症状が高度の場合は手術が必要となるが，軽症三角頭蓋（前頭縫合早期癒合症）の手術適応は一般的には認められていない。　(大屋)

スキナー
Skinner, B.F. [1904～1990]

20世紀を代表する心理学者であり，行動分析*学を構築した。ハーバード大学終身教授であった。個体と環境との相互作用を徹底的に分析することによって，人間の行動を科学的・体系的に理解できることを独自の研究から検証し，基本的な行動の原理と，随伴性と記述される行動の分析枠を明らかにした。それらの成果は，応用行動分析*として社会的な問題解決のために用いられている。

日本の特別支援教育*にも多大な影響を与え，行動分析学は自閉症スペクトラム*をはじめとする発達障害*のある人々の生活の質*の向上を具現化するための必要不可欠な支援の枠組みとなっている。スキナーが人間を援助する倫理とした行動機会の保障，自発性の重視，正の強化*の環境の中で暮らすことの保障は，対人援助における強いメッセージとなっている。　(渡部)

スクールカウンセラー
school counselor

スクールカウンセラーとは，児童生徒

へのカウンセリング，教職員や保護者に対する助言・援助をおこなう人のことをいう。平成7（1995）年度からおこなわれた「スクールカウンセラー活用調査研究委託事業」の成果をふまえ，平成17（2005）年度には中学校を中心に約1万校に配置されるようになった。その成果として，スクールカウンセラーの助言により，①学校全体で生徒指導に取り組めるようになった，②第三者的存在であるため児童生徒が気がねなくカウンセリングを受けることができた，③教師は児童生徒と接する際の意識が変わり，児童生徒のさまざまな悩みに関し適切な対応をとることができるようになった，などがあげられている。　　　　　　　　（砥柄）

スクリーニング
screening

〔スクリーニングとは〕 ふるい分け，選別とも和訳され，精密なアセスメント*や診察などをしたほうが望ましいと考えられるケースを，ふるい（網）にかけて多めに選び出すことを意味する。
〔自閉症スペクトラムのスクリーニング〕 自閉症スペクトラム*は，脳波や血液検査などの医学的検査によってスクリーニングすることは現状では不可能であり，一般には，行動の特徴を列挙した質問紙（たとえば，AQ*，ASQ*，ASSQ*，CHAT*，PARSなど）を用いてスクリーニングが実施される。自閉症スペクトラムのスクリーニング質問紙には，保護者や教師が回答するタイプのものと本人が回答するタイプのものがある。
〔スクリーニングの留意点〕 スクリーニング質問紙で高得点であったとしても，即座に自閉症スペクトラムとは判断（診断）できず，ADHD*などの近縁障害との鑑別が必要である。最終的な判断や診断は医師などの専門家に委ねる必要がある。しかし，保護者や教師あるいは本人が，自閉症スペクトラムである可能性に気づき，適切な支援の獲得につなげていくために，スクリーニング質問紙は有用である。また，スクリーニングは，あくまでも適切な対応や支援を図るためのアセスメント*の必要性を確認するために実施されるものであり，単にラベルを貼るためのものではないことに，十分留意する必要がある。　　　　　　　　（東條）

スクリプト
script

　ごっこ遊び*が成立するためには，その活動に参加している子どもたちにある意味的な世界が共有されていなければならない。意味的な世界によって，遊びに参加している子どもたちの行動が共通に統制されていることが，活動の成立とともに遊びの充実や楽しさをもたらすことになる。共有されるべき意味的世界の内容には，テーマや役割に加えて，活動を構成する比較的おきまりの行為が含まれている。このような一定の順序性のもとで構成されている連続した行為，およびそれがイメージ化されている状態を，スクリプトとしている。ごっこ遊びなどの

場面において，他児とのやりとりの中の具体的な行動からその状態を確認することができる。　　　　　　　　　（渡部）

鈴木・ビネー式知能検査

日本におけるビネー*式知能検査*としては，鈴木治太郎，田中寛一の改訂版が広く知られているが，鈴木・ビネー式知能検査は，スタンフォード・ビネー式知能検査の流れを汲んでいる個別的知能測定法である。本検査は，言語・数字・用具などを媒介とした問題が易しいものから難しいものへ順に並べられている。その解答の過程や結果から知能の発達水準を測定することで，幼児から成人まで知能の全体像を個別的に捉える。　（李）

ストレス
stress

〔概念〕 本来はセリエ（Selye, H.）が提唱した汎適応症候群で用いられた用語で，人間の身体では血圧などの体内環境を一定に保つ仕組みであるホメオスタシスがあり，これを歪めるような物理的，化学的および心理的な歪力をさしていたが，今ではもっぱら心理的不快を「ストレス発散」のように用いている。歪力情報が脳に伝えられると，下垂体から向副腎皮質ホルモンが分泌され，これによって副腎皮質からグルチコイドが放出され，心拍数の増加，血管の収縮による血圧の上昇，エネルギーの源である血糖を増加させて危機状況に対処する。この際のストレスはその種類とは無関係に働くので汎適応症候群という健康的なメカニズムであるが，この状況が長く続くと自律神経系で調節される胃腸の働きが悪くなって食欲が低下したり，免疫機能が低下して感染が起こりやすいなどの不健康が起こってくる。

〔心理的ストレス〕 感覚情報は脳内では扁桃体*でキャッチされ，記憶*と関係のある海馬*に送られ，不快な記憶として残る。自然災害や戦乱，暴力などの事件に巻きこまれ，生命が危機にさらされると自律神経系が強く活性化され，グルチコイドがたくさん放出されて強いストレス状態となり，PTSD*（心的外傷後ストレス障害）をもたらし，海馬に萎縮が起こる。虐待を受けた子どもの脳にもそうした海馬の永続的変化が残るとされる。　　　　　　　　　　　　（中根）

ストレンジシチュエーション
strange situation

エインズワース*が，乳児と養育者の間の愛着*関係を測定する方法として開発した実験的観察法*である。具体的には，養育者との分離，知らない人（ストレンジャー）との遭遇，養育者との再会などの8場面を実験的に設定し，それぞれの設定場面における子どもの表情や行動を観察する。これらの実験的観察を通じて，安定群（養育者との分離時に泣き，再会時には身体的接触を強く求める）と非安定群（「養育者との分離で泣かず，再会で回避するなどの行動を示す群」「分離時に泣くが，再会時に叩くなどの行動が見られ

る群」)とに愛着(アタッチメント)のタイプが分類可能となる。　　　　(野呂)
⇨行動観察法

スペシャルオリンピックス
Special Olympics

　スペシャルオリンピックス（SO）は，アメリカのジョン・F・ケネディ大統領（当時）の妹ユニスが1962年に自宅の庭に知的障害*者を招いてデイキャンプをおこなったのが始まりといわれている。その後，全米に活動が広がり，1968年7月には第1回の夏季国際大会がシカゴで開催され，同年12月には，Special Olympics, Inc. が設立された。1988年，国際オリンピック委員会とオリンピックの名称の使用について議定書を交わし，現在のスペシャルオリンピックスとなった。競技は，夏冬合わせて26種類あり，勝つことが目的ではなく，知的障害のあるアスリートたちが自己の最善を尽くすことを目的としている。　　　　(寺山)
⇨パラリンピック

スマーティズ課題
Smarties task

　心の理論*の発達を測定する誤信念*課題のひとつ。パーナー（Perner, J.）等が考案。「サリー‐アン課題*」同様，自閉症*児の多くにとって難しい課題である。

　課題の内容は，スマーティズという筒状のチョコレートの容器を子どもに見せ，何が入っていると思うかを問うものであり，「チョコレート」と答えた子どもに中身を見せると鉛筆が入っている。次に，友達がこの筒を見たら何が入っていると答えるかを問われる。心の理論を獲得していれば，友達の立場でその答えを予測できる。　　　　(柿沼)
⇨TOM 心の理論課題検査

スモールステップ
small steps

　教える内容を細分化し，段階をふんで指導していくことである。

　子どもに提示するときに，ひとつの段階の到達目標を低く設定し，最終的な目標に到達しやすくする。このような方法をとることで，子どもは，できる体験を増やしながら，意欲をもって課題に取り組み，継続的な学習が可能になる。

　スモールステップでの学習は失敗体験が少ないので，自閉症スペクトラム*児にもスムーズに取り組めることが多い。
　　　　(石川恭)

刷り込み現象 ➡ インプリンティング

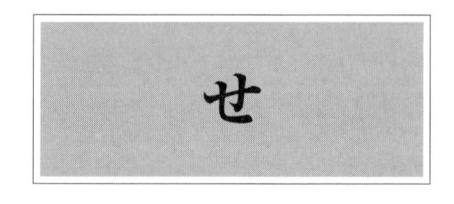

せ

生育歴
developmental history

　子どもの胎生期，出生期から，現在ま

での発達の記録であり，子どもの問題を理解するためには，この発達の経過の情報を得ることは重要である。乳児期では，愛着*行動の発現や人見知りの様子，睡眠のリズム，ひとり歩きなどの運動機能を把握する。幼児期では，言語理解や表出の発達の経過，遊びや興味・活動の様子，ほかの子どもや大人とのかかわりといった対人関係や社会性*の発達が問題となる。児童期以降は，友人とのかかわり方や学習能力なども検討する。なお，アスペルガー障害*の思春期*以降の診断には，乳幼児期の生育歴の聴取が必要である。 (松瀬)

生活支援事業
➡ 知的障害者生活支援事業

生活単元学習
➡ 領域・教科を合わせた指導

生活年齢
chronological age：CA

　出生以来現在までの実際の年齢のことで，暦年齢ともいう。知能検査*の測定値から算出された精神年齢*と対比させて用いられることが多い。精神年齢を生活年齢で割ったものに100を掛けたものが，いわゆるビネー*式知能検査などに用いられる比例IQ*（知能指数）の数値である。 (李)

生活の質 ➡ QOL

生活保護

　わが国の公的扶助制度の中心的な制度として，昭和25（1950）年に生活保護法が制定された。生活保護法は，憲法第25条の生存権保障の理念にもとづき，国の責任で生活に困窮するすべての国民の最低限度の生活保障とその自立を助長することを目的としている。さらに，無差別平等に保護を受けることができること，生活水準は健康で文化的な生活を維持できるものであること，保護を受ける前提としては資産，能力，親族扶養，他の利用できる法律などを優先して活用することなどの原理が定められている。

　保護の実施は要保護者等の申請にもとづいて開始され，厚生労働大臣の定める生活保護基準にもとづき，個別の事情に即して世帯を単位として保護の要否や程度の判定などがおこなわれる。保護の種類としては，生活扶助，教育扶助，住宅扶助，医療扶助，出産扶助，生業扶助，葬祭扶助，介護扶助の8種類である。生活扶助の基準生活費のほかに，状況に応じて加算や一時扶助が定められているが，近年それらの見直しが話題になっている。

　保護の実施機関は，都道府県知事および市長（福祉事務所*を設置する町村長を含む）であるが，実務は福祉事務所があたり，民生委員が協力機関として位置づけられている。

　保護世帯数は平成5（1993）年以降，毎年増加傾向を示しており，平成20（2008）年は1,148,766世帯に達している。
(奥野)

生活療法
daily life therapy

　生活療法は北原キヨ［1925～1989］が開発した自閉症*児のための治療教育法で，現在，武蔵野東学園などで実施されている。

　1960年代から70年代にかけて日本でおこなわれていた自閉症スペクトラム*の主な治療法は，遊戯療法*などの精神療法*や行動療法*であった。それに対し北原は，自閉症スペクトラムに観察される強い不安症状に着目し，子ども同士が刺激しあう環境を設定してその不安を和らげ，一定の構築されたプログラムの中で，より生活に密着した力を養うことを意図した。つまり，社会性*をともなった環境の中で活動の達成感を与え，自信と意欲を引き出そうとするものである。

　教育方法としては「体力づくり，心づくり，知的開発」の3つを指導の柱にし，幼児期では身辺の生活指導に重きをおきながら生活のリズムを整え，認知力を高めていくための基盤をつくる。児童期以降は教科学習とともに買い物，交通ルール，調理などの体験的な学習を加える。中学校年齢期にはさらに陶芸や手芸，切り絵，器楽，コンピュータなど生徒の趣味を広げる選択教科を実施し，高等専修学校*では職業教育*をというように，長期的・段階的に多くの体験と刺激を与えて環境の変化に対する抵抗力や融通性を養い，環境への適応力を高めることをねらいとしている。　　　　　（長内）

脆弱X症候群
fragile X syndrome

　中等度の知的障害*を（通常は男子に）ひき起こす遺伝子*の異常による状態である。この症候群をともなう子どもは肉太の細長い顔立ちに，とがった顎，青い目と大きな体軀を認められることが多い。思春期*以降には巨大睾丸も認められるようになる。遺伝性精神遅滞の中で最も高頻度に見られるもので，X染色体長腕の末端部近く（Xq27）に染色体*脆弱部位をもつことに起因する，X連鎖遺伝病である。通常の染色体検査では検出できず，特殊な培養条件による検査によってのみ検出可能である。

　一般的に二千分の一程度の出現頻度であるが，女性より男性に多い。原因の判明している精神遅滞*ではダウン症*に次いで多い。男性の精神遅滞の程度には変異があり，学習障害*，自閉症スペクトラム*，多動*，言語障害*，算数障害，運動障害などとも関連する。また女性保因者の約三分の一が内気，不安，パニック*発作などを示す。　　　　　（平谷）

精神刺激薬 ➡ 中枢神経刺激薬

精神疾患 ➡ 精神障害

精神障害（精神疾患）
mental disorders

　かつて精神疾患を内因性，外因性，心因性の3つに分類していた時代には，内因性である統合失調症*と躁うつ病*を精

神病として区別していたが，ICD-10*（1992）ではこれを廃して，「F0：症状性を含む器質性精神障害」「F1：精神作用物質使用による精神および行動の障害」「F2：統合失調症*，統合失調型障害および妄想*性障害」「F3：気分（感情）障害*」「F4：神経症*性障害，ストレス*関連障害および身体表現性障害」「F5：生理的および身体的要因に関連した行動症候群」「F6：成人のパーソナリティおよび行動の障害」「F7：精神遅滞*（知的障害*）」「F8：心理的発達の障害」「F9：小児期および青年期に通常発症する行動および情緒の障害」の10のカテゴリーに区分された。自閉症スペクトラム*に相当する広汎性発達障害*はF8に掲載されていて，発達障害*を精神疾患（精神障害）と区別することはしない。このような3分法を排除した分類はDSM*-Ⅲ（1980），DSM-Ⅳ（1994）でも同様で，発達障害は「通常，幼児期，小児期または青年期に初めて診断される障害」のカテゴリーに掲載されている。なお，ICD-10でカテゴリー名で残された神経症性*障害の用語は全く使用されておらず，不安障害，身体表現性障害，虚偽性障害，解離性障害に区分・掲載されている。

このような，WHO*および米国精神医学会の分類は，統合失調症のような特定の精神疾患を精神病として差別の対象にしないというのが基本的な考えである。

(中根)

精神障害者保健福祉手帳

平成7（1995）年の「精神保健及び精神障害者福祉に関する法律」の改正によって規定された障害者手帳のひとつ。統合失調症*，躁うつ病*，非定型精神病，てんかん*，中毒精神病，器質精神病（精神遅滞*を除く），他の精神疾患のため，日常生活または社会生活を営む上で支援の必要な人に交付される。税制面，交通費助成，手当などの支援を受けることができるが，支援の内容は自治体によって異なる。障害等級は1〜3級で，精神疾患の状態とそれにともなう生活能力障害の状態から総合的に判定される。数字が大きいほど障害程度が軽いことを示す。

自閉症スペクトラム*は，発達障害*が精神障害*の範疇として明記される以前（2005年）からこの手帳の取得が可能であり，療育手帳*の対象とならない知的障害をともなわない自閉症スペクトラム者の利用が高まっている。

(近藤裕)

⇨手帳制度

精神遅滞
mental retardation

個別施行による標準化された知能検査*で，IQ*がおよそ70未満の低い水準にあり，かつ地域集団の中で生活や仕事や余暇活動をするときに必要な日常生活能力が障害され，それが18歳までの発達期に生じる場合を医学領域で精神遅滞，そして教育・福祉・行政の領域では知的障害*と呼ぶ。IQの水準により，軽度（IQ：50〜69），中度（IQ：35〜49），重度（IQ：20〜

34)，最重度（IQ：20未満）と分類される。注意，運動面の問題，認知面の問題など，他の神経学的問題，脆弱X症候群*などの遺伝的要因，妊娠中のアルコールや薬物の摂取やウイルス感染，未熟出生，出生後の中枢神経感染症や外傷など脳の発達が障害されるあらゆる状態があげられる。原因不明の軽度知的障害はしばしば同一の家族内に認められることがある。フェニルケトン尿症*に代表されるように，早期発見*により予防可能となった精神遅滞も増えている。自閉症スペクトラム*では，IQ70未満の精神遅滞をともなうケースが大半であったが，最近はIQ70以上の知的遅れのない群が増加している。

（平谷）

精神年齢
mental age：MA

　知能検査*の測定値にもとづき，発達の程度を年齢尺度で表したものを「精神年齢（MA）」という。「精神年齢」がはじめて用いられたのは，ビネー*が作成した知能検査においてであり，今日用いられている知能検査の中にも精神年齢が算出できるようになっているものも多い。そのような知能検査では，各年齢水準ごとに下位検査が配列されており，どの年齢水準の下位検査まで正答したかで，精神年齢を算出できるようになっている。

（李）

⇨IQ，生活年齢

精神薄弱 ➡ 知的障害

精神分裂病 ➡ 統合失調症

精神療法
psychotherapy

　自閉症スペクトラム*児・者に対する本質的に重要な支援は，構造化*された環境設定のもとでの注意深い治療教育や生活支援である。しかしながら，思春期*以降に自己否定感や抑うつ，不安などが生じることは少なくなく，精神療法が必要になることがある。自閉症スペクトラム児・者を対象に精神療法をおこなう際には，彼らがもつ特有の認知障害を常に考慮する必要がある。言葉でやりとりする際にはできるだけ具体的・明確に話すこと，メールや手紙などの視覚によるコミュニケーション*を併用することなどに留意した上で，自己の特性の理解を促し，対人場面や日常生活における困難を最小限にし，肯定的な体験をもてるようにするための具体的な方法を提案していくことが原則である。

（内山）

生存権

　日本国憲法第25条第1項は「すべて国民は，健康で文化的な最低限度の生活を営む権利を有する」と定めており，この権利を生存権という。1919年に制定されたドイツ国憲法（ワイマール憲法）にはじめて規定された。「国家は，国民一般に対して概括的に健康で文化的な最低限度の生活を営ましめる責務を負担し，これを国政上の任務とすべきである」とされている（昭和42年5月24日最高裁判所大

法廷判決)。「生存権」を根拠として金銭やサービスの給付などの具体的な請求ができるかどうかについては,裁判所は消極的な姿勢を示しており,立法・行政によって担われるべき「国政」の課題とされている。　　　　　　　　　　(児玉)

性同一性障害
gender identity disorder

生物学的に与えられた性を自らの性として受容することが困難となり,反対の性のほうが精神的に受けいれられる状態をいう。今日,青年期以後になっても生物学的な性を受けいれられない場合には,それを認めるという方向に動いており,性的適合をめぐる精神医学的診断およびカウンセリングと性別適合手術とが治療の中心である。

自閉症スペクトラム*において,性同一性障害類似の症状を呈するものは散見されるが,性的同一性の揺らぎというレベルが多い。基盤に適応障害*が認められることが多いので,それに対する対応が必要となる。　　　　　　　(杉山)

成年後見制度

〔制度の目的と制定の経緯〕　成人であっても,認知症*,知的障害*,精神障害*などにより判断能力の不十分な人は,財産管理や契約締結などの法律関係の対応を自らおこなうことには困難があり,保護・支援が必要となる。また,福祉が措置から契約へ移行することにより,福祉サービス利用者の契約締結や財産管理を適正におこなうための制度が重要になってきた。民法では,かつて禁治産・準禁治産制度が定められていたが,判断能力の程度と保護の必要性に応じて柔軟で弾力的な対応をするために,平成12 (2000)年に民法の改正法とあわせて「任意後見契約に関する法律」が施行され,成年後見制度が導入された。

〔制度の概要〕　成年後見制度は,任意後見と法定後見の2つに大別される。

任意後見は,あらかじめ任意後見契約を締結し,判断能力が不十分な状況になったときには,自分の生活,療養看護および財産管理に関する事務を任意後見人に委託して代理権を与えるものである。任意後見人を監督するために家庭裁判所によって任意後見監督人が選任される。

法定後見は,判断能力を欠く常況にある者について「後見」,判断能力が著しく不十分な者について「保佐」,後見や保佐までは必要ないが判断能力が不十分な者について「補助」が,家庭裁判所の審判によって開始される。　　　(児玉)

生物学的要因
biological factor

発達障害*の原因となるのは生物学的要因による障害であり,養育態度の問題など心理的な環境要因や教育上の問題は含めない。原因の大多数は先天性の要因であり,一部は比較的低年齢に生じた疾患の後遺症による。

このように,発達障害においては生物学的要因が成因として重要である。以下,

これらを列挙する。

①感染（妊娠中の先天性風疹，トキソプラズマ症，出生後の脳炎，髄膜炎），②中毒（妊娠中毒や一酸化炭素中毒），③外傷（頭部外傷による脳障害），④代謝障害（フェニルケトン尿症＊，メープルシロップ尿症，クレチン症），⑤新生物（結節性硬化症＊，脳腫瘍），⑥形態異常（小頭症＊，巨脳症＊，水頭症），⑦染色体＊異常（ダウン症候群など），⑧遺伝性（フェニルケトン尿症などの常染色体性劣性遺伝性疾患，結節性硬化症などの常染色体性優性遺伝性疾患），⑨原因不明（自閉症スペクトラム＊など責任病巣や遺伝性が未解明の疾患）。

健康状態を規定する要因として公衆衛生学的には，人の生物学的要因，ライフスタイルと行動要因，社会的要因，環境要因，ヘルスケアなどの5つのカテゴリーがあげられている。その中で生物学的要因には，年齢，性，遺伝性，婚姻状況，民族性，地政学的要因，血圧，糖尿病，性格，コレステロール，ストレス＊，骨粗鬆症，臓器機能障害＊などがあげられている。　　　　　　　　　　（諸岡）

セーフティネット

セーフティネット（安全網）とは，サーカスの空中ブランコから落下したときにけがをしないように張られている網を語源としている。最近では経済，労働，福祉の分野などで幅広く用いられている。その中で福祉の分野におけるセーフティネットは，障害のある人たちが安心・安全に生活できるように，行政機関，社会福祉法人やNPO法人＊，一般市民などがお互いに協力しながら，網の目のようにきめ細やかな生活支援の仕組みを整えていこうとする動きのことをいう。

障害のある人たちが地域で生活していると，さまざまな犯罪被害やトラブルに巻きこまれてしまう危険性があり，自閉症スペクトラム＊の人たちも例外ではない。被害にあっても訴えることができなかったり，訴えることができたとしても，警察などの公的機関が知的障害＊や自閉症スペクトラムの人たちなどの特性がなかなか理解できなかったりするために，問題の解決までにいたらないことも多くある。そうした現状を改善しようと，家族や福祉関係者，研究者などが中心となって，警察や消防，消費生活センターなどの公的機関に対し，彼らが被害にあわないためのネットワーク（セーフティネット）づくりを進めていこうとする動きが全国各地で広がってきている。（加藤）

世界保健機関 ➡ WHO

セクシャルハラスメント
sexual harassment

性的いやがらせ。強姦や強制わいせつなどの犯罪から酒席でお酌を要求するなどの行為にいたるまで，相手の意に反する不快な性的言動を広く含む概念である。労働契約上の指揮命令関係や教育機関・福祉施設などにおける指導関係など，相手方の拒否が困難である状況のもとで，優位に立つ者が劣位に立つ者を性的な欲

望の対象にするとき，人権侵害が生じる可能性が常にある。ガイドラインの制定や相談窓口の積極的な活用による防止対策が広くおこなわれるようになっている。　　　　　　　　　　　　　　（児玉）

摂食障害
eating disorders

　摂食行動の異常を主症状とし，神経性無食欲症と神経性大食症がある。神経性無食欲症は患者自身によって意図的にひき起こされる体重減少によって特徴づけられる病態で，身長から期待される体重の15％以上の体重減少，体重が増えることへの恐怖，無月経で診断される。ダイエット志向による過度の減食から始まることが多い。神経性大食症は発作的に繰り返される過食と体重のコントロールに過度に没頭することが特徴である。両者とも女子に目立つ。青年期では肥満恐怖のため，過度の運動，自己誘発性嘔吐や下剤の服用をおこなう者が少なくない。
　　　　　　　　　　　　　　（中根）

セットバック ➡ 折れ線型自閉症

セロトニン
serotonin

　脳内の神経伝達物質*のひとつ。脳内で必須アミノ酸であるトリプトファンから5-HTPを経てつくられる。ほとんどが末梢（腸管と血小板）に存在して，脳には1～2％とされている。中脳の縫線核から大脳辺縁系に投射されており，気分障害*やパニック*障害などに関連があるとされている。
　セロトニンが低下すると，感情障害や睡眠障害*が出やすくなるとされている。自殺したうつ病*者では，脳脊髄液中のセロトニンの低下が報告されている。
　自閉症スペクトラム*では，セロトニンの増加の報告が多い。セロトニンの高値が自閉症スペクトラムの本質だとする考えにもとづいて，フェンフルラミンの投与が北米を中心に試みられた。初期の報告は有効例が多かったが，その後の多施設共同研究で否定された。国内で治験はおこなわれなかった。　　　（市川）

前駆物質 (5-HTP, ℓ-ドーパ)
precursors

　神経伝達物質*の前駆体のことをさす。脳内神経伝達物質の不足が予測される場合に，神経伝達物質そのものは摂取しても血液脳関門*のため，血中の薬物が脳内移行が難しい際に使用する。
　ℓ-ドーパ*を投与すると脳内に移行してドーパミン*となり，神経伝達物質を補う。脳内でドーパミンの不足が知られているパーキンソン病の治療薬として使用されている。自閉症スペクトラム*でも，ドーパミンの不足が想定される際に投与されることがある。
　5-HTP（5-ヒドロオキシトリプトファン）を投与すると脳内に移行してセロトニン*として作用することが知られている。自閉症スペクトラムでも，セロトニンの不足が想定される場合，5-HTPの投与が考

慮されることがあるが，医薬品として精製されていない。　　　　　　　　（市川）

全検査IQ ➡ FIQ

先行刺激 ➡ 弁別刺激

先行刺激制御
antecedent stimulus control

　先行刺激によって制御されるレスポンデント条件づけ*と異なって，オペラント条件づけ*は，後続事象により基本的にはコントロールされる。しかし，条件づけ（学習）の進行にともなって先行事象としての「弁別刺激*」が確立してくる。場合によっては弁別刺激がオペラント行動の自発性を損なうほど強力化してしまうこともある。教師などによる「きちんと座って」「手を膝に」「ちゃんと前を見て」などの強力な先行刺激によって自発的な活動レベルが低下してしまうことが生じる。学習されたスキルの生活場面への般化*を困難とする。　（小林重）

全国自閉症者施設協議会
Japanese Association of Autism Support（JAAS）

　昭和62（1987）年，福祉制度にはない「自閉症*成人施設」を標榜する8施設が集まり発足した。その後，成人となった自閉症スペクトラム*者や親のニーズの高まりとともに，現在では居住および通所施設*や個人会員を含めて加盟数は60施設をこえている。活動の内容は，自閉症者の人権と生きるための発達保障，自立ならびに社会参加のための実践と研究の推進を図ることである。さらに，自閉症スペクトラム者の支援や施設の運営などに携わる者の研鑽と相互交流の促進を目的として，研究大会の開催，会報の発行や情報提供，調査研究，日本自閉症協会*等の関係諸機関との連携をおこなっている。　　　　　　　　　　　（近藤裕）

専修学校

　「職業若しくは実際生活に必要な能力を育成し，又は教養の向上を図る」（学校教育法124条）ことを目的として，昭和50（1975）年7月に学校教育法*の一部改正により誕生した学校種である。
　専修学校は，入学資格の違いによって次の3つの課程に分けられている。
・専門課程…高等学校卒業以上〜専門学校（専門士，高度専門士）
・高等課程…中学校卒業以上〜高等専修学校（大学入学資格）
・一般課程…学歴不問
　平成23（2011）年5月現在，学校数3,115校，在学者数約61万5千人。　（清水）

染色体
chromosome

　染色体は，生物の多種多様な特性を調整する遺伝子*（DNA）で構成されている。染色体は細胞核の中に存在しており，核は細胞の成長および機能を制御している。種によって染色体の型は決まっている。
　ギムザ染色をおこなって染色体を並べ

たものが核型（カリオタイプ）で，種ごとに一定である。ヒトの2倍体細胞は，22対の常染色体と1対の性染色体からなり，計46本の染色体をもっている。性染色体は女性では2本のX染色体，男性ではX染色体とY染色体が1本ずつから成り立っている。女性の2本のX染色体のうちの片方は不活性化されており，顕微鏡下ではバー小体として観察される。

染色体の基本構成要素はDNAとヒストンである。1本の染色体には1本のDNAが含まれている。DNAは非常に長い物質であり，細胞核には折りたたんで収納されている。DNAは核酸なので酸性であり，塩基性タンパク質のヒストンとの親和性が高く，全体的には中和され安定化している。

染色体は2つの染色分体からなる。染色分体同士が接合する場所を挟んで長い側を長腕，短い側を短腕という。

染色体異常には2つがある。ひとつは数の異常で，染色体は2本の対ではなく，1本，3本などとなっている。ダウン症*候群では第21染色体が3本あり（21トリソミー），染色体数が47本となっている。2つめの異常は部分的な異常で，重複，欠失，転座などがある。猫泣き症候群では第5染色体の1本で一部が欠失している。性染色体（XY）の異常として，クラインフェルター症候群*がある。正常男性核型がXYであるのに対してX染色体が過剰となっている（XXY，XXXYなど）。

(諸岡)

選択性緘黙 ➡ 緘黙

選択的セロトニン再取り込み阻害薬
➡ SSRI

先天性代謝異常症
inherited metabolic diseases

先天性代謝異常症は，ある酵素の異常があり，物質AからB，BからC，CからDへの変換（代謝）が障害されて物質AやBが体内に蓄積する疾患である。

心身の発達に異常をきたす疾患を早期発見・早期治療*し，心身の障害を未然に防ぐ目的でおこなわれているのが，新生児マススクリーニング*である。このスクリーニング*の対象には，先天性代謝異常症の4疾患（フェニルケトン尿症*，メープルシロップ尿症，ホモシスチン尿症，ガラクトース血症）と内分泌異常の2疾患がある。

フェニルケトン尿症はフェニルアラニン水酸化酵素が欠損しており，血中と組織中にフェニルアラニンが増加するために，知的障害*，神経症*状，赤毛，色白等のメラニン色素欠乏症状がある。ガラクトース血症では酵素の欠損や活性低下で血中のガラクトースまたはガラクトース-1-リン酸が高値となる。重症型では肝脾腫，黄疸，白内障，劇症型では重症肝障害，敗血症等で死亡。また，白内障のみの軽症型もある。

タンデムマスという質量分析計が最近開発されており，安価で二十数種類の疾患を検出できる。その疾患は，現在対象

となっているフェニルケトン尿症など3疾患に加えて，アミノ酸代謝異常症のアルギニン血症など7疾患と有機酸代謝異常症が9疾患，脂肪酸代謝異常症5疾患の計24疾患である。

わが国では，プロピオン酸血症とシトリン欠損症などの頻度が高くなっている。スクリーニングで発見される多くは軽症型のプロピオン酸血症で，同じ変異遺伝子をもつきょうだいで無症状のこともある。同じ軽症型患者のなかにもインフルエンザなどの感染症を罹患したときに，飢餓時間が長くなると中枢神経異常が起きる症例もある。　　　　　　　　（諸岡）

前頭葉
frontal lobe

大脳新皮質の前方の領域をさす。後方部は，中心溝によって頭頂葉と区分される。下方部は，外側溝（シルビウス裂）によって側頭葉*と区分される。中心溝の前方に中心前回がある。中心前溝を挟んでその前方は，上前頭回，中前頭回，下前頭回からなり，これらは上前頭溝と下前頭溝で区画される。腹側面に眼窩回がある。

前頭葉は機能的に大きく，運動を担当する運動野と，連合野である前頭前野に分かれる。

運動野は機能的にさらに，一次運動野・運動前野・補足運動野に区分される。一次運動野は，筋肉への運動指令の出力を主に担当する。運動前野は，視覚誘発性の運動などに関与する。補足運動野は，自発的運動などにかかわっている。

前頭前野は機能的にさらに，背側前頭前野と腹側前頭前野に区分される。背側前頭前野は，情報の一時保存や操作といった認知的処理（ワーキングメモリー*という心理的構成概念に相当するとされる）にかかわることが示されている。また背側前頭前野のうち，内側面はとくに他者の意図の読み取りにかかわるという知見も報告されている。腹側前頭前野は，情動・人格・社会的認知にかかわることが示されている。

前頭葉のいくつかの領域は，自閉症スペクトラム*の神経基盤の候補として注目されている。たとえば，運動前野において，ある運動の実行とともに同様の運動を観察しているときに活動する「ミラーニューロン」と呼ばれるニューロン群があり，この部位の機能障害*が自閉症スペクトラムにおける共感*的対人相互作用の障害に関係しているという説が提案されている。　　　（佐藤弥・十一）

専門家チーム

各学校が特別支援教育*の体制整備を進めるに際して，専門家による指導・助言等の相談支援*が受けられるようにするものとして位置づけられたのが，専門家チームと巡回相談*である。これらは，都道府県教育委員会等が設置・整備するものとして提起された。文部科学省の平成15，16年度「特別支援教育推進体制モデル事業」，平成17年度から「特別支援教育体制推進事業」で設置が進められてき

ている。専門家チームは，小・中学校の通常の学級＊に在籍する発達障害＊の児童生徒の事例について，発達障害であるか否かの判断をするとともに，望ましい教育的対応や指導について専門的意見の提示や助言をおこなうことを目的として設置されるものである。なお，望ましい判断・教育的対応をするという目的を達成するための専門家チームは，教育委員会の職員，教員，心理学の専門家，医師等の専門家で構成されていることが一般的である。　　　　　　　　　　　（宮崎）

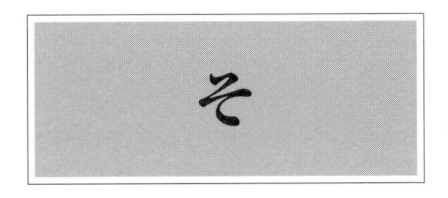

そ

躁うつ病 ➡ 双極性障害

早期治療 ➡ 早期発見（・早期治療）

早期発見（・早期治療）
early diagnosis, early intervention

〔定義〕発達障害＊において，なるべく早い年齢で発達障害の診断を下し，早期から治療教育を実施すること。このような介入が，後年の二次障害＊を防ぎ，より良好な適応をもたらすことが知られている。

〔具体的方法〕わが国は世界に冠たる乳幼児健診システムを構築してきた。現在実施されている健診としては，乳児（3か月児）健康診査，1歳6か月児健康診査＊，3歳児健康診査＊があり，さらに入学前に実施される入学児健診（6歳）がある。この健診の場において，発達のチェックをおこない，集団教育開始以前に発達障害の高リスク群のチェックをおこなう。

自閉症スペクトラム＊に関しては従来，ことばの遅れをチェック項目として，1歳6か月児健康診査でチェックがなされてきた。しかし，このことばの遅れをチェックする項目として用いた場合には，しばしば高機能群において健診をすり抜けてしまうため，視線参照などの対人関係のあり方を中心とした新たな指標による健診の精密化が議論されている。もうひとつは5歳児健診をおこなって軽度発達障害＊のチェックをおこなうという方法で，こちらも試行が始まっている。

早期にチェックをされても，治療教育の場が用意されていなくては無意味である。1歳6か月児健康診査の普及にともなって，母子教室や，幼児教室など地域でさまざまな早期の治療教育が実践されている。　　　　　　　　　　　（杉山）

双極性障害
bipolar disorders

気分障害＊のうちで，抑うつと躁という相反する二方向への変化を顕著に示す双極性障害Ⅰ型と，躁の方向への変化が軽微であるため抑うつ方向への変化のみが取り上げられ結果としてうつ病＊として取り上げられることの多い双極性障害

Ⅱ型の2つを分類する。治療はその時期に抑うつと躁のどちらが優勢にあるのかを見きわめた上で、前者には抗うつ薬＊、後者には抗躁薬を用いる薬物治療＊の有効性がかなり高いことが近年、確かめられてきている。さらに、その両方の極端な気分状態にいたるのを予防する意味で「感情調整薬＊」を使うこともある。

(白瀧)

早期療育

「療育」は、高木憲次によって昭和初期につくられた用語。障害をもつ子どもの発達は、医療と教育の統合によってなされるべきであるという考え方。人間らしく生きる権利の回復という意味で用いられているリハビリテーション＊とほぼ同義とされているが、とくに発達障害＊を有する子どもの場合には、ハビリテーションという考え方のほうが妥当である。昭和52（1977）年に始まった1歳6か月児健康診査＊によって、乳幼児期からのリハビリテーションの重要性が認識されるようになり、明確な診断分類ができない早い時期から、ハイリスク・ベビーとして療育指導を行うことが推奨され、早期療育という考え方が定着した。乳幼児の可塑性・柔軟性に富んだ脳機能の成熟の仕方が解明されるにしたがい、早期療育の有効性が明らかになってきている。

(山崎)

想像力 ➡ イマジネーション

相談支援

障害者プラン＊（平成7年）の掲げるノーマライゼーション＊理念の推進に向けた新規事業として、市町村生活支援事業、精神障害＊者地域生活支援事業、心身障害児（者）地域療育等支援事業＊が創設され、これらが社会福祉事業法の改正（平成12年）により、それぞれの障害を対象とした「相談支援事業」として法制化された。

従来の、施設を基盤とした在宅支援にとどまらず、地域の新しい社会資源の開拓や、他機関と連携しながら地域生活支援のプログラムをつくりだし、提供していくものである。その後、障害者自立支援法＊では、市町村のおこなう地域生活支援事業に位置づけられることになった。

(奥野)

側頭葉
temporal lobe

大脳の側方を占める領域。前方および上方は、外側溝（シルビウス裂）によって前頭葉＊および頭頂葉と区分される。後方にある頭頂葉および後頭葉との間には、明確な解剖学的境界はない。外側面は、上側頭回、中側頭回、下側頭回からなり、腹側面には、下側頭回に並んで後頭側頭回および海馬傍回がある。内側には、海馬＊や扁桃体＊など辺縁系の一部をなす組織が存在する。

側頭弁蓋部および上側頭回に、一次聴覚野および聴覚連合野がある。優位半球（ほとんどの人で左半球である）の聴覚連

合野およびその周辺領域が感覚性言語野（ウェルニッケ野）にあたるとされる。それ以外の領域は，主に多感覚の連合野（側頭連合野）とされる。　　（佐藤弥・十一）

素行障害（行為障害）
conduct disorder：CD

ICD-10*では，「小児期および青年期に通常発症する行動および情緒の障害」というカテゴリーの中に多動*性障害，その他の情緒の障害，その他の社会的機能の障害などとともに位置づけている。DSM*-Ⅳ-TRは「通常，幼児期，小児期または青年期に初めて診断される障害」というカテゴリーの中に，注意欠如および破壊的行動障害*（disruptive behavior disorder：DBD）としてADHD*，反抗挑戦性障害*（oppositional defiant disorder：ODD）を並列に位置づけている。

DSM-Ⅳ-TRに準拠すると，素行障害（CD）は，他者の基本的人権または年齢相応の主要な社会的規範や規則等の侵害を，6か月以上反復・持続する行動様式で，人や動物に対する攻撃性や所有物への破壊行為，嘘や窃盗，重大な規則違反といった反社会性によって特徴づけられている。また10歳を境界に小児期発症型と青年期発症型に分けている。10歳以前に発症を認める小児期発症型は男性に多く，攻撃的行動*が強く，成人後も問題を残し反社会性パーソナリティ障害*に発展しやすい。この型は，小児期早期にODDが見られていることが多く，ADHDを同時にもちやすく，いわゆるDBDマーチ*を形成しやすい。10歳以降に発症する青年期発症型は女性の割合が高く，攻撃的行動が少なく，友人関係もよいことが多く，軽症例が中心になりやすい。

アメリカにおけるCDの有病率は増加傾向にあるが，数値には非常にばらつきがあり，1％未満から10％以上に及び，男性で高い。なお従来，CDを「行為障害」と訳されることが多かったが，日本精神神経学会の用語集では「素行障害」と変更になっている。　　　　（田中康）

組織的観察法
systematic observation

観察の目的，対象，手続きなどをあらかじめ決めた条件でおこなう観察方法を，組織的観察法と呼ぶ。組織的観察法には，事象を限定するもの（イベントサンプリング法*），観察時間を限定するもの（タイムサンプリング法*）などがある。観察の目的をはっきりさせて，関心のある行動が生起しやすい場面や時間帯を観察することが大切である。チェックリスト等をあらかじめ用意することで，より客観性のある観察情報を得ることができる。
　　　　　　　　　　　　　　　（野呂）

⇨行動観察法

ソーシャルスキルトレーニング（社会技能訓練）
social skill training：SST

ソーシャルスキルトレーニング（SST）は，近年，さまざまな精神科臨床の場面で用いられるようになった治療技法のひ

とつである。何らかの基礎障害によって生じた社会適応能力の障害を改善しようとするもので，自閉症スペクトラム*児・者にとっての大きな障害である社会適応のまずさの改善のためにも，この方法を用いるようになってきた。

社会生活のために必要な一般常識的行動を獲得させることが目的なので，実生活上のさまざまな場面（食事，入浴，衣服，乗り物など）で体験学習をさせる必要がある。本来なら親がおこなうべき基本的なことが多いのだが，子どもが成長するにつれ，親ではおこないにくいことがある。そのために，社会適応訓練を同時におこなってくれる集団に参加し，仲間とともに楽しみの中でよりよい行動を身につけるようにすることである。

（高木）

〈文献〉
小林隆児（1991）『青年期・成人期の自閉症』日本評論社
高木徳子（1994）「ソーシャルスキル・トレーニング——自閉症児・者への適用」栗田広編『精神科治療学』星和書店

ソーシャルストーリーズ
social stories

ソーシャルストーリーズ™とは，1991年，グレイ（Gray, C.）によって定義された自閉症スペクトラム*の人たちに対人関係や社会ルールの基本を教える教育技術の名称である。「ソーシャルストーリーズ™10.1」と呼ばれる10の基準が定められ，ひとりひとりのためにオーダーメイドで作成された，一人称で書かれた作品をソーシャルストーリーと呼ぶ。それに対し青年・成人用はソーシャルアーティクルと呼ばれ，三人称で仕上げる。ひとりひとりの認知レベルや特性に合わせて文字や絵などを用いて社会的な事柄をていねいに説明するので，機能の高いクライエント*には自尊感情を大切にしながら適切な対人行動を学ぶことのできる視覚支援の一形態として非常に効果がある。適用範囲は機能の高い自閉症スペクトラムのある人ならば，幼児から壮年期まで幅広い。適用にあたっては，支援者はソーシャルストーリーズ™10.1をマスターする必要があり，ワークショップで研修を積むことが推奨されている。

（服巻）

ソーシャルファーム
social firm

ソーシャルファームとは，障害者の雇用創出を目的として設けられた事業形態であり，1970年代のヨーロッパ諸国にその原型が見られる。市場ニーズに対応できる商品やサービスの提供をめざす市場志向性に特徴があり，就労による社会参加の意義が大きい。イギリスではソーシャルファームの要件が，従業員の一定割合以上を精神障害*や発達障害*などの障害をもつ人たちが占めること，および利潤の半分以上を事業収入から得ていることとされる。賃金は個人の生産能力にかかわらず仕事の内容に応じて市場相場なみに支払うことをめざしており，保護された環境にある福祉作業所*と対比的

である。福祉施設*と企業の中間に位置する多様で小規模な事業体として地域社会で機能するものである。　　　(石井哲)

ソーシャルワーカー
social worker

社会生活においてさまざまな問題をかかえる人たちやその家族に対して相談・援助をおこない，環境への働きかけを通して問題解決をめざす専門職。基本的に資格の有無は義務づけられていないが，ソーシャルワーカーの国家資格として「社会福祉士*」などがある。

医療分野に特化して相談に応じる医療ソーシャルワーカー（MSW），精神科領域を分担する精神保健福祉士（PSW）をはじめ，行政機関のケースワーカー*や障害者自立支援法*における相談支援*事業者なども，「自立した社会生活を営むことができるよう相談にのる人」という意味では一種のソーシャルワーカーといえる。　　　　　　　　(東真)

措置制度

社会福祉関係各法により措置権者（援護の実施機関）が要援護者を福祉施設*に入所させるなどの措置をおこなうことであり，行政がサービスの受け手を決定し，サービス内容を決定する仕組みである。支援費制度*を引き継ぐ障害者自立支援法*において，サービス利用者と事業者の関係は利用契約となるが，市町村は，支援を必要とする者がやむを得ない事由により自立支援*給付等の支給を受けることが著しく困難であると認める場合，措置をおこなうことができる。措置の対象となりうる場合として，単独で支給申請をすることが著しく困難である障害者の介護をしている者が急に死亡し，障害者ひとりとなり，周囲からの支援も期待できない場合や，緊急にサービスを必要とする場合などが想定される。

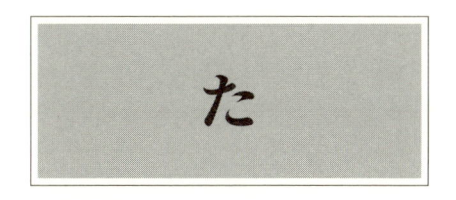

(大塚)

た

退行現象
regression

精神運動発達上の能力が，それまでに到達した段階以下のレベルに低下する現象。生活上できていたことができなくなる。さまざまな原因で生じる。可逆的で原因が取り除かれれば回復するものの代表は，心因性で幼児期の「赤ちゃんがえり」で，次子の出産でそれまでとれていたオムツが必要になる，おんぶに抱っこで歩かなくなるなどの現象である。また学童期以降，ストレス*が処理できる範囲を超えると幼児のような言動を見せる場合もある。非可逆性で回復しないものの代表は脳障害が進行して生じるもので，歩けていたのが歩けなくなる，ことばが失われるなどの障害が出てくる場合である。使わないために生じる廃用性の退行

もある。　　　　　　　　　（川崎）

代謝産物（HVA，MHPG，5-HIAA）
metabolites

　脳内神経伝達物質*の代謝を直接測定することは難しいため，代謝を反映する物質として，いくつかの代謝産物が知られており，これらを測定することで代謝の異常が判明することがある。カテコールアミンとして知られている，ドーパミン*やノルアドレナリンの代謝産物としてホモバニリン酸（HVA）や3-メトキシ-4-ヒドロキシフェニルグリコール（MHPG）が知られている。

　HVAはドーパミンの最終代謝産物として知られており，自閉症スペクトラム*では尿中や髄液中で，代謝産物であるHVAが上昇しているという報告が多かった。これらは脳内のドーパミンの不足として考えられた。

　尿中のMHPGは，中枢由来のノルアドレナリンの最終代謝産物とされ，血漿や髄液中のMHPGは脳内のノルアドレナリンの代謝を反映していると考えられた。気分障害*ではこれらの異常が知られている。

　セロトニン*の最終代謝産物は5-ハイドロキシインドール酢酸（5-HIAA）であり，自閉症スペクトラムではセロトニンの異常（多くは増加）が報告されており，髄液中の5-HIAAの測定がおこなわれる。しかし低下も報告されており，一定していない。

　代謝産物が測定されたとしても，その結果が何を意味しているかの解釈は難しい面があり，慎重におこなう必要がある。　　　　　　　　　　　　（市川）

対人関係スキル
interpersonal relationship skills

〔対人関係スキルの定義〕　対人関係スキルとは，対人関係を維持したり発展させるために必要なスキルのことである。対人関係スキルは，対人場面において相手に適切かつ効果的に反応するために用いられる言語的な対人行動スキルや非言語的な対人行動スキル，対人行動の実行を可能にしている認知的スキルや感情的スキル，心の理論*スキルなどから構成されている。対人関係スキルは，広義には，社会的スキル（social skills）に相当する。

〔具体的な内容〕　対人関係スキルは，対人認知*スキルという観点から見ると，①表情やしぐさ，雰囲気などの非言語的メッセージから相手の情動状態を読み取る情動の認知スキル，②自己と他者，あるいは他者同士の感情を読み取る対人関係の認知スキル，③他者の性格を読み取るパーソナリティの認知スキルに分類される。

　また，社会的スキルという観点から見ると，次のような内容になる。①対人場面における目標（対人目標）を達成するためのスキル。②言語的，非言語的な対人行動のスキル。このスキルは，複数の言語的・非言語的な対人行動が同時に使用され，個々の対人行動は相互に関連し合っている。③個々の対人行動を統合し

たり統制するスキル。④相手の行動の解読スキル，社会的ルールを理解するスキル，感情を統制するスキル。　　（今野）

対人認知
person perception

　対人認知とは，他者に関する種々の情報にもとづいて，他者のパーソナリティや情動，意図，態度といった他者の内面的特徴や心の動きを推量する働きのことである。人はさまざまな経験によって形成した他者に関する自分なりの認知にもとづいて，他者を理解したり他者の行動を予測し，その人物に対する接し方を決定していく。したがって，対人認知は，人が社会的環境に対して適応する上できわめて重要な機能を果たしている。

　対人認知は，人に対する知覚であり，事物に対する知覚とは異なった特徴をもっている。その第一は，対人認知においては，目の前の刺激対象から直接与えられる感覚的情報のみでなく，他者が過去にとった行動や第三者から聞いた評判など，時間的・空間的に広がりをもった多種多様な情報が手がかりとなることである。第二は，対人認知の過程では，目の前の刺激との対応は必ずしも明確でなく，他者の内面的特徴や心理過程にまで判断が及ぶことである。このような過程においては，他者を認知する人自身の主体的要因が認知内容や認知の仕方を大きく規定するという特徴がある。第三の特徴は，認知の客体である他者が意図や感情をもち，認知し行為する主体でもある。したがって，対人認知は他者との相互作用によって複雑に変化するという特徴をもっている。　　（今野）

大頭症 ➡ 巨頭症

第二反抗期
secondary period of opposition

　小学校高学年前後から，親への依存や大人の価値基準とは別個の自分らしさをもちはじめ，反発したり，干渉されることを嫌ったりするようになる。親に依存していた子どもが親から自立する過渡期に見られる一過性の不適応状態ともいえる。自分が確立されてくると，親との関係も修復されてくる。

　自閉症スペクトラム*の子どもも同様に，成長にともない自立への気持ちが育つ。上手に乗りきるために，幼少期から構造化*された教育をおこなうことにより，自立的に行動できるスキルやコミュニケーション*を育てておくことが必要である。
　　（西村）

タイムアウト
time out

　不適切な行動は，誤学習によって形成されることが多い。たとえば，教室で騒いだり動きまわったりする行動は，まわりの子どもたちがそれに対して注意をしたり，嫌がったりするなどの行動が強化*刺激になっている。タイムアウトは，不適切な行動をしたら，一時的にその子どもを教室からタイムアウト室（何も置い

ていない小部屋）に隔離する方法である。隔離によって，その子どもは，教室でおこなっていた活動を取り上げられることになる。そして，まわりの子どもたちからの強化刺激が撤去される結果，不適切な行動が改善される。　　　　（今野）

タイムケア ➡ 障害児タイムケア事業

タイムサンプリング法（時間見本法）
time sampling method

　行動観察法＊のひとつで，観察時間の中で，あらかじめ特定の時間帯を設定して，その時間帯の中で起こった特定の行動（ターゲット行動＊）や出来事を記録する方法で，時間見本法とも呼ばれる。インターバル記録法と組み合わせて，特定の時間帯を同じ時間間隔のインターバルに分け，そのインターバルの中で特定の時間のみ観察する方法もよく用いられる。たとえば，1時限目の授業で離席行動が起きやすい場合，1時限目のみを観察時間とし，特定の期間（1週間あるいは1か月），観察記録をとる場合があてはまる。この場合，生起頻度，持続時間，強さなどの記録が可能である。あるいは，インターバル記録法と組み合わせた場合には，1時限目の授業時間を5分のインターバルに分け，インターバルの最初の2分間に離席が生起したかしなかったかの記録をつけることもできる（この場合，インターバルの残りの3分間は記録のために使われる）。さらにチェックリスト法＊を併用することによって，ひとつのターゲット行動だけでなく，複数のターゲット行動や，それに関連する先行事象や結果事象などの記録も可能である。学校場面で担任教師が担当している子どもの行動を観察記録する場合に用いやすい方法であり，記録用紙を工夫することによって，授業中でも記録が可能である。
　　　　　　　　　　　　　　　（園山）

タイムスケジュール
time schedule

　時間と空間に自分を組織化（organize）することが困難な自閉症スペクトラム＊の人にとって，時間の概念を視覚的に伝えることは，学習や生活を支援し共生＊をめざす者にとって不可欠な基本要件である。TEACCH＊プログラムでは，学校，職場，家庭などで，その日の日課や予定を個人の機能に合わせて，文字，絵，写真，具体物等を上下にあるいは左右に並べることで伝えることを重視している。予期しないことをおそれる自閉症スペクトラムの人にとって意義が大きい。
　　　　　　　　　　　　　　（佐々木正）

〈文献〉
朝日福祉ガイドブック（1999）『自閉症のひとたちへの援助システム──TEACCHを日本でいかすには』朝日新聞厚生文化事業団

タイムスリップ現象

　最近，自閉症スペクトラム＊者自身の自伝や回想から，知的に高い自閉症スペクトラム者にはトラウマ的な体験が時間を経過しても引き続いていることがわか

ってきた。そして，かなり時間が経過しているにもかかわらず，ある状況がトラウマ体験をしたときの感情や状況に類似していると，それが引き金になって突然トラウマ体験がよみがえることがある。この現象を杉山登志郎は，「タイムスリップ現象」と呼んでいる。この現象は，自閉症スペクトラム者の多くが幼児期に強い過敏*性や情報処理の困難から，外界を混沌とした恐ろしい世界であると認知していたことを示しているとも考えられる。　　　　　　　　　　　　（今野）

タイムディレイ法 ➡ 時間遅延法

ダウン症
Down syndrome

　染色体*異常による奇形症候群である。常染色体44本（22組）の21組目が本来2本あるものが，3本と過剰になっているのが原因で生じる21トリソミーの場合がほとんどである。他に転座型，モザイク型が少数いる。およそ千人に1人の頻度で発症する。出生時の母親の年齢が高くなるにつれて頻度も高くなるとされる。症状としては，典型的な顔貌（後頭部扁平，狭高口蓋，両眼解離，内眼角贅皮），筋緊張低下，心臓疾患，頸椎異常，消化器疾患，甲状腺機能異常，血液疾患，難聴，近視，遠視等々身体的問題に加え，知的障害*をともなう。それぞれに配慮した健康管理が必要である。かつては寿命が20歳までとされていたが，現在は50歳をこえる人たちが出てきている。アルツハイマー型の認知症*の合併が多いことも注目されている。　　　　　（川崎）

他害 ➡ 他傷（行動）

ターゲット行動
target behavior

　オペラント法*の原理を用いた行動訓練プログラムでは，訓練において新たに形成しようとする行動や消去しようとする行動を「ターゲット行動」（標的行動）と呼ぶ。ターゲット行動の設定にあたっては，その行動を対象にすることがその子どもの発達にとって有意義なこと，その行動が定義できて他の行動との違いがわかりやすいこと，子どもが自発的におこなうことができること，援助が容易なことなどを考慮する。また，個々のターゲット行動を結びつけることによって，より機能的な行動のまとまりに発展させやすいことも考慮する。　　　　（今野）
⇨オペラント法

他傷（行動）
behavior of injuring others

　嚙み付く，殴る，蹴る，髪を引っぱる，頭突きをする，目を突くなど，他者の身体を傷つけたり，そうした危険をともなう行為のこと。
　他傷は問題行動*の中でも，とりわけ社会参加や活動が制限される要因となる行動である。たとえば，小学校等で他傷が続いた場合，転校を余儀なくされたり，職場での他傷が退職・退所の原因となる

ことも少なくない。他傷が発現する要因を本人・環境およびその相互関係から検討し、対処することが望まれるが、周囲への影響の大きさからチームプレーによる予防的な対応が期待される。　(平)

タスクオーガナイゼーション
task organization

個々の学習や作業の課題を完成するために応用される構造化*を、タスクオーガナイゼーションという。期待されている課題の個々の内容を、どうすれば実行可能なのかを、視覚的・具体的に伝えるもので、対象者の認知等の機能水準に合わせて、教材等を組織化する。たとえば数の概念が不明瞭な場合、カウントすべき物を絵にそって並べていけばよいようにしたり、機械部品の組み立ての手順を絵や写真や実物で、見てわかるように材料から完成品までを提示したりする。
(佐々木正)

〈文献〉
朝日福祉ガイドブック (2001)『自閉症の人たちを支援するということ——TEACCHプログラム新世紀へ』朝日新聞厚生文化事業団

脱施設化
deinstitutionalization

これまで障害者福祉は、施設入所中心の施策の中で進められた。しかし、欧米のノーマライゼーション*の浸透やアメリカの「障害者法 (ADA)」の施行により、多くの福祉先進国では、知的障害*者の入所施設*が閉鎖され、「脱施設化」が進められた。しかし、日本ではいまだに入所施設が障害者福祉の重要な位置を担い続けている。これは障害者に対する保護・収容的な思想（プロテクショニズム*）の中で入所施設中心型の福祉が進められたことや、「親亡き後」という考え方が残っていることが一因である。一方、近年では施設がもつ専門的機能や総合的な支援を地域の資源と捉え、地域福祉の一端を担うものと考えられるようになってきた。このように「脱施設化」については、各国で位置づけや進め方が異なる。新たに制定された障害者自立支援法*においても、その理念に、施設から地域へと「脱施設化」の流れが示されている。しかし、現実は障害者の所得保障の問題や、障害程度区分*の認定が知的障害児・者や自閉症スペクトラム*の人たちの実態に即していないなど、地域生活が送れるような制度の整備がなされているとはいえない。これまでの障害者福祉の歴史的背景を人権擁護の視点から捉えると、自己選択や自己決定*などが不十分なままに、障害者の生活の場を決めてきた事実があり、ひとりひとりの人間らしい生活を保障し、「地域生活」を実現するための法的整備が急がれる。(山本)

多動
hyperactivity

多動は、手足を落ち着きなく動かす、状況にかかわらず離席する、状況にかかわらず走りまわったり、高いところに登ろうとしたりする、遊んでいるときに必

要以上に騒ぐ，静かに余暇活動につくことができないなどの行動をいうが，こうした状況が長期間にわたって続いている場合，本人や他の子どもの学習の妨げとなるだけではなく，貴重な学習の機会を奪うことになりかねない。

多動は，行動療法*的なアプローチや薬物療法などが効果を上げているが，器質的な要因のみならず，構造化*された環境設定など，多面的な介入が期待される。 (平)

田中ビネー(式)知能検査

知能検査*の創始者であるビネー*の原法をもとに，アメリカのターマン(Terman, L.M.)が「スタンフォード改訂案」を1916年に公刊し，ターマンはさらにメリル（Merrill, M. A.）とともに新たな内容をもった「新スタンフォード改訂案」を1937年に発表した。田中寛一はこの新スタンフォード改訂案をもとに，日本人に適した「田中ビネー式知能検査」を昭和22（1947）年，はじめて出版した。現在は，田中ビネー知能検査Ⅴとしてより充実した知能検査となった。本検査は，教育相談，進路相談，生徒指導，障害児教育，医療相談などさまざまな分野で幅広く活用されている。 (李)

多弁
talkativeness／volubility

多弁とは活発・頻繁にことばを話す状態をさすが，①4～6歳の通常の言語発達段階（多弁・適応期），②状況にそぐわない過剰な言語活動，の2つがある。後者は，興奮や不安などの情緒的な反応によることもあるが，ADHD*，ウィリアムズ症候群などの発達障害*に合併しやすい。とくに自閉症スペクトラム*では独話や執拗な質問，同一会話の反復など，固執*性に関連した多弁がある。いつ，どれくらい話すか，何回で終了か，視覚的遊びや認知・行動学習への置換などの教育的アプローチが可能である。 (吉野)

短期入所（事業）(ショートステイ)

短期入所事業とは，障害をもつ児童や成人の保護者が病気その他の理由によって家庭での介護が困難になった場合に，保護者に代わって指定居宅支援事業所を一時的に利用する福祉サービスである。障害者自立支援法*では，短期入所は宿泊をともなうものだけとなり，日中のみの利用については，地域生活支援事業*の中の「日中一時支援事業」としての福祉サービスを受けることとなった。

これらの福祉サービスを受けるためには，事前に市町村に申請し，短期入所にかかわる支給量の決定を受ける必要がある。費用は，障害程度区分*および所得区分によって決められた負担額や必要経費を事業者に支払うことになる。

(佐々木敏)

単光子放出コンピュータ断層
　➡ SPECT

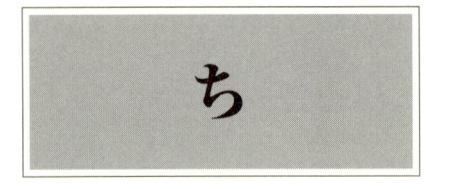

地域福祉権利擁護事業

　認知症*の高齢者や，知的障害*・精神障害*などがあり十分な判断能力を有していない人たちが，自立した地域生活が送れるように福祉サービスの利用援助をおこない，その生活を支援するための事業である。地域の社会福祉協議会*が事業の実施主体となり，専門員や生活支援員が，福祉サービスの利用についての情報提供や助言，手続きの援助，利用料の支払い，日常的金銭管理等の援助をおこなう。また，契約締結審査会や運営監視委員会を設置することにより，契約による事業の信頼性や的確性を高め，利用者が安心して利用できる仕組みになっている。　　　　　　　　　　（加藤）

地域リハビリテーション
community rehabilitation：CR

　〔概念〕　地域リハビリテーションのもっとも端的なものに「地域社会に根ざしたリハビリテーション」(community-based rehabilitation：CBR) がある。これは医療施設やスタッフに乏しく，地理的条件が困難な発展途上国で，世界保健機関（WHO*）が推進して成果をあげている草の根地域リハビリテーションで，WHOは「障害者自身やその家族，地域社会の既存の資源に入りこみ，利用し，その上で構築されるアプローチ」と定義づけている(1981)。こうしたアプローチは，近年ではむしろ障害者の機会均等と社会的統合をめざす地域社会開発のひとつの方略であり，本人・家族・地域と保健・教育・労働・社会サービスが一体となって努力するノーマライゼーション*－インテグレーション*の新しい取り組みとして再注目されている。わが国でもさまざまな形態やメンバー構成で，QOL*の向上や統合・適応を高めるCRの展開が試みられている。

　〔発達障害とCR〕　発生数の多さと社会性*障害を特性とする自閉症スペクトラム*などの発達障害*は，リハビリテーション*効果と財政，QOLの面から，学校や地域連携を中心とするCRが実践の主軸として重視される。　　　　　　　（吉野）

〈文献〉
肥後祥治（2003）「地域に根ざしたリハビリテーション（CBR）からの日本の教育への示唆」『特殊教育学研究』41

地域療育センター

　発達障害*，および発達に心配のある乳幼児から学齢児を対象に，早期発見*と早期療育*，各種療育相談，巡回訪問*などをおこなって，子どもとその家族を支援する専門機関である。医療機関や福祉保健センター，児童相談所*，保育園，幼稚園，学校，各種団体や関係機関とも連携をとり，地域の療育拠点としての機能を果たす。地域療育センターには，診

療所（外来）や通園施設（通園）があり，医師，各種専門職が診断，評価，指導，療育，相談を提供し，医療と福祉から子どもの発達を支援している。機関によって，スタッフが地域に出向き，巡回・相談をおこない，その地域で暮らす子どもと家族，関係機関の相談・援助をおこなっている。　　　　　　　　　（安倍）

チェイニング(法) （行動連鎖法）
chaining

人間の行動は，いくつかの行動がつながって（連鎖して），複雑な行動を形成している。たとえば，「歯を磨く」場合，「歯ブラシをもつ」「歯ブラシに歯磨き粉をつける」「前(奥)歯を磨く」「口内をすすぐ」など，複数の行動から形成されている。こうしたひとつひとつの行動を強化*していき，複雑な行動を形成していく技法をチェイニング法という。チェイニング法には，ターゲット行動*を形成する下位行動を時系列にそった形で強化・形成していく順行性チェイニング法や，時系列を反対の方向で強化・形成していく逆行性チェイニング法などがある。　　　　　　　　　　　　（平）

チェックリスト法 ➡ 行動観察法

チック
tics

突発的で急速であり，かつリズムなく繰り返されるパターン化した運動あるいは発声をさす。一定の時間は意図的にその運動や発声を止めていることができるが，抵抗できない不随意なものである。チックの発症年齢は4～11歳ごろにあり，子どもの10人に1～2人がチックを体験するという。チック症は，一過性チック障害，慢性運動性または音声チック障害，およびトゥレット症候群*（トゥレット障害）に分けられる。チック症は心理的な疾患ではなく，生物学的な基礎のある疾患と考えられるようになっている。治療の基本は，チックを理解し適切に対処するように親へのガイダンスをおこなって，子どもの症状の経過をみることである。チックが悪化したり，生活に支障をきたすことがある場合には，薬物療法*，精神療法*，環境調整*などの積極的な治療が必要となる。　　　　　　　（太田）

知的障害
intellectual disability

以前は精神薄弱と呼ばれたが，平成10（1998）年，「知的障害」の用語に法改正された。わが国での公式な定義はないが，アメリカ精神遅滞学会（AAMR）の「一般的知的機能が明らかに平均より低く，同時に適応行動における障害をともなう状態で，それが発達期（18歳まで）にあらわれるものをさす」(1973)という「精神遅滞*（mental retardation）」の概念を基本的に踏襲している。この定義は，原因に関係なく現在の状態を示す概念であること，また遅滞という状態は発達過程で変化しうるニュアンスを与えている。
通常おおむねIQ*70未満をさし，その

うちIQ50〜69までを軽度，IQ35〜49までを中度，IQ20〜34までを重度，IQ19以下を最重度の障害と分類される。ジグラー（Zigler,E.）は，軽度に発達が遅れる多数派の生理的遅滞群と，重度で少数派の病理的遅滞群の2群説を示した。

ソーンダイク（Thorndike,E.L.）は対人的知能，実用的知能，抽象的知能の3種類を示し，近年ガードナー（Gardner,H.）はさらに7つ以上の知能を示し，IQで示される知能は必ずしも全知能を代表しない。カナー*型自閉症*は多くが言語性IQ（VIQ*）よりも動作性（PIQ*）がすぐれ，ときにサバン能力*を示すこと，ウィリアムズ症候群は特異的に言語能力が高いことが知られている。　　　（吉野）

知的障害児施設

児童福祉法*第7条，第42条にもとづき，知的障害*のある児童を入所させ「独立自活に必要な知識技能を与える」ことを目的としている施設。18歳未満が対象となるが，柔軟に対応している施設が多い。

児童福祉施設*最低基準には，知的障害児施設のひとつとして，自閉症スペクトラム*児に特化した自閉症児施設*が位置づけられている。病院への入院が必要な自閉症*児を対象とする第一種（医療型）と，それを必要としない第二種（福祉型）に分けられる。平成21（2009）年現在，全国では計7か所が運営されている。これらの施設においては，生活や療育場面を構造化*したり，個別援助プログラムにもとづいて計画的な支援がおこなわれたりするなど，自閉症スペクトラムの専門性にもとづいた支援がおこなわれている。　　　（松浦）

知的障害者更生施設

知的障害者福祉法*に定める18歳以上（特別な場合は15歳以上）の自閉症スペクトラム*を含む知的障害*者のための施設。入所または通所の形態がある。利用者の保護，およびその更生に必要な指導や訓練をすることを目的とする。現実的には，利用者の高齢化，重度化の問題が深刻化している。

障害者自立支援法*への移行にともない，入所施設*の多くは生活介護の日中活動と夜間支援の場に分かれ，これらふたつを合わせた居住支援の事業となる。一方で，通所施設*は生活介護，または訓練等給付の就労継続支援*等へ移行していく事業所が多くなっている。　（近藤裕）

知的障害者更生相談所

知的障害者福祉法*第12条にもとづき，都道府県および政令指定都市に設置されている。精神科医や心理・職能判定員等の専門職員が配置され，知的障害*者福祉の専門的技術的機関の役割を担う。主な業務は，①知的障害者への生活支援と，②市町村および関係機関への支援である。①は，1）医学・心理学・職能的判定による療育手帳*の判定や障害程度区分*の認定への意見を求められた場合，2）日常生活，職業，施設入所の相談などで

ある。②は，1）市町村の相談支援*への専門的支援，2）施設入所に関する市町村間の調整，3）医療や教育，就労等の関係機関との連絡調整等である。(佐藤享)

知的障害者生活支援事業
　平成3（1991）年に制度化された。通勤寮*等に知的障害者生活支援センターを設け，地域生活の支援を専門に担当する生活支援ワーカーを配置し，地域において就労し，アパート，マンション，グループホーム*などで生活している知的障害*者の家庭や職場を訪問し，相談に応じ，助言を与えるなど地域生活に必要な支援をおこなうものである。知的障害者が地域で主体的に生きるためのすべての事柄について，地域社会と連携しながら，実施施設のスタッフの協力のもとに支援活動をおこなっている。
　平成18（2006）年度までに，毎年40か所ずつ指定し，すべての障害保健福祉圏域340か所に設置する予定とされていたが，障害者自立支援法*の制定にともない，平成18（2006）年10月からは市町村が実施する生活支援事業*の中に位置づけられ，従来の市町村生活支援事業，障害児者相談支援事業とあわせて，障害者相談支援事業として一括されることとなった。しかしながら，それらは身体障害，知的障害*，精神障害*の三障害にわたる一般的な相談支援*事業であり，その事業内容も福祉サービスの利用援助，社会資源を活用するための支援，社会生活を高めるための支援，ピアカウンセリング，権利擁護のための必要な援助専門機関の紹介，地域自立支援*協議会の運営など多岐にわたるため，従来の生活支援ワーカーがおこなってきたきめ細かな具体的支援が実施できるかどうか危惧されるところである。(奥野)

知的障害者通勤寮
　知的障害者福祉法*に定める15歳以上の知的障害*者や自閉症スペクトラム*者のための援護施設のひとつ。利用対象者は，現に就労しているか（福祉就労*を含む），または就労することが確実であって，継続して就労の見込みのある者となっている。生活支援員等が配置され，対人関係，金銭管理，余暇活用をはじめ，独立自活に必要な助言や指導をおこなう。期間は2～3年を原則としているが，延長して利用することもできる。
　障害者自立支援法*において，福祉ホームは地域生活支援事業に残っているが，通勤寮には対応する事業がなく，就労移行支援*，就労継続支援*，共同生活援助*，共同生活介護*などに移行するところが多くなっている。(近藤裕)

知的障害者福祉法
　昭和35（1960）年3月に「精神薄弱者福祉法」として制定され，同年4月に施行された。平成11（1999）年に「精神薄弱者の用語の整理のための関係法律の一部を改正する法律」により，「精神薄弱者」から「知的障害*者」へ改正され，法律も現在の「知的障害者福祉法」に改

正された。法律の目的は「知的障害者の自立と社会経済活動への参加を促進するため、知的障害者を援助するとともに必要な保護を行い、もって知的障害者の福祉を図ること」（1条）とされている。つまり、知的障害者が個人として尊厳をもって主体的に生活する存在であり、また社会の構成員としてあらゆる社会生活場面に参加する機会が保障されることである。

法律の構成は、第1章から第6章まで（第2章は削除）となっており、援護の実施者・機関や福祉の措置、事業・施設、費用などについて規定されている。昭和35（1960）年の制定後、12回の改正を経て、平成18（2006）年4月には、障害者自立支援法*の施行にともない、「居宅支援費に係る規定ならびに指定居宅介護支援事業者に係る規定」（15条5～10）、「施設訓練等支援費に係る規定ならびに指定知的障害者更生施設等に係る規定」（15条17～23）が削除され、現在の法律にいたっている。

(佐藤享)

知的発達障害 ➡ 知的障害

知能検査
intelligence test

知的発達の水準を測定する検査。知能検査（知能テスト）の発達は実験心理学や児童心理学の発展と相まった個人差への関心の中にその起源があるといえる。当初、感覚器官の鋭敏さや反応速度などを手がかりに知能を測定する試みがおこなわれたが、大きな進展は得られなかった。このような流れの中でビネー*がシモン（Simon, T.）の協力を得て作成したビネー＝シモン尺度(1905)は、後のビネー式の知能検査のもとになるものであった。ビネーは1908年の改訂の中で精神年齢*の概念を取り入れ、現在の知能検査の礎を築くこととなった。それ以降、知能検査の構成や内容は、作成者のもつ知能観や知能構造に大きな影響を受けながら発展していくことになる。利用目的から、知能検査は、下図に示したように、大きく一般知能検査と診断知能検査に分けられており、それぞれ個人知能検査、集団知能検査がある。前者の一般知能検査はビネー式の検査の影響を大きく受けた検査であるといえる。そして臨床の場

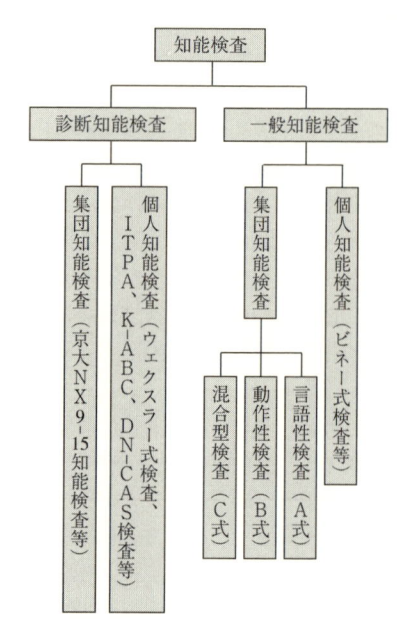

```
知能検査
├─ 診断知能検査
│   ├─ 集団知能検査（京大NX9-15知能検査等）
│   └─ 個人知能検査（ITPA、K-ABC、DN-CAS検査等）
└─ 一般知能検査
    ├─ 集団知能検査
    │   ├─ 混合型検査（C式）
    │   ├─ 動作性検査（B式）
    │   └─ 言語性検査（A式）
    └─ 個人知能検査（ビネー式検査等）
```

面で最も期待されているのが，後者の診断知能検査の中の個人知能検査であろう。これらの検査は，一般的な知的発達水準を評価するだけではなく，個人の認知過程を分析し，指導方法や指導計画の立案を行う上で重要な情報を提供してくれる。また，複数の検査を用いて検査バッテリーを組むことにより，認知過程のより包括的・分析的な評価に用いられることも少なくない。　　　　　　　　（肥後）

知能指数 ➡ IQ

知能障害 ➡ 知的障害

知能テスト ➡ 知能検査

遅発性ジスキネジア
tardive dyskinesia

　抗精神病薬*を長期間服用している人の一部にあらわれる副作用の錐体外路症状で，自分の意志とは関係なく口のまわりをもぐもぐ動かしたり，舌が動いたりする不随意運動である。強くなると，舌を前に出したり，全身が上下や前後に小刻みに揺れたりする。抗精神病薬を長期使用後中止する場合に増悪することが知られている。抗精神病薬の減量およびビタミンE療法などが対処法として用いられている。　　　　　（井口・神尾）

痴呆 ➡ 認知症

チメロサール
➡ 水銀化合物チメロサール

チャレンジング行動
challenging behavior

　社会的に望ましくない行動のこと。同じ意味の用語として問題行動*，行動障害*，行動問題がある。チャレンジング行動の場合には，困った行動をひとつのチャレンジとして捉え，それらの望ましくない行動が起こる原因をその行動をおこなっている人だけに求めるのではなく，環境との相互作用の中で捉え，関係者（とくに専門職）が何とかそうした行動が起きなくて済む状況をつくりだす努力をすべきことを意味している。他の障害と比べて自閉症スペクトラム*児・者にチャレンジング行動が見られることが多く，従来は行動が起きた後で注意したり叱責するなどの事後的対応に頼り，そのために改善が難しい場合が少なくなかった。最近では機能的アセスメント*によって，チャレンジング行動の生起と関係する環境要因を同定し，行動の機能を推測し，その機能を果たす適切な代替行動を形成するなど，応用行動分析*にもとづく方法が開発されている。さらに，QOL*の向上など，生活全般の改善を図る巨視的アプローチや積極的行動支援などの方法論が開発されている。　　　　　（園山）

〈文献〉
シガフーズ他（園山繁樹監訳）（2005）『挑戦的行動と発達障害』コレール社

注意欠如(欠陥)多動性障害 ➡ ADHD

中央教育審議会

　中央教育審議会は，中央教育審議会令（平成12年6月7日　政令280号）により，従来の組織を改め，新たに組織され，審議をおこなっている。第5条の規定にもとづき，次の分科会が置かれている。

　中央教育審議会―――教育制度分科会
　　　　　　　　　―生涯学習分科会
　　　　　　　　　―初等中等教育分科会
　　　　　　　　　―大学分科会
　　　　　　　　　―スポーツ・青少年分科会

　平成17（2005）年12月に出された答申「特別支援教育*を推進するための制度の在り方について」は，初等中等教育分科会に特別支援教育特別委員会を設置し，検討を重ね，取りまとめられた。　（大南）

中枢神経刺激薬
psychostimulant

　中枢神経系に作用し，その機能を亢進させる薬物の総称で，精神刺激薬，中枢刺激薬とも呼ばれる。日本で使用できるものは，塩酸メチルフェニデート*（リタリン）と塩酸メチルフェニデート徐放薬（コンサータ）とペモリン（ベタナミン）の3つである。

　作用機序は，正確にはわかっていないが，脳内のドーパミン*やノルアドレナリンの濃度を上昇させ，前頭部の脳機能を活性化させると推定される。

　リタリンは，以前はナルコレピシー*，難治性うつ病*，遷延性うつ病が適応疾患であったが，2007年10月よりナルコレプシーのみと改正された。ベタナミンは，ナルコレプシーとその近縁傾眠疾患と軽症うつ病で使用が承認されている。コンサータは，小児におけるADHD*を適応疾患として，平成19（2007）年12月に日本で発売された。
　　　　　　　　　　　　（田中康）

中枢性統合機能障害
weak central coherence

〔概念〕　広汎性発達障害*の認知特性としてフリス（Frith, U.）およびハッペ（Happé, F.）が提唱したもので，入力された情報を文脈に従って要点を処理し，情報をまとめて高次の意味を取り出す機能の弱さをいう。ふつうに発達した子どもや，自閉症*をともなわない知的障害*の子どもは，ものごとをまとめあげ包括的処理をすることを好む。この傾向は，生後3か月の乳児にも認められる。脳におけるコヒレンス（coherence：統合）のシステムとは，①語列を意味ある文章としてではない個々の単語を覚えるスタイルである語義－語用コヒレンス，②ブロックパズルのテストで描かれている絵を構成するのではなく断片をはめ込んでいくスタイルである視覚－空間コヒレンス，③識別が促進して汎化が減少している知覚のスタイル，の3つのレベルがあり，その弱さによって特徴づけられる情報処理様式の傾向である。

〔臨床的意味づけ〕　場の状況や事態の流れが読めない，物語の先を推理できない，など，自閉症スペクトラム*の事物に関

する症状やサバン症候群*の特性を説明する上で,「中枢性統合機能障害」は有力な理論である。訳語の「統合」はcoherence の訳であって integration ではないので,自閉症を統合の障害とするのは誤りである。　　　　　　　(中根)

〈文献〉
Happé, F. (2005) Weak central coherence. In：Volkmar, F.R. et al：Handbook of Autism and Pervasive Developmental Disorders,John Willy and Sons Canada, 640-649.

挑戦的行動 ➡ チャレンジング行動

重複障害
　「重複障害」は教育分野でよく用いられる用語で,感覚(視覚・聴覚),運動,知的,情緒,行動,内臓の複数領域に障害を同時にもつ状態をいうが,通常は重度の重複障害児で手厚い保護や監督が必要な子どもをさすことが多い。重度の身体障害と重度の知的障害*の重複は,医療福祉でいう重症心身障害に該当する。知的障害をともなう小児自閉症*児で情緒や行動面での強い障害をともなう場合には,重度重複障害に含めることが多く,単に発達促進的な教育(療育)よりも,もっと生活やQOL*,自立的能力につながる計画・方略と医療的支援が必要である。　(吉野)

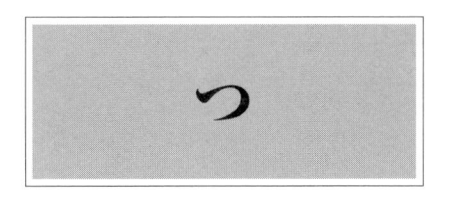

通院医療公費負担制度
　精神疾患の治療で精神科医療施設を受診した際に,医療保険*制度の自己負担部分(通常は3割)を公費で補うとする制度。平成17(2005)年度までは精神保健福祉法の中の公費負担制度として存在していたが,平成18(2006)年度からは三障害(身体障害,精神障害*,知的障害*)が横並びとなり,障害者自立支援法*の中の制度となっている。重度の精神疾患がその対象となっており,診断ではICD-10*のF0～F3およびてんかん*が対象である。これ以外の疾患については,医師が重度である診断書を提出する必要があり,自閉症スペクトラム*もこの対象疾患となっている。地方公共団体がその窓口になっており,各地方公共団体で負担内容は異なっている。　　　　　　　(市川)

通級 ➡ 通級による指導

通級による指導
　小学校または中学校の通常の学級*に在籍している軽度の障害のある児童生徒に対して,各教科等の指導は通常の学級でおこないながら,障害に応じた「特別な指導」を特別な指導の場でおこなう教育形態であり,平成5(1993)年に法制

化された。平成18（2006）年に改正され，対象は，①言語障害*，②自閉症*，③情緒障害*，④弱視，⑤難聴，⑥LD*，⑦ADHD*，⑧その他障害のある者で，特別の教育課程*による教育をおこなうことが適当な者となった。自閉症スペクトラム*児は，自閉症通級指導教室等で通級指導を受ける。

通級による指導の教育課程は，「他の小学校，中学校，中等教育学校の前期課程又は特別支援学校の小学部若しくは中学部において受けた授業を，当該小学校若しくは中学校又は中等教育学校の前期課程において受けた当該特別の教育課程に係る授業とみなすことができる」（学校教育法施行規則141条）としている。

〔通級による特別な指導〕　年間35～280（LD等は年間10～280）単位時間で，自立活動*および各教科の補充指導をおこなう。

教育課程は，特別支援学校*小学部・中学部学習指導要領*の規定する自立活動を参考にすることになっている。

通級指導教室では，児童生徒が障害を改善し，自信をもって集団適応できるように，保護者や在籍校，関係諸機関と連携し，個別の指導計画*を立てて，個に応じた指導をおこなっている。　　　（梅原）

通勤寮 ➡ 知的障害者通勤寮

通常の学級

通常の学級とは，文部科学省から示されている小学校あるいは中学校の学習指導要領*にもとづいて教育課程*を編成し，授業を展開している学級のことである。

この教育課程は，小学校では，各教科，道徳，外国語活動，総合的な学習の時間及び特別活動からなり，学年に応じてそれぞれの指導内容が定められるとともに，年間に指導すべき標準授業時間数が示されている。

これに対して，障害等の理由で通常の教育課程では十分な教育効果が得られないと考えられる場合には，障害の種類や程度に応じて特別な教育課程を編成してよいことになっている。それが特別支援学級*の教育課程である。　　（平林）

通所施設

知的障害*児・者の通所施設として，従来は，知的障害児通園施設，18歳以上を対象とした知的障害者更生施設や知的障害者授産施設などが主たるものであった。さらに，地域的な援護対策のひとつとして，親の会や特定非営利活動法人（NPO法人*）が運営している小規模作業所*がある。作業所という呼び名は，企業や事業所への一般就労*に対して，福祉的就労*として位置づけられ，保護的な就労の場を意味している。

障害者自立支援法*においては，より就労支援*を強化するための就労移行支援*，就労継続支援*（A型・B型）などの「訓練等給付」，生活介護などの「介護給付」等の事業に分けられている。なお，通所の生活介護事業を利用するには，障害

程度区分*3以上（50歳以上は2以上）を必要とする。

　通所施設においても入所施設*と同じように，個別支援計画*の作成が求められている。利用者本人や家族のニーズ，特性・能力や生活状況の評価などにもとづき，支援の目標と方法を示すことで，家庭と連携した支援の実現をめざしている。

　自閉症スペクトラム*者についても，個人の特性や得意なことを生かした作業種や作業形態を提供することや，苦手な刺激などに配慮した環境設定をすることで，より安定した日常生活を送ることが可能となる。　　　　　　　　（田熊）

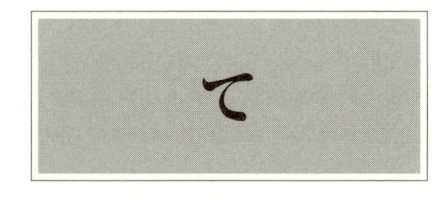

て

ティームティーチング
team teaching：TT

　ティームティーチング(TT)とは，複数の教師が協同して児童生徒の授業にあたることをさす。特別支援教育*が始まり，通常の学級に在籍する自閉症スペクトラム*児等，発達障害*児の指導に活用されることも増えてきた。自閉症スペクトラム児は，知的能力に遅れがない場合でも，認知能力の偏りや感覚の異常，こだわり*等の特性により，学習や行動，対人面にさまざまな困難をもちやすい。一斉指導では教科学習や集団活動についていけないことも多く，TTを活用した個別配慮や個別指導，少人数指導が有効となる。効果的なTT指導をおこなうには，児童生徒の実態に合った個別の指導計画*を作成し，教師間で十分打ち合わせをして，目標や課題，役割分担についての共通理解をしておくことが重要である。　（平野）

デイサービス

〔デイサービスについて〕旧法下において，18歳以上の人へのデイサービスが，地域生活支援事業*として，就労の困難な在宅の障害者に，文化的活動，機能訓練などのサービスを提供してきた。対象は，療育手帳*をもつ，働くことが難しい人となっている。具体的な活動としては，スポーツや陶芸などの文化活動，機能訓練，入浴，給食，送迎などがおこなわれていた。

〔障害者自立支援法とデイサービス〕平成18(2006)年10月からの障害者自立支援法*の施行により，国の施策としては児童を除く障害者デイサービスは終了し，生活介護または地域活動支援センターなどの新体系事業へ移行していった。

　障害者福祉サービスが新制度へ移行していくにあたり，施設福祉サービスは平成24(2012)年までの経過措置があるが，地域生活支援事業は上記した例外を除きその経過措置がなく，新体系へ完全移行された。新制度では地域生活を重視する考えから，地域における日中活動の拠点が求められている。平成19(2007)年度

から，デイサービスは新たな制度へと変わり，介護給付等の事業としておこなわれ，その利用にあたっては，地域生活支援事業の利用申請が必要となっている。

(佐々木敏)

⇨児童デイサービス

ディスレキシア
dyslexia

ディスレキシアは，「読みの障害」と訳されている。読み障害は聴覚性言語（話の理解，ことばの表出）に問題はなく知的障害*によるものでもない。男子に出現頻度が高く，原因として神経心理学*的要因があり，LD*のもっとも代表的なモデルである。

文字は文化により異なり，表音文字を用いるアルファベット圏は表意文字を主とする日本，中国より出現頻度が高い。

自閉症スペクトラム*の高機能群の中には，早期より漢字を記憶し，読み書きが正しくできる傾向が見られる。しかし，状況理解，他者理解が困難なために読解に困難を示す者もある。

(森永)

適応障害
adjustment disorders

単独の病態としての適応障害は，明らかなストレス*の後に生じてくる一過性の社会的な機能低下で，ストレスの消失とともに速やかに改善されるものをいう。一般的に，精神疾患の形をとる前の急性の反応性の状態であり，大うつ病*，不安性障害など既存の精神疾患の診断基準を満たさないことが診断の条件となる。

一方，精神疾患に付随して生じる適応障害は，職業，学業の支障などの一般に期待される生活機能の低下や喪失を意味している。精神疾患や発達障害*の診断基準には，この社会的な適応障害が存在することを必須条件としているものが多い。

(杉山)

テストバッテリー
test battery

個人の心理的側面を測定・把握する場合は，複数の異なる検査を組み合わせて実施し，多面的に情報を得ることが望ましい。この際，選ばれた検査の組み合わせがテストバッテリーである。就学を迎える自閉症スペクトラム*児の個別の指導計画*を立案する場合，一般的な知能尺度であるWISC*-Ⅳに加えて，活用可能な認知処理様式を知るためのK-ABC心理・教育アセスメントバッテリー*，集団への適応能力の評価としてS-M社会生活能力検査*などを実施し，その子どもの特性を多面的に把握する必要がある。これらのテストの組み合わせが，テストバッテリーの構成内容となる。

(李)

手帳制度

日本では，長期間にわたる身体障害，知的障害*，精神障害*によって社会的制約を受けている人たちの社会復帰の促進，自立，社会参加の促進に向けて福祉支援施策を利用するための手帳が交付されている。交付される手帳は，上記の3つの

障害ごとに異なる。

〔身体障害者手帳〕　身体障害者福祉法に掲げる視覚障害，聴覚・平衡機能の障害，音声・言語機能・咀嚼機能の障害，肢体不自由*，心臓・腎臓・肝臓・呼吸器等の機能の障害などが永続している人を対象としている。障害等級は1～7級で，数字が大きいほど障害程度が軽いことを示す。1～6級の人に手帳が交付される。

〔療育手帳と自閉症スペクトラム〕　療育手帳*は知的障害児・者を対象としているが，知的障害の法的定義が明確にされておらず，昭和48（1973）年の厚生事務次官通知による療育手帳制度，および平成17（2005）年の知的障害児（者）基礎調査の定義によっている。身体障害者手帳や精神障害者保健福祉手帳*と異なり都道府県もしくは政令指定都市が独自に発行することから，知的障害をともなわない自閉症スペクトラム*児・者の場合は，居住する自治体によって療育手帳の交付を受けられない事例が多く存在し，大きな問題となっている。

〔精神障害者保健福祉手帳の制定〕　精神障害が福祉の制度に乗ったのはごく最近で，平成7（1995）年の「精神保健及び精神障害者福祉に関する法律」の改正の際，精神障害者の定義とともにこの手帳が規定された。自閉症スペクトラム児・者については，平成14（2002）年の厚生労働省通知の中で，申請用診断書に発達障害にあたるICD-10*カテゴリーの記入が可能になった。さらに，この手帳を取得すると精神障害者雇用率*へ算入できるようになったという利点や，平成22（2010）年に改正された障害者自立支援法*の支援対象に「発達障害*」が明記されたことなどから，この手帳の取得が増えてきた。

〈近藤裕〉

テトラヒドロバイオプテリン
➡ 補酵素

てんかん
epilepsy

　てんかんとは，WHO*の定義によると「種々の病因によって起こる慢性の脳障害で，大脳ニューロンの過剰な発射の結果起こるくり返される発作（てんかん発作）を主徴とし，これに種々の臨床症状および検査所見をともなうものである」とされる。発症はおよそ百人に1人である。診断と治療のために，てんかん発作分類とてんかん分類がなされている。てんかん発作分類は，脳の異常興奮が局所から始まる部分発作と，脳全体が同時に異常興奮を起こす全般発作に二分される。部分発作は意識障害の有無で単純部分発作（意識障害なし）と，複雑部分発作（意識障害あり）に下位分類される。部分発作には二次的に全般化するものもある。てんかん分類は，発作型に加えて病歴，脳波*におけるてんかん性異常所見などから導き出される原因も含めた分類で，局在関連性てんかんと全般てんかん，未確定てんかん，特殊症候群に分類される。前二者は既知の原因がない特発性と基礎の脳疾患がわかる症候性にそれぞれ下位

分類される。

自閉症スペクトラム*では高率にてんかんが発症する。知的障害*をともなう場合はおよそ30％，知的障害がない例ではおよそ10％とされる。自閉症スペクトラムで特徴的なのは，学童期初期，思春期*にてんかんが発症することである。それゆえ，自閉症スペクトラムの健康管理では定期的に脳波検査を施行することにより，予防的な治療がおこなえる可能性がある。

治療は，ほとんどが薬物療法*である。薬物療法で効果が期待できない場合，食事療法や外科的治療がおこなわれる。

(川崎)

電気的てんかん重積状態 ➡ ESES

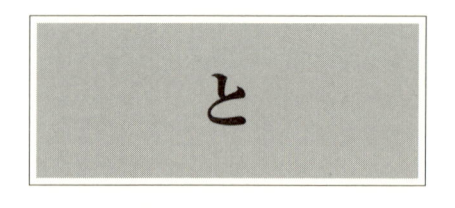

と

同一性保持
maintenance of sameness

〔概念〕 カナー*が早期幼児自閉症に関する最初の報告で，11例の子どもの特徴的病像のひとつに anxiously obsessive desire for the maintenance of sameness（不安で強迫的な同一性保持への欲求）をあげたことに由来する。国際的に広く認められている標準的診断基準であるDSM*-IV（-TR）の自閉性障害*に掲載されている，「行動，興味および活動の，限局され，反復的常同的な様式」の項目に含まれると思われる行動様式で，特定の事物がいつもと同じ場所や位置にないと，もとのように戻そうとする行動や態度で，親と一緒の買い物のときいつも同じ道を通りたがるとか，玩具の並べ方が決まっていて他人が変更するとすぐ気がついて戻すような行動がよく見られる。

〔症状の意味〕 カナーは「すぐもとに戻したがる」ということから「不安で」と述べ，「いつもと同じようにしたがる」ということから「強迫的な欲求」と表現しているが，不安症状でもないし，強迫症状でもないし，そうした欲求があるのでもない。幼児期の早期から目立ち，本人の学習した知識や行動パターンの少なさや狭さに起因していると思われる。幼児期の後半になって覚えたり，教わったものが増加するにつれて「いつもと同じに」という様相は少なくなる。この概念を乱用して，よく見られる手や足の常同行動*やパターン的認知を同一性保持の欲求で説明することは正しいとは思われない。

(中根)

統合教育 ➡ インテグレーション

統合失調型パーソナリティ障害
schizotypal personality disorder

親密な人間関係に対して急に不快になったり，そうした人との関係をもつ能力が減少していること，ならびに主観的な

認知や行動の奇妙さ，社会的関係の広範な欠陥が目立つパーソナリティの障害。種々の錯覚，周囲のものごとが自分のしていることと関係があるように見えると訴える関係念慮，その人固有の奇妙な思い込みや信念などがあり，そのために対人関係や社会生活に支障をきたしているもの。DSM*-Ⅳ-TRでは統合失調症*とは独立した概念であるが，ほぼ類似した病態はICD-10*では統合失調型障害（schizotypal disorder）として，統合失調症と近縁な障害に位置づけられ，人格障害*とは別なカテゴリーで記載されている。　　（中根）

統合失調質人格障害

➡ シゾイドパーソナリティ障害

統合失調症
schizophrenia

　従来，日本で「精神分裂病」と呼ばれていたものを，平成14（2002）年に日本精神神経学会によって，この病名が病者にとって価値観・差別観を助長するという理由で改名されて，それ以後この名称が用いられている。統合失調症とはよく「思考の異常」を主徴とする精神障害*であるといわれるが，思考の異常は青年期以降の発達段階ではじめて出現する障害である。この段階での主症状が幻覚，妄想などである。ただし，その原因は症状が出現する年齢よりもはるかに早い段階ですでに存在している可能性があるとされている。そして，その原因は脳において発達の早い時期から存在する脆弱性のようなものに関連しているのではないかというのが，最近の見方である。
　　　　　　　　　　　（白瀧）

統合保育
integrated early childhood education

　統合保育は，障害児と障害のない子どもが一緒に生活し，共に育ち合うことをめざした保育形態である。通常，幼稚園や保育所に障害児が入園することでおこなわれる。自閉症スペクトラム*児の統合保育にあたっては，保育者が，同一性保持*や感覚過敏*などの特有の症状を理解し，適切な配慮や対応をとること，また，周囲の子どもたちや保護者に対して，行動の特性や理由を説明し，相互の誤解や偏見から，日々の生活に不安や不満がつのることを避けることが重要である。　　　　　　　　　　　（石井正）
⇨インテグレーション，メインストリーミング

動作性IQ ➡ PIQ

動作法

〔援助方法〕　動作法の始まりは，脳性まひ児の動作を改善するために開発された「動作訓練」にある。動作法では，クライエント*自身の主体的な活動の体験，つまり自分自身の「意図－努力」によって自分の身体を緩めたり動かしたりしている体験を通して，心と身体の調和的なつながりを援助する。成瀬（2000）は，動作法を「治療セッションにおける動作体験を通して，クライエントの日常生活体

験のより望ましい変化を図る心理療法*である」と定義している。動作法では，クライエントはセラピストによって提示された動作課題の解決を通して，適切な治療体験をする。

〔動作法の適用対象〕今日では，動作法は脳性まひ児の動作改善だけにとどまらず，自閉症スペクトラム*児やADHD*児の発達援助方法，統合失調症*や不安障害，気分障害*，PTSD*などの心理療法として広く活用されている。また，不登校*，いじめ*，暴力など，学校をめぐる問題行動*の改善にも活用されている。最近では，親子の愛着*関係の確立や虐待の世代間伝達の予防，高齢者における健康管理の援助，教師や施設職員，看護師など対人援助職員のメンタルヘルスの援助などにも活用されている。　　　　　（今野）

〈文献〉
成瀬悟策（2000）「臨床動作法の理論」日本臨床動作学会編『臨床動作法の基礎と展開』コレール社

トゥレット症候群（トゥレット障害）
Tourette syndrome

チック*症のひとつで，多様性の運動チックおよび音声チックが合併して1年以上続くものである。多くは2歳から13歳の間に，単純運動チックとして発症する。チックは目や顔などから始まり，肩，手，さらには身体，足へと広がっていく。音声チックで発症する場合もときにはある。その症状が出そろうのは10〜15歳ごろとなる。10歳過ぎになると汚言症が出てくることがあり，その頻度は10〜30％である。チックは心理的な影響で変動することが多く，緊張が増加していくときや強い緊張が解けたときに症状が増悪し，精神的に安定しているときに症状が軽快する傾向がある。チックは睡眠中にはほとんど見られない。また，心理的な理由もなく自然にチック症状が次々に変化したり，あるいは軽快したり，増悪したりすることもある。発症頻度は千人に4〜5人以上とされている。男女比は2〜3.7：1程度であり，男に多い。合併症*としてはADHD*や強迫症状・強迫性障害*が主なものである。思春期*は最悪の時期であり，青年期・成人期に入って軽症化することが多く，また，自然治癒することもある。多くの場合，社会適応は佳良である。原因はまだよくわかっていないが，心因により起こるとする考え方は誤りであり，遺伝的要因や神経伝達物質*のアンバランスなどの脳の機能障害*がかかわっている。治療は支持的な雰囲気の中でおこなわれる心理教育や家族ガイダンス，環境調整*および薬物療法*であり，抗ドーパミン*作用の強い薬物が特効を奏すことがある。（太田）

特異的発達障害
specific developmental disorders

言語機能，運動機能などの一部の機能の発達障害*のことを，特異的発達障害という。自閉症スペクトラム*は広汎な機能の発達障害を示すので，広汎性発達障害*と称せられる。この意味で，特異

的発達障害は広汎性発達障害と対照的な概念であるといってよい。具体的には，学習障害*，読字障害*，書字表出障害*，算数障害，運動能力障害，表出性言語障害*，受容-表出混合性言語障害，音韻障害*などを含む。もちろん，知的能力の全般性の障害を知的障害*（精神遅滞*）というが，これと特異的発達障害は互いに排他的概念である。これらの障害を軽度発達障害*と呼んでいたこともある。教育的には特別支援教育*の対象である。

（白瀧）

読字障害 ➡ ディスレキシア，LD

特殊学級 ➡ 特別支援学級

特別支援学級
　従来，学校教育法*第75条の規定により小学校・中学校に特殊学級が設けられていたが，平成18（2006）年の法改正により，名称が「特別支援学級」となった。
　特別支援学級は，小学校，中学校，高等学校，中等教育学校に置くことができるとされ，その対象として「知的障害*者」「肢体不自由*者」「身体虚弱者」「弱視者」「難聴者」「その他障害のある者で，特別支援学級において教育を行うことが適当なもの」があげられている（学校教育法81条2項）。
　自閉症スペクトラム*の児童生徒については，知的障害を併せる場合は知的障害特別支援学級，知的発達の遅れのない場合は自閉症・情緒障害特別支援学級*に在級する例が多い。

（吉田伸）

特別支援学校
〔概要〕　特別支援学校の目的は，学校教育法第72条に次のように示されている。
　「特別支援学校は，視覚障害者，聴覚障害者，知的障害*者，肢体不自由*者又は病弱者（身体虚弱者を含む。以下同じ。）に対して，幼稚園，小学校，中学校又は高等学校に準ずる教育を施すとともに，障害による学習上又は生活上の困難を克服し自立を図るために必要な知識技能を授けることを目的とする」
　特別支援学校は，上記の障害とそれらの重複障害*者を対象とし，小学校等に準じて普通教育を行うとともに，障害に適切に対応した指導と必要な支援を行う特別支援教育*を展開する。
　従前の盲学校，聾学校，養護学校においては，一つの障害とその重複障害者を対象とすることとなっていたが，特別支援学校においては，複数の障害を対象とすることが可能となっている。たとえば，視覚障害者とその重複障害者を対象とする特別支援学校を設置することができるし，知的障害者，肢体不自由者，病弱者とその重複障害者を対象とする特別支援学校を設置することも可能である。
　そして，以下に示す学校教育法第74条の規定により，小学校等の要請により，助言・援助を行ういわゆるセンター的機能をもつこととなっている。
　「特別支援学校においては，第72条に規定する目的を実現するための教育を行

うほか，幼稚園，小学校，中学校，高等学校又は中等教育学校の要請に応じて，第81条第1項に規定する幼児，児童又は生徒の教育に関し必要な助言又は援助を行うよう努めるものとする」

センター的機能の内容には，小・中学校等の教員への支援，特別支援教育に関する相談，情報の提供，障害のある幼児児童生徒への指導・支援などがある。

〔就学〕 特別支援学校には幼稚部，小学部，中学部，高等部および高等部専攻科が設置され，それぞれ幼稚園，小学校，中学校，高等学校および高等学校の専攻科に準じて入学資格が与えられている。なお，知的障害をともなう自閉症スペクトラム*児の多くは，知的障害特別支援学校に就学している。

〔設置の義務〕 都道府県には学校教育法で特別支援学校の設置義務が課せられており（80条），また特別の事情がある場合を除いては寄宿舎を設置して，寄宿舎指導員を置かなければならないとされている（78条，79条）。

〔自立活動〕 特別支援学校教育の目的は幼稚園，小・中学校または高等学校に準じているが，障害の改善・克服のために「自立活動*」という特別の領域を設けて指導をしている。

〔高等特別支援学校〕 高等特別支援（養護）学校とは学校制度上の名称ではなく，特別支援学校の高等部が独立した特別支援教育*を専門におこなう後期中等教育の教育機関である。その多くは軽度の知的障害*者を対象とする普通科や職業教育*の専門学科を設置して，職業的な自立に向けた教育をおこなっている。また，高等特別支援学校の中には専攻科を併設しているところや，卒業後の生活面で不利にならないように配慮して，通称の校名を「〇〇高等学園」とするなど一見して特別支援学校とわからないようにしている県もある。入学基準は高等学校に準じて，高等学校と同様に入学選抜試験を実施している場合が多い。 （板垣・大南）

特別支援教育

従来の「特殊教育」から新たな「特別支援教育」への転換の必要性が示されたのは，文部科学省が設置した調査研究協力者会議が，平成15（2003）年3月に取りまとめた「今後の特別支援教育の在り方について（最終報告）」であった。その中で，「特別支援教育とは，従来の特殊教育の対象の障害だけでなく，LD*，ADHD*，高機能自閉症*を含めて障害のある児童生徒の自立や社会参加に向けて，その一人一人の教育的ニーズを把握して，その持てる力を高め，生活や学習上の困難を改善又は克服するために，適切な教育や指導を通じて必要な支援を行うものである」と示された。

これに先立って，平成13（2001）年1月，中央省庁の再編により文部省が文部科学省に移行したが，その際，課の名称を特殊教育課から特別支援教育課に変更した（文部科学省組織令）。特別支援教育課は，盲・聾・養護学校*及び特殊学級*における教育に加えて，学習障害児や

ADHD障害児など，通常の学級＊に在籍する特別な教育的支援を必要とする児童生徒への対応も積極的におこなうこととしている（平成13年1月「21世紀の特殊教育の在り方について（最終報告）」）。

特別支援教育の理念と基本的な考えとしては，これまでの特殊教育の対象の障害に，国の調査によると6％ほどいることが示唆されるLD・ADHD・高機能自閉症等を加えたことと，これまでのように「障害の種類や程度」にとくに注目するのではなく，「教育的ニーズ」に注目しようとするものである。

特別支援教育の仕組みは，校内の児童生徒の実態把握をおこない，適切な指導や支援のあり方を明確にしていく「校内委員会＊」の設置，校内の特別支援教育の推進のキーパーソンである「特別支援教育コーディネーター＊」の指名と養成，PDCA（plan-do-check-action）サイクルで進める「個別の指導計画＊」の作成や，生涯にわたって教育，医療，福祉，労働等の観点から総合的に作成する「個別の教育支援計画＊」の策定，専門家による「巡回相談＊」，障害の判断や専門的意見を学校に返す「専門家チーム＊」の設置などであり，このような仕組みづくりが全国各地で進められている。これらについては，平成16（2004）年1月に文部科学省が作成した「小・中学校におけるLD（学習障害），ADHD（注意欠陥多動性障害），高機能自閉症の児童生徒への教育支援体制の整備のためのガイドライン（試案）」で解説されている。

平成16（2004）年12月に発達障害者支援法＊が成立し，翌平成17（2005）年4月に施行された。これにより，高機能自閉症，アスペルガー症候群＊，LD，ADHD等への支援が法的根拠をもった。その後，学校教育法＊や学校教育法施行規則の改正が続いた。それらに先だって平成16（2004）年6月には，障害者基本法＊が改正されるなど，特別支援教育への転換を支える法的整備が近年になって急速に進んだ。
（柘植）

特別支援教育コーディネーター

「今後の特別支援教育＊の在り方について（最終報告）」ではじめて示されたもので，その中で，「学内，または，福祉・医療等の関係機関との間の連携調整役として，あるいは，保護者に対する学校の窓口の役割を担う者として学校に置くことにより，教育的支援を行う人，機関との連携協力の強化が重要」としている。小・中学校における体制整備に関するガイドラインにおいても，その資質や技能について解説している。また，国立特別支援教育総合研究所はコーディネーター＊に関するガイドを刊行している。なお，平成15（2003）年度から，全国各地の小・中学校と盲・聾・養護学校＊で指名が始まり，都道府県や市町村で必要な養成研修が始まっている。現在では，幼稚園と高等学校でも指名や必要な研修が始まっている。
（柘植）

特別支援連携協議会

　特別支援連携協議会は，各地で特別支援教育*を推進するために必要な部局横断型のネットワークである。「今後の特別支援教育の在り方について（最終報告）」の中ではじめて紹介された。それによると，「地域における総合的な教育的支援のために有効な教育，福祉，医療等の関係機関の連携協力を確保するための仕組みで，都道府県行政レベルで部局横断型の組織を設け，各地域の連携協力体制を支援すること等が考えられる」。平成15（2003）年度からモデル事業などを通じて，全国各地で特別支援連携協議会が設置されはじめている。なお，都道府県レベルをカバーするもの（広域特別支援連携協議会）と地域ごとにカバーするもの（地域特別支援連携協議会）とに分かれる（「小・中学校におけるLD*（学習障害），ADHD*（注意欠陥多動性障害），高機能自閉症*の児童生徒への教育支援体制の整備のためのガイドライン（試案）」を参照）。　　　　　　　　　　　　（柘植）

特別児童扶養手当

　20歳未満で精神または身体に中程度以上の障害を有する児童を，家庭で監護，養育している父母等に支給される手当である。

　支給対象となる障害の程度は，障害基礎年金*の1級および2級に相当する障害とされている。支給額は障害児1人につき，1級は月額50,550円，2級は33,670円（平成23年度）である。支給制限があり，対象児童または受給者である父母等が日本国内に住所を有しない場合や，対象児童が障害を支給事由とする公的年金を受けることができる場合，父母等の前年所得が一定額以上ある場合は，支給されない。

　また，特別児童扶養手当のほかに，重度の障害を有するため日常生活において常時特別の介護を必要とする状態にある在宅の20歳未満の児童については，障害児福祉手当が支給される。手当の月額は14,330円（平成23年度）で，所得制限額は特別児童扶養手当の場合と同様である。これらの手当は，施設入所している場合は支給されない。

　障害者自立支援法*の制定にともない，平成18（2006）年10月から家庭の状況等の特別の場合を除き，児童施設においても利用契約制度が導入された。このため児童施設入所の場合も1割の利用料，給食費等の実費負担が始まったため，高額な負担増への対応策のひとつとして，施設入所児への特別児童扶養手当の支給拡大が話題になっている。　　　　（奥野）

特別な教育的ニーズ
special educational needs

　「障害のある児童生徒一人一人のニーズ」とは，障害のある児童生徒ひとりひとりが，障害があるために遭遇している日常生活や学校生活などにおける制約や困難を改善・克服するための，教育，福祉，医療，労働などさまざまな分野からみた必要性のことである。どのような支援が必要になるかは，関係する機関が密

接に連携・協力し，本人および保護者の意向を十分ふまえて検討する必要がある。また，「障害のある児童生徒の特別な教育的ニーズ」とは，とくに教育分野からみた必要性のことである。なお，「教育的ニーズ」は，特別支援教育*の理念と基本的な考えに深くかかわる（「今後の特別支援教育の在り方について（最終報告）」）。
(柘植)

特例子会社

障害者の雇用促進のために，特例の子会社を認めているもので，「障害者の雇用の促進等に関する法律*」による。障害者の雇用を促進するために，企業に対して法定雇用率*が定められている。事業者がこの法定雇用率を守るために，別法人の子会社であっても一定の要件を満たしたものに対して特例子会社を認め，親会社の雇用とみなすものである。特例子会社の制度は，企業にとっても有益であり，今後も増加することが予想される。
(寺山)

トータルケア

個々の被援助者が最善と考えられうるような目標をもった人生を送る上で，その生涯を通しての適切なケアの仕組みである。狭義には，ケアマネジメント*における資源活用に関する考え方であり，トータルな広い時空間の視野に立って資源活用をおこない，支援することができるかということである。それは，ノーマライゼーション*をめざし，現実の改善課題を把握した上でケアをおこなうことである。
(石井哲)

トータルコミュニケーション
total communication

1967年，アメリカのメリーランド聾学校のデイビッド・デントンにより提唱された聴覚障害者のコミュニケーション*のあり方に対する考え方。ひとつのコミュニケーション手段だけでなく，手話，口話，補聴器，文字，視覚情報など，その人にとって可能な手段を状況に合わせて使用するアプローチのこと。それまでは，「手話か口話か」で対立していた関係が，「手話も口話も」という考え方に変わり，聴覚障害者不在の主義主張の議論にはしりがちであった傾向に終止符を打った。この理念は，身体障害者や知的障害*者のコミュニケーションにも適用されるようになり，障害者に合ったコミュニケーション手段なら，話しことば以外の手段でも使おうという理念に拡大していった。
(伊藤英)
⇨AAC

ドーパミン
dopamine

ドーパミンは生体内アミンの一種であるカテコールアミンという物質のひとつで，脳内では神経伝達物質*の役割をもつと考えられている。

古くから，ドーパミンが過剰に放出されると「過覚醒」状態となり，統合失調症*の幻覚*や興奮などの症状との関連が

指摘され、治療薬としての抗精神病薬*が、この脳内ドーパミンの作用を抑制する働きをもつ。最近では、ADHD*との関連が注目されている。

ADHDでは、シナプスから放出されたドーパミンを回収するドーパミントランスポーターの機能の障害や、ドーパミン受容体の異常が指摘されている。また、そもそもドーパミンの脳内生産が十分ではないという説もあり、ドーパミン代謝異常がADHDの病態の要因のひとつではないかと考えられている。成人の左前頭葉*でのドーパミン代謝異常や、児童における中脳でのドーパミン代謝異常も確認されている。ADHDの治療薬として2007（平成19）年12月に承認された塩酸メチルフェニデート*徐放錠（コンサータ）は、脳内ドーパミンとノルアドレナリンの濃度を上昇させることで、脳機能の活性化を図り、注意集中を向上させると推定される。なお、ADHDにおける神経伝達物質の異常については、最近ではセロトニン*との関係も検討されており、今後の検討がまたれる。

自閉症スペクトラム*でも、ドーパミンの代謝異常が指摘され、社会性*の障害と関係している脳の正中前前頭皮質におけるドーパミン集積の低下が認められたという報告がある。本来ドーパミンは、攻撃性や運動機能、あるいは創造性などを調整する働きがあるといわれ、自閉症スペクトラムの多動*やパニック*などとの関連も指摘されている。　　（田中康）

トライアル雇用

正式には、「障害者試行雇用事業」と呼ばれ、事業主と求職者とが試行的におこなっている雇用をさしている。

この制度によって、求職者を原則3か月間雇用し、求職者の適性を事業主が把握し、適性を認めた上で本人の意志を確認して本採用の道が開かれることもあるが、そうでない場合には契約は終了となる。ここでは、自分に合った職業を求める求職者と事業主が求める労働者の確保ができる仕組みとなっている。トライアル雇用は、地域障害者職業センターのジョブコーチ*事業と併用が可能で、実施のための「試行雇用奨励金」が支給される。　　（寺山）

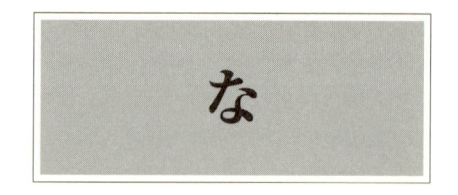

な

内分泌攪乱物質 ➡ 環境ホルモン

ナルコレプシー ➡ 睡眠障害

ナロキソン ➡ オピオイド

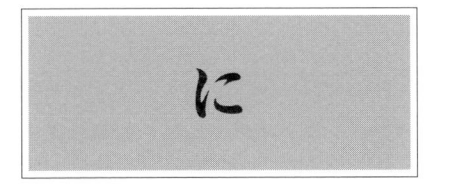

二次障害
secondary disorders

　社会性*の困難，コミュニケーション*の不全，想像力*や象徴機能の障害といった自閉症スペクトラム*の中核症状を一次障害という。これら一次障害の症状に加えて，強迫性疾患，気分障害*，不安障害などの精神疾患を発症すること，非行*など反社会性が強くなること，自傷行動*などの行動障害*があらわれてくることなどを二次障害という。二次障害は，一次障害に対して適切な対応がなされていない状況や，いじめ*などストレス*の高い状況におかれ続けたことが原因で発症することが多い。一次障害への適切な対応が，二次障害への予防であり，発症した場合には，早期発見*と支援が重要である。　　　　　　　（田熊）

日常生活動作 ➡ ADL

日常生活の指導
　　➡ 領域・教科を合わせた指導

日本自閉症協会
Autism Society Japan

　昭和42（1967）年に，関東在住の自閉症スペクトラム*の子どもをもつ親たち約3百人が，教育の場の確保のため「自閉症*児・親の会」を立ち上げ，翌年には全国大会を開催し，「自閉症児・親の会全国協議会」を設立した。そして平成元（1989）年に，社団法人日本自閉症協会が認可され，現在にいたる。平成23（2011）年現在，各都道府県・政令指定都市に49の協会があり，会員数は約1万5千人に達している。

　行政活動の成果として，大きなものとしては以下のようなものがある。

　文教行政施策としては，自閉症スペクトラム児のために通級*制と固定制の情緒障害学級*が設置されたこと，研究施設として国立特殊教育総合研究所や東京学芸大学に情緒障害*研究部が設置されたこと，モデル校指定などによる自閉症スペクトラム教育の研究がおこなわれるようになったことなどがあげられる。また，自閉症スペクトラム児の約7割が特別支援学級*に在籍しているといわれているが，自閉症スペクトラムについては他の知的障害*とは異なる指導が必要なことが理解されてきたのにともない，平成18（2006）年には通級制で自閉症学級が情緒障害学級とは別枠で制度化された。

　厚生行政施策としては，治療施設として東京都立梅ヶ丘病院，大阪府立中宮病院，三重県立小児心療センターあすなろ学園が設置されたことがあげられる。さらに，平成5（1993）年の障害者基本法*改正時には，付帯決議として自閉症スペクトラムに関する文言が明記された。

　アメリカでは2006年に自閉症対策法

（Combating Autism Act of 2006）が成立したのをうけ，自閉症スペクトラム児・者のための施策の充実が図られていく方向にある。わが国において日本自閉症協会の活動の大きな目的のひとつは，このことの実現にある。　　　　　　　　（須田）

日本自閉症スペクトラム学会
The Japanese Academy of Autistic Spectrum：JAAS

この学会は，平成12（2000）年6月に中根晃，野村東助，須田初枝，高橋晃，寺山千代子が発起人となり「自閉症スペクトル障害教育研究会」として発足したことに始まる。この研究会は，「自閉症*関係の医学・心理・教育・福祉・労働などの分野および保護者などの会員によって構成し，お互いの情報を交換し合い，研究や実践を深めていく」ことを主な目的とした。その後，平成14（2002）年3月に「日本自閉症スペクトラム学会」と名称を変更し，研究紀要『自閉症スペクトラム*研究』の発行，研究大会の開催，自閉症スペクトラム支援士*の認定などを実施している。会員数の増加にともない社会的な意義も大きくなり，現在は「特定非営利活動法人　日本自閉症スペクトラム支援協会　日本自閉症スペクトラム学会」として活動している。　（計野）

日本知的障害者福祉協会
Japan Associatin on Intellectual Disability：JAID

昭和9（1934）年に知的障害*者の福祉増進を図ることを目的として設立された。主な活動は，①知的障害児（者）施設の運営と療育・援助活動についての指導，②知的障害児（者）施設の職員の養成と研修，③知的障害児（者）の福祉思想の普及，④知的障害についての調査研究，⑤知的障害児（者）福祉についての研究誌，図書の発行，⑥知的障害児（者）福祉に関係する行政機関・団体との連携，⑦知的障害児（者）福祉の事業功労者の表彰などがある。　　　　　　（大澤）

日本発達障害ネットワーク
Japan Developmental Disabilities Network

日本発達障害ネットワーク（JDDネット）は，従来制度の谷間に置かれていた自閉性障害*，アスペルガー障害*その他の広汎性発達障害*，学習障害（LD*），ADHD*等の発達障害*のある人およびその家族に対する支援をおこなうとともに，発達障害に関する社会一般の理解向上を図り，福祉の増進に寄与することをめざし，平成17（2005）年12月に発足した。平成21（2009）年4月現在，正会員（全国団体）17，エリア会員46の団体が加盟しており，当事者団体だけでなく，発達障害関係の学会・研究会，職能団体や全国団体・地方団体が参加している。障害の種別，学会・学派，職種，立場や主張，地域等の壁を越え，当事者支援を主眼に置いたネットワークである。設立まもないが，わが国において発達障害を代表する団体として認知されつつある。

主な活動としては，都道府県および政令指定都市を対象とした発達障害者支援，特別支援教育*のアンケート調査の実施，

加盟団体の中央省庁等に対する予算要望の集約と提出，各種審議会等への委員派遣，都道府県ごとのエリア活動，発達障害に関する知見収集や実証研究，小冊子発行による理解啓発等に取り組んでいる。また，講演やシンポジウムなどによる年次大会を開催している。
JDDネットのホームページhttp://jddnet.jp/
(山岡)

入所施設
residential facility

　知的障害*児・者の入所施設としては，主なものとして知的障害児施設*，知的障害者更生施設*，知的障害者授産施設*などがあげられる。また，自閉性障害*児に特化して，昭和55（1980）年に知的障害児施設体系に福祉型，医療型の2種類の入所型の自閉症児施設*が創設されたが，自閉性障害成人の専門施設は，国の制度としてはまだない。そのため各都道府県に親の会や有志，既存法人などが中心となって自閉性障害者を主とした知的障害者施設が開設された。施設は，自閉性障害者が集団で生活を送る上での困難さに配慮した環境づくりや，彼らがもつ障害特性を理解した上での支援をしていく必要がある。
　障害者自立支援法*では，事業体系の見直しが行われ，「24時間を通じた施設での生活から，地域と交わる暮らしへ」「入所期間の長期化など，本来の施設機能と利用者の実態の乖離を解消」などの視点から，入所施設においては，平成24（2012）年4月までに日中活動の場と夜間支援の場が分離し，居住支援の事業となる。利用可能な者は，原則として介護給付等障害程度区分*4以上の者（50歳以上は区分3），または，自立訓練*または就労移行支援*の利用者のうち，地域の社会資源の状況等により，通所困難な者である。
　入所施設の今日的課題としては，施設福祉から地域福祉への転換を背景に「施設の社会化」が求められている。施設のもつさまざまな機能，設備，人材，専門性を地域福祉に活用していくなど，施設自体を地域の中に位置づけていくことが求められている。
(小林勉)
⇨通所施設

乳幼児期自閉症チェックリスト
➡ CHAT

ニルジェ
Nirje, Bengt [1924～2006]

　バンク‐ミッケルセン*が提唱したノーマライゼーション*の理念を受け継いで，「ノーマライゼーションの原理」（1969）を発表，社会福祉理念として「8つの原理」を提唱し，ライフステージのすべての段階において「知的障害*者の日常生活の様式や条件を社会の主流にある人々の標準や様式に可能なかぎり近づけること」を求めた。ニルジェは個人の発達や社会参加の観点から，障害者にとって食事や住まいなど「最低限の必要性を満たすだけでは質のよい生活とは

いえない」として，個人と生活習慣，生活リズム，文化パターンとの関係を論じた。障害児・者のいる家庭では親のストレス*や過保護から，本人たちのストレスや屈辱感が高まり，ノーマルな家庭を保つ上で大きな困難があることを指摘した点に注目すべきである。
　　　　　　　　　　　　　　（石井哲）

認知行動療法
cognitive behavioral therapy

　不適応*に関連する行動的，情緒的，認知的な問題を標的症状として，学習理論*をはじめとして広く行動科学の理論や行動変容*の諸技法を用いて，不適応を軽減したり，適応行動を学習していく心理療法*の総称である。行動療法*に起源をもつ流れと認知療法に起源をもつ流れがあるが，予測や判断，信念や価値観などのさまざまな認知要因が個人の情緒や行動にどのような影響を及ぼしているかが常に考慮されている。行動療法における学習理論の中心となるオペラント条件づけ*からの利点を取り入れるとともに，ベック（Beck, A.T.）の認知療法，エリス（Ellis, A.）の論理情動療法などを含めて，内的プロセスに目を向け，バンデューラ（Bandura, A.）の社会的学習理論（モデリング*）を取り入れて発展したものである。

　実際には，標的症状を含めた多面的なアセスメント*から始まる。治療技法としては，行動療法に近いものから内的過程を重視する方法まである。ハビットリバーサル，暴露反応妨害法，ソーシャルスキルトレーニング*（SST），セルフモニタリング，あるいは認知療法とその応用など限りなくある。適応となる障害は多岐にわたっているが，発達障害*では，自閉症スペクトラム*やADHD*やトゥレット症候群*などにおける行動や運動症状の改善や合併症*である強迫性障害*，不安性障害，気分障害*などに対して用いられる。薬物療法*と併用することにより薬物の使用量を減らせる可能性がある。
　　　　　　　　　　　　　　（太田）

認知症
dementia

　従来，日本語で「痴呆」と呼ばれていたが，侮蔑的な表現である上に，実態を正確に表しておらず，早期発見・早期診断等の取り組みの支障となっていることなどから，平成16（2004）年の厚生労働省の用語検討会議による報告書で「認知症」という呼称に改めることが提言された。厳密にいうと，18歳の終わりまでの知能の発達可能時期を終了した後に何らかの原因が加わって知能レベルの低下をきたした状態をいうので，20歳の人で認知症が生じるということは十分ありうる。近年では，老年期の人の認知症がもっぱら取り上げられているが，それは日本における老齢人口の増加という現象によるものである。認知機能の低下（読み，書き，計算，記憶などの機能の低下）が主としてあらわれるが，感情，意欲，遂行機能*などの障害も共に出現するのが大半である。
　　　　　　　　　　　　　　（白瀧）

脳磁図
magnetoencephalography

　脳内の電気活動そのものの測定が脳波*であるが，脳磁図はその電気活動中に生じる磁場を測定するもので，脳波と同一現象を見ている。てんかん*の焦点の同定，聴覚，視覚や体性感覚誘発磁場等が測定される。磁気を計測するだけなので，安全無害な検査法である。脳波や脳磁図のすぐれた点は，PET*やSPECT*のような血流の変化を測定するものではなく細胞の電気活動そのものであるので，瞬時の現象を捉えられることである。脳波と比べての利点は，結果をMRI*画像の上に表示できること，電極が不要なことである。しかし短所として，心臓ペースメーカーのような体からはずせない磁気を帯びたものがある場合は検査できず，また体動のある状態では検査できない。　(川崎)

脳代謝改善薬等（ホパテン酸カルシウム，塩酸ビフェメラン，ペントキシフィリン）
nootropics

　痴呆などの脳代謝の改善のためにホパテン酸カルシウムや塩酸ビフェメランなどが，脳微細血流改善薬としてペントキシフィリンなどが認可されていた。これらの薬物は，自閉症スペクトラム*の治療に際しても，行動を改善する作用があり，臨床的には一定の評価を得ていた。とくに塩酸ビフェメランは，一時，自閉症スペクトラムの薬物としての治験もおこなわれ，多動*への効果が指摘されていた。しかしながら，高齢者への使用による副作用の報告，再評価による脳代謝改善作用の効果が確認できなかったことなどから，結局発売中止となったため，現在は使用されていない。　(市川)

脳波
electroencephalogram：EEG

　大脳皮質のニューロンの電気活動を電極により計測する手法，およびこれにより計測された電気活動。通常は電極を頭皮上に設置する頭皮上脳波をさすが，てんかん*の術前検査などのため開頭し頭蓋内に電極を設置する手法もある。

　単一ニューロンの活動ではなく，集団としてのニューロンの電気活動を反映している。ニューロンの活動電位ではなく，興奮性シナプス後電位を反映していると考えられている。

　臨床検査として，てんかんや睡眠障害*の検査のために用いられる。また，検査あるいは研究のために，刺激に対する反応が誘発電位あるいは事象関連電位として計測される。

　電極設置位置として，国際脳波学会により21個の電極を用いる国際10-20法が推奨されている。より少数あるいは多数の電極で計測することもある。

　解析手法として，原波形の解読，周波

数解析，加算平均，時間周波数解析などが提案されている。また，多電極の電位振幅や周波数振幅を視覚化するトポグラフィー表示も用いられる。

神経活動計測の手法としての頭皮上脳波の長所として，非侵襲性であること，計測が手軽にできコストが低いこと，時間解像度が高いこと，ニューロンの電気活動を直接的に計測していることなどがあげられる。短所として，空間解像度が低いことがあげられる。

脳波は主に周波数と振幅で分類されており，安静時に出現しやすいアルファ波（8～13Hz），緊張傾向を示すベータ波（13Hz以上），睡眠や脳機能低下で出現しやすい徐波（4～7Hzのシータ波，4Hz未満のデルタ波）などがある。てんかん等で出現する異常脳波には，棘波，棘徐波複合，高振幅徐波などが含まれる。

脳波を測定した研究から，自閉症スペクトラム*例において，休息状態における律動のパターンや顔刺激に対する事象関連電位が定型発達者と異なるといった知見が報告されている。　　（佐藤弥・十一）

ノーマライゼーション
normalization

人間社会では，そこで歴史的に形成されてきた文化の慣習や，ある一定の技術，能力，態度が要請されるものである。したがって，そこに生活の規制が生じてきて，それを乱すものを排除していく動きが生じてくる。その対象となりがちなのは，高齢者や障害者，さらには乳幼児などの社会的弱者で，いずれも保護なくしては生活できない存在である。現実に障害者や高齢者は，過去には社会的淘汰の対象にされたこともあった。ひとつには，社会の生産性を高めるにあたっての社会防衛的な意味から，施設はそのような人たちを社会から隔離する場所となり，更生の意味をもたせながらも現実には社会的生活能力の不足からこれらの人々はそうした施設に滞在することになり，社会から隔離されていたといえる。

1950年代からデンマークにおいて，巨大な施設による知的障害*者の保護政策について批判の声がわき起こった。とくに，その施設で暮らす親たちからの批判が多く，これらを受けて，バンク‐ミッケルセン*がそれを支持して登場してきたのであった。彼は，「ノーマライゼーション*を難しく考える必要はない。自分が障害者になったときにどうしてほしいかを考えればすぐに答えは出てくる」と主張した。このことばは，ノーマライゼーションを考える鍵となっている。このデンマークでの動きは1960年代にスウェーデンなどの北欧諸国に及び，今日では国際的に普及してきている。この理念は知的障害者のみにとどまらず，社会的支援が必要な人々に対して，その時代のごく普通の生活を提供することを意味している。ニルジェ*は基本原理として一般市民の標準的生活の保障を具体的に述べ，その平均的水準から低下させることを劣等処遇と称した。

さらにアメリカにおいて，ヴォルフェ

ンスベルガー（Wolfensberuger, W.）がこの理念を「可能なかぎり文化的に通常である身体的な行動や特徴を維持したり，確立するために，可能なかぎり文化的に通常となっている手段を利用すること」と規定した。

ノーマライゼーションは発音の関係で，ノーマリゼーションとも書かれるが，日本語の定訳はない。

ノーマライゼーションの原理は，社会的弱者が一般社会で生活できるように社会を整えたり当人へのハビリテーションやリハビリテーション*を進めることであるが，地域生活への参加を強く求めるあまり，インクルージョン*やポストノーマライゼーションという理念だけで入所型の施設をすべて否定してしまうことは，現在の社会状況において時期尚早と考えられる。　　　　　　　　　(石井哲)

ノーマライゼーション7か年計画
➡ 障害者プラン

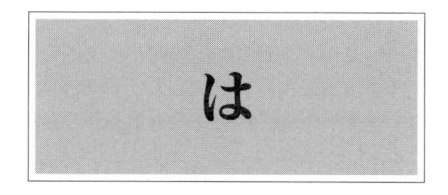

は

パーソナリティ障害 ➡ 人格障害

徘徊
ecdemomania

家庭や学校から急に姿をくらまし，放浪することをさす。目的のわからないことが多く，てんかん*の朦朧状態や，解離障害，精神病の急性期，認知症などで見られることが知られている。自閉症スペクトラム*児の場合は，地図や鉄道に詳しい場合も多く，特定の場所をめざして徘徊することもある。子どもの場合は，保護されると保護者が迎えに行く必要があるため，頻回におこなわれると，時間的にも経済的にも負担が大きい。多くの場合，「歓迎されること」「保護者が迎えに来てくれる」ことが本人にとって意味があるのが通常であり，徘徊先で歓迎されると，何回も同じところへ徘徊することがある。　　　　　　　　　(市川)

発語困難
verbalization difficulty

発語とは，狭義の意味では生後1歳前後に何かの対象に結びつけて意味あることばが発せられる，いわゆる初語の意味で用いられる。広義の意味では，発音されることばすべてのことをさし，発語困難とは，何らかの理由により発達に相応した発語ができない状態をいう。

形態的には，①構音障害*，②失語症，③口蓋裂，④吃音*，⑤言語障害*などさまざまなことがあげられ，それらの原発因としても，中枢神経系の機能障害*，まひ，聴覚障害，形成学的異常など，多々考えられる。自閉症スペクトラム*においては，中枢神経系の機能不全にもとづく言語理解の遅れによる発語困難が一般的である。ときに失語等の本来は限

局された機能障害がより広範囲な行動異常をもたらすことが多々ある。　　（楠）

発達検査
developmental test

　発達検査は，乳幼児の発達の状況・程度・バランスといった発達の様相を明らかにし，評価・診断をおこなうものである。発達検査の結果から，適切な援助や支援をおこなうための情報を得ることを目的とする。保護者や保育者に対象児の発達状況の理解を促したり，日常生活の対応について助言を与える資料を提供する。

　発達検査の適用範囲は出生直後の子どもを含め，低年齢児からの検査が可能である。言語を媒介とする検査項目だけでなく，身体運動や社会性*など，多領域にわたる発達評価が可能である。検査結果は，発達年齢・発達指数・発達プロフィール（発達輪郭表や発達グラフ）などで表すことができる。発達検査の種類には，検査者が場面設定して対象児を直接観察するものと，対象児をよく知る保護者や保育者に質問し回答を求めるものがある。

　発達検査の対象は，乳幼児が中心であり，検査結果の判定には慎重であることが大切である。家庭と検査場面とでは，子どもの遂行が異なることも予想される。対象児の年齢や状態を考慮し，検査者と対象児のラポール*を十分にとる必要がある。対象児の発達について回答を求める質問形式の場合，検査結果が回答者の主観によって影響を受けることもあり，質問の内容が正確に伝わっているかどうかに配慮する必要がある。　　（伊藤良）

発達障害
developmental disorder

〔概念〕胎生期を含む発達早期に，中枢神経系の成熟に支障をきたすような侵襲を受けたことによる精神発達に遅滞や逸脱をきたした病態で，単なる「発達」の障害を意味するものではない。発達障害はその原因として遺伝的素因または何らかの外因性の侵襲が考えられる。環境的要因によるものではないが，傷害された機能の発達に影響することも多い。障害は年齢とともに軽快するが，成人になっても残存することは少なくない。

〔下位分類〕DSM*-Ⅲ-Rでは第Ⅱ軸に発達障害として精神遅滞*，特異的発達障害*および広汎性発達障害*を記載するように規定されていたが，DSM-Ⅳでは第Ⅱ軸記載は精神遅滞と人格障害*だけになり，発達障害のカテゴリーはなくなっている。ICD-10*では特異的発達障害と広汎性発達障害が心理的発達の障害の章に掲載されていて，精神遅滞は別の章で扱われている。わが国では特別支援教育*の対象として学習障害*，ADHD*および高機能自閉症*を「軽度発達障害*」と称しているが，国際的に同意されている用語ではない。発達障害者支援法*では，当初，障害者自立支援法*の対象とされていなかった自閉症*，注意欠陥多動性障害，学習障害，その他が対象と定められている。近年，多くの精神疾患*の研究

で早期からの脳障害の所見が見いだされ，発達の早期の脳障害と関連して発達障害と呼称されることも少なくない。　(中根)

発達障害者支援センター

平成17（2005）年4月1日より施行された発達障害者支援法*第14条の規定にもとづき，自閉症スペクトラム*をはじめとする発達障害*児・者およびその家族に対し，以下に述べるような各種支援をおこなう機関。前身は平成14（2002）年度から設置が始まった「自閉症・発達障害支援センター」である。発達障害者支援法の施行にともない，対象とする障害の範囲は自閉性障害*を主とする広汎性発達障害*から，学習障害（LD*）や注意欠陥多動性障害（ADHD*），その他これに類する脳機能の障害を含むものへと拡大された。

発達障害がある本人，家族，および本人が所属する保育・療育*・教育機関，各種サポート機関からの相談に対し，施設や機関などと連携しながら，問題解決のための環境調整*や助言をおこなう。実施主体は都道府県ならびに政令指定都市となっているが，発達障害児・者の療育等に実績を積んできた社会福祉法人などが委託を受けて運営している場合が多い。平成21（2009）年7月現在，全国で七十余か所に設置されている。

〔主な業務内容〕

①相談支援*……相談の内容に応じ，医療・保育・教育・就労・福祉など，関係する施設や機関の紹介，問題解決に向けて電話相談，外来相談，訪問相談などをおこなう。

②発達（療育）支援……本人の状態を見ながら，家庭および所属集団における養育・療育の方針や具体的な援助計画・方法などを助言する。

③就労支援*……就労や就労の継続を希望する場合，就労支援機関などと協同して職場開拓，職場適応に向けての支援をおこなう。

④その他，関係施設や機関に対し，発達障害に関する特性や対処法などについての啓発および研修などをおこなう。

〔利用対象〕　原則として，設置主体の都道府県・政令指定都市に居住する本人，家族，関係施設・機関。　　(中山)

発達障害者支援法

〔経過〕　教育分野における軽度発達障害*対策や特殊教育から特別支援教育*への移行，発達障害*者の犯罪や被虐待児に占める発達障害児の割合の高いことなどに影響を受け，議員立法として可決成立し，平成17（2005）年4月1日より施行された。

〔概要〕　本文25条と3年ごとの見直しを定めた附則からなる。この中で発達障害とは，小児自閉症*，アスペルガー症候群*，他の広汎性発達障害*，学習障害*，注意欠陥多動性障害*，他のこれに類する脳機能の障害で，その症状が通常低年齢で発現するものと定義されており，その支援全般にわたる内容が含まれている。具体的には，①従来の福祉施策では認定

されなかった，知的障害*をもたない発達障害者に対して必要な支援をおこなうこと，②早期発見*と早期療育*，家族支援*，さらに保育，教育，就労という生涯にわたる一貫した支援を地域主体でおこなうこと，③犯罪被害にあいやすい発達障害者の権利擁護，④発達障害を「脳機能の障害」と確定したことによって，育て方などが原因であるという誤解が解かれること，⑤「発達障害者支援センター*」の指定，発達障害の診断や支援をおこなう専門的な医療機関の確保などが盛り込まれている。

〔課題〕　はじめて「自閉症」が法律の形で位置づけられたものであるが，理念包括的で予算的裏付けのある施策に乏しいことや，公的な支援を受けるための手帳等による認定制度がなく，実効的なサービス提供に結びつくものかどうかが懸念されている。

(近藤裕)

発達心理学／発達臨床心理学
developmental psychology／developmental clinical psychology

　発達とは，人間の生涯を通じての自我・人格の形成と行動の変化・変容の過程を意味する。

　発達心理学とは，発達の形態，発達を規定する条件とメカニズム，発達の法則を明らかにしようとするもので，従来は，発達を成人までの進歩的変化と捉えたため，乳幼児・児童・青年がその研究対象であった。近年では成人と老人も含め人間の一生涯の変化の筋道を求める生涯発達の心理学に変わりつつある。

　その研究方法としては，発達の形態を明らかにするために自然観察や生態学的方法などの現象記述的方法がある。発達条件やメカニズムを解明するために実験法，双生児法，事例研究法，比較文化的方法がある。被験者に対する方法としては各年齢群を横断的に比較する横断的方法，個人を加齢にともない追跡する縦断的方法，複数世代を縦断的・横断的に比較するコホート法などがある。個人の発達の様相を捉えるには，その個人の年齢共通の一般的特徴，同一の文化社会的背景をもった世代的特徴，同一生活条件をもった群としての特徴，および，その個人の独自の特徴を捉える必要がある。

　一方，発達臨床心理学とは，人間の生涯にわたる発達・変容とそれに対する支援・援助のあり方を追究する学問であり，臨床的諸問題に対して発達心理学的観点からアプローチするのを発達臨床心理学という。発達心理学で導き出された一般的な報告・原理の妥当性が，発達臨床心理学の中で扱うケースの理解・教育・治療において活用されることであり，発達心理学と発達臨床心理学との関係は「基礎と応用」「理論と実践」という位置づけがあると考えられる。両者があってはじめて，人間の発達現象の総合的理解が可能になる。

(楠)

〈文献〉
久能徹・松本桂樹監修（2000）『心理学入門』ナツメ社

発達性協調運動障害
developmental coordination disorder : DCD/specific developmental disorder of motor function

　運動機能の特異的発達障害*ともいう。知的能力に遅れがなく，まひなどの運動機能にかかわる特別な疾患がないのに，粗大な運動や手先の微細運動がうまくいかない障害をさす。小児自閉症*，アスペルガー障害*，ADHD*，学習障害*・特異的発達障害，言語障害*，知的障害*などに合併することが多い。対応に際しては，合併症*を含めた適切な診断と，運動発達をはじめとする発達と行動の評価が必要とされる。最近では運動課題に際しても認知的アプローチがよいとされており，常にポジティブに評価すること，積極的な参加を促し自尊感情を高めること，運動課題は能力相応で簡単なものから始め，課題の難度を徐々に上げていき，持続を促し，本人にも進歩がわかるように工夫することなどが強調されている。
(太田)

発達テスト ➡ 発達検査

パニック
panic

　パニックとは，『行動科学事典』(B.ベレルソン& G.A.スタイナー共著／南博・社会行動研究所訳, 1966, 誠信書房) によると，「恐怖に対する，つながりのない不合理な反応のことである」と記されている。

　自閉症スペクトラム*児・者のパニック的行動としては，自傷行動*(頭突き，咬むなど)，他傷*(噛みつき，髪の毛を引っぱる，たたくなど)，物を投げる，床に寝転んで暴れるなどの行動であったり，涌出してきたことばを繰り返ししゃべる，奇声*をあげる，わめき散らす，などがよく見られる。

　パニック的行動は，自閉症スペクトラム児・者の場合，「要求が理解してもらえない・通らない」「自分のやりたいことを止められた」「身体的苦痛・不快」「予測しなかった事態・予定変更」などの場合に起きることが多い。また「思い出し」(フラッシュバック*)で起こることもある。
(高木)

〈文献〉
高木徳子他 (1989)「自閉症児・者のパニックについての一考察」『児童学研究』19号, 京都女子大学家政学部児童学科

ハノイの塔
Tower of Hanoi

　遂行機能*検査のひとつである。はじめに横に並んだ3本の杭の左端の杭に，穴の開いた，大きさがすべて異なる円盤が，大きなものを下に山状に積み重ねられており，最短の回数ですべての円盤をもとの状態で右端の杭に移動することを要求される。移動にはルールがあり，小さな円盤の上に大きな円盤を置くことができない，また一度にひとつの円盤しか動かすことができない。目標の設定と目標達成のための計画，行動の選択や変更，行動の評価が必要とされ，課題達成の可否，課題達成までの試行回数，試行時間

などが，前頭葉*機能である遂行機能の能力と関連する。　　　　（神尾・田中優）

パラリンピック
Paralympic

4年に一度，オリンピック終了後にオリンピックの開催国で引き続きおこなわれる障害者のスポーツ競技大会である。当初，戦争で身体に障害を受けた人たちのリハビリテーション*として始まったが，その後，国際大会に発展し，1960年のローマ大会が第1回となった。名称は，「並行（parallel）＋オリンピック（olympic）＝もうひとつのオリンピック」として1985年に正式に認められ，1988年ソウル大会から公式名称となった。2008年北京パラリンピックにおいては，知的障害*者は参加資格の認定のもとに，陸上競技・水泳・卓球の3競技への参加が認められている。　　　　　　（飯野）
⇨スペシャルオリンピックス

バリアフリー
barrier free

バリアフリーとは，広義の対象者としては障害者を含む高齢者等の社会生活弱者，狭義の対象者としては障害者が，社会生活に参加する上で生活の支障となる物理的な障碍（障害）や精神的な障壁を取り除くための施策，もしくは具体的に障碍を取り除いた状態をいう。一般的には障害者が利用する上での障壁が取り除かれた状態として広く使われている。

バリアフリーという用語は1974年6月の国連障害者生活環境専門家会議の報告書『バリアフリーデザイン』により広く知られるようになる。当初，障害者の生活用具つまり物理的なバリアとしていたが，「バリア」を「物理的バリア」と「社会的バリア」とに分類しており，社会的な意識の変革にその意味を見いだそうとしている。　　　　　　　　　　（大澤）

バロン-コーエン
Baron-Cohen, Simon [1959～]

イギリスの心理学者。ケンブリッジ大学自閉症リサーチセンター（ARC）で自閉症*関連の研究をおこなう。1985年に自閉症スペクトラム*に共通する障害として心の理論*の偏りを最初に指摘。心の理論の発達を測る誤信念*課題「サリー-アン課題*」を開発。知能テスト*では難しかった社会認知能力のアセスメント*を可能にした。

自閉症スペクトラムの出現頻度の性差より，男子と女子の認知特性（男子は組織的，女子は共感的）の生得的な差を自由画の分析をもとに示唆している。

著書に『自閉症——マインドブラインドネス』『共感する女脳，システム化する男脳』などがある。　　　（森永）

般化
generalization

特定の状況下（人や場所，材料など）で形成された行動が，その状況以外の類似した状況下でもあらわれることを刺激般化という。また，直接形成された行動

に類似した行動が変化して出現することを反応般化という。自閉症スペクトラム*児・者は，人工的な指導場面で学習されたことが自然な社会生活場面ではなかなか使われないなど，新しい場面や人などへの般化に顕著な困難性をもっている。状況に依存した学習にならないように場所，人，やり方などに計画的に変化をつけて教えたり，自然な強化*，自然な生活場面や人との学習を促進するなど，般化への対応は重要である。　　　（青山）

反響言語 ➡ エコラリア

バンク-ミッケルセン
Bank-Mikkelsen, Neils E. [1919～1990]

　デンマークで知的障害*をもつ子どもの親の会の運動をうけ，ノーマライゼーション*の理念を理論化して同国の「1959年法」制定に尽力した。行政官として知的障害者の福祉行政の仕事に一貫して携わり，障害者が「できるだけノーマルな生活状態に近い生活をつくりだすこと」をめざした。バンク-ミッケルセンは同国で知的障害者が千人規模の大規模施設に収容され，悲惨な状態にあった当時の実状に接して，「その国で障害のない人が普通に生活している通常の状態と，障害がある人の生活状態とを可能なかぎり同じにする」ことを提唱し，在宅ケアなどの地域生活への転換を求めた。脱施設化*の具体的な内容として，できうるかぎり成人となった障害者がグループホーム*や少人数の居住施設で生活す

ることを主張していることに注目すべきである。　　　　　　　　　（石井哲）

反抗挑戦性障害
oppositional defiant disorder : ODD

　反抗挑戦性障害（ODD）は，素行障害*（CD）に見られるような他者の基本的権利をひどく侵害する行為を認めないことを条件とした上で，理屈っぽく頑固で，かんしゃく*を起こしやすく，大人の要求や規則に従うことを徹底して拒否するといった，拒絶的，敵対的，挑戦的な行動様式が，同じ精神年齢にある他の子どもよりもはるかに多く，6か月以上反復・持続することを基本的病像とする。通常8歳以前に顕在化し，青年期早期に明らかになることはない。

　また，ODDはCDに発展する先行因子となるも，ODDを示す子どもの多くはCDにならないという見解もある。CDと比較しても，さまざまな課題を抱えている家族様式との関連が強調されており，たとえば片親に気分障害*やODD, CD, ADHD*，反社会性パーソナリティ障害*，物質関連障害の既往歴を認めやすいという。

　CDのタイプのうち，10歳以前に発症を認める小児期発症型では，小児期早期にODDが見られていることが多く，ADHDを同時にもちやすく，いわゆるDBDマーチ*を形成しやすいことも指摘されている。また，CD同様，有病率については，2～16％とばらつきを認めている。

また，反抗的行動それ自体は発達段階で通常よく認められる言動である。かなり頻繁でかつ重大な結果をもたらす場合にのみ，慎重にODDを考えるべきであることはいうまでもない。
　　　　　　　　　　　　　　　(田中康)

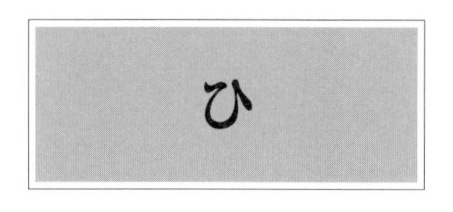

反復(的常同)行動
➡ 常同(的な)行動

ひ

ピアジェ
Piaget, Jean [1896〜1980]

　20世紀を代表するスイスの発達心理学*者。子どもたちとの対話や詳細な観察にもとづいて，子どもなりの思考過程があると考え，知能や発達に関する理論を構築した。ピアジェは知能の質的発達に関して思考発達段階説（感覚運動期：0〜2歳，前操作期：2〜7歳，具体的操作期：7〜12歳，形式的操作期：12歳〜）を提唱し，それぞれの段階が生じる年齢には個人差はあっても順番は変わらず，前段階を統合しながら発達していくとした。近年の研究では問題点も指摘されているが，自閉症スペクトラム*児・者の認知発達の理解などにも多くの影響を与えている。
　　　　　　　　　　　　　　　(青山)

引きこもり
withdrawal syndrome

　社会に出られず，家の中に引きこもる現象は統合失調症*のほか，社会恐怖，強迫性障害*，急性ストレス*反応，心的外傷後ストレス障害（PTSD*），回避性パーソナリティ障害*，気分変調障害，摂食障害*などの病態で出現し，アスペルガー障害*にも認められる。近年，不登校*などから始まって，半年以上も自宅に引きこもってしまう若者が問題になっていて，この非精神病性のものに限って「引きこもり」ということもある。この場合，立ち直ろうとしても，社会的スキルの不足もあって何回も挫折経験を繰り返していて，経過中に自室に引きこもることも多い。
　　　　　　　　　　　　　　　(中根)

非行
　少年法第3条にいう犯罪，触法，ぐ犯の総称。ここにいう「犯罪」とは罪を犯すこと，「触法」は14歳に満たないで刑罰法令にふれる行為をすることである。「ぐ犯」とは，保護者の正当な監督に服さない性癖があること，正当の理由がなく家庭に寄りつかないこと，犯罪性のある人もしくは不道徳な人と交際し，またはいかがわしい場所に出入りすること，自己または他人の徳性を害する行為をする性癖があること，のいずれかの事由があって，その性格または環境に照らして，将来，犯罪または触法行為をするおそれのあることをいう。いずれも児童相談所*等から送致されれば家庭裁判所の審判に

付されることとなる。　　　　（辻川）

微細脳障害 ➡ MBD

ビタミンB$_{12}$ ➡ 補酵素

ビネー
Binet, Alfred [1857～1911]

　フランスの心理学者であり，知能検査*の最初の開発者として知られる。フランス政府より知的障害*児の判別方法の研究について委託された彼は，シモン（Simon, T.）とともに1905年にはじめて，難易度順に配列された30問からなる知能検査尺度を作成した（ビネー＝シモン尺度）。この尺度はその後，1908年と1911年の2回の改訂を経て，「ビネー式知能検査」となる。この検査には精神年齢*の概念が導入され，その後の知能検査に大きな影響を与えることになる。当時の個人差研究においては，感覚や反応時間といった精神機能を測定することで高次の精神機能を分析する方法が取り組まれていたが，ビネーは，推理，記憶，抽象化といった内容を分析する必要性を主張した。　　　　　　　　　　（肥後）
⇨鈴木・ビネー式知能検査，田中ビネー（式）知能検査，知能検査

ピモジド（ピモザイド）（オーラップ）
pimozide

　抗精神病薬*の，ブチロフェノン系薬物のひとつ。適応疾患として統合失調症*に加え，わが国で小児の自閉性障害*や精神遅滞*にともなう行動異常や，睡眠，食事，排泄，言語等に見られる病的症状，常同行動*等が見られる精神症状に認可されている。また，チック*障害の第一選択薬のひとつでもある。小児の自閉症*等には，1日1回1～3 mg，1日量6 mgまで増量可能である。

　グレープフルーツジュースを一緒に飲用すると，重篤な循環器系の副作用（心電図異常や心室性不整脈）や薬物の血中濃度を上昇させるため，注意を必要とする。また平成17（2005）年に，SSRI*との併用は，重篤な循環器系の副作用が惹起される可能性から禁忌となっている。（田中康）

表象機能
representational function

　目の前にその対象がなくても，その見えないものを想起し操作する働きのことをいう。この表象機能と音声が結びつき，特定の音声によってものが想起されるようになり言語が獲得されていく。過去の経験を思い出して照合したり，これから先のことを思い描き計画することができるのも表象機能の働きであり，自我の発達にも影響を与えている。

　ピアジェ*の提唱した思考発達段階説では，0～2歳の感覚運動期以降の前操作期，具体的操作期，形式的操作期を表象的思考期と総称している。表象は，試行錯誤することなく頭の中で考え行動できるようになるシェマ（図式）の枠組みができることによって出現するとされている。ブルーナー（Bruner, J.S.）は，発

達的に表象様式を活動的表象，映像的表象，象徴的表象の3段階に分け，それらが順番に出現するとしている。象徴的表象の段階では，抽象的な様式で学ぶことができることと，事象を抽象的記号（言語）に置き換え表象することで，カテゴリーやヒエラルキーなどの基本的な概念を理解し扱うことが可能になる。太田昌孝らは，自閉症*の認知発達の水準を把握するために，表象機能の発達過程について着目した。そして言語や身振りの模倣*，シンボル遊びなどでわかるシンボル表象機能（記号的機能）の出現の確認をおこなった。自閉症の特性を考慮しながら検討を加え，認知発達の水準を独自のステージ（stage）に分けて定義するとともに，ステージに対応した指導についても提案をおこなっている。　（青山）
⇨太田ステージ

評定尺度法 ➡ 行動観察法

標的行動 ➡ ターゲット行動

平井信義［1914～2006］
　小児科医。児童心理学者。お茶の水女子大学教授，大妻女子大学教授を歴任。自発性や創造性を重視し，情緒の安定と心の基地がその土台となることを説き，行きすぎたしつけに警鐘を鳴らした子育て論で知られる。わが国の教育相談の黎明期を支えた。また，今日のアスペルガー障害*の前身である自閉性精神病質について，英語圏ではあまり顧みられなかった時代に，これを自閉症*の一類型としてわが国に早くから紹介した。自閉症者はしばしば部分的に高い能力を示し，性格の偏奇と捉えることもできるとして，精神障害*の範疇で捉えられがちであった当時の風潮の中で，自閉症児に教育の道を開き，情緒障害学級*の設立に貢献した。　（野村）

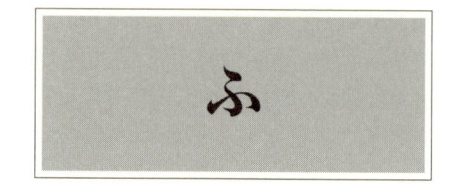

ふ

フェニルケトン尿症
phenylketonuria：PKU
　フェニルケトン尿症は，常染色体*劣性遺伝性の疾患である。両親はふつう異常が見られない。新生児マススクリーニング*検査で早期に発見される。フェニルアラニンを分解する酵素フェニルアラニン水酸化酵素が欠損しているために，フェニルアラニンとフェニルアラニン誘導体が過剰に生じて，知能障害*をもたらす。
　皮膚のメラニンが少なく色白で，尿はフェニル酢酸によりネズミのような臭いがある。早期治療として，発育期にはフェニルアラニンを低く抑えた食事療法をおこなう。フェニルケトン尿症の人が妊娠したら，胎児は遺伝的に正常であっても，母性フェニルケトン尿症を予防するために，フェニルアラニンが高値になら

ないように特別食事療法をおこなう必要がある。　　　　　　　　　　（諸岡）

フェンフルラミン ➡ セロトニン

フォーマルアセスメント
formal assessment

　アメリカのノースカロライナ州で実施されているTEACCH*プログラムでは，アセスメント*をフォーマルアセスメントとインフォーマルアセスメント*に分けて使用されている。フォーマルアセスメントとは，標準化されたテストバッテリー*を用いておこなうアセスメントのことをいう。

　代表的なものとしては，WISC*-Ⅳ，WAIS*-Ⅲなどのウェクスラー*系の知能検査*やK-ABC心理・教育アセスメントバッテリー*などがある。

　しかしながら，フォーマルアセスメントのみでは，自閉症スペクトラム*児・者のコミュニケーション*方法や興味・関心，家庭や学校での状況，将来の展望，保護者の希望などは測定できないため，インフォーマルアセスメントとしてそのような情報を収集し，フォーマルアセスメントとともに用いて支援方針を決定することが望ましい。よって，両アセスメントにおいてどちらが優位であるという順序を表しているわけではない。

　TEACCHプログラムでは，自閉症*であるか否かを診断するCARS*，ADOS (Autism Diagnostic Observation Schedule)，自閉症と診断された場合のIEP*やITP*の指針とするためのPEP*-3やTTAPというフォーマルアセスメントが実施されている。　　　　　　　　　　　（梅永）

福祉工場

　作業能力の高い障害者で，通勤や職場の設備・構造，対人関係等に関する問題から一般企業への就職が困難になっている人を対象に就労させ，生活指導と健康管理のもとに社会生活を営むことを目的とした社会福祉施設*。入所型と通所型がある。他の福祉施設と違う点は，ここで働く人には，最低賃金*を支払うことが求められていることである。

　障害者自立支援法*への移行にあたっては，訓練等給付のうち就労継続支援*A型が，ほぼ同様の事業内容となっている。この事業は，一般就労*が困難な利用者と事業所が雇用契約を結び，働く場を提供するもので，障害者以外の者を一定数以上雇用できる。　　　　（寺山）

福祉作業所 ➡ 作業所

福祉施設

　社会福祉法で定義される社会福祉事業の中で，いわゆる施設の形をとって社会福祉サービスを提供する事業所。施設の種類は，利用者の種別によって生活保護*世帯，児童，高齢者，障害者，婦人，母子などに分けられる。利用形態は，入所型（長期または短期），定期的通所型，福祉サービス提供型に分類される。この中に福祉事務所*，児童相談所*，知的障

害者更生相談所*などの公的な社会福祉機関は含まれないのが普通である。

障害者自立支援法*の施行にともない，自閉症スペクトラム*の子どもや成人が利用できる代表的な施設サービスは以下のように変わってきた。

児童：従来からの自閉症児施設*（医療型・福祉型），知的障害児施設*，情緒障害*児短期治療施設，さらに，障害程度区分*認定を必要とする介護給付として，児童デイサービス*，短期入所*（ショートステイ）など。

18歳以上の者：下表のとおり。

	介護給付	訓練等給付
日中系サービス	生活介護* 短期入所* （ショートステイ）	自立訓練* 就労移行支援* 就労継続支援*
居住系サービス	ケアホーム* （共同生活介護） 施設入所支援*	グループホーム* （共同生活援助）
市町村地域生活支援事業* 福祉ホーム，地域活動支援センター		

しかしながら，自閉症スペクトラムの人たちがなかなか受け入れてもらえない現状から，親たちや有志などを中心につくられた施設が全国で約六十余りある（これらの施設で全国自閉症者施設協議会*を運営している）。　　　　　　（中山）

福祉事務所

社会福祉法に規定されている「福祉に関する事務所」である。福祉六法*で定められている人たちへの援護，育成，更生にかかわる業務，その他の社会福祉全般に関する事務をおこなう。都道府県，市，特別区で義務的に設置されているほか，町村にも任意で設置されている（人口10万人に1か所の割合）。自閉症スペクトラム*の人たちに関しても，療育手帳*の申請・交付をおこなうほか，専任で置かれている福祉司が，障害者自立支援法*にある保健福祉サービスに関する相談や各種の支援をおこなう。　　　（中山）

福祉的就労

福祉的就労は，一般企業への就労が困難な障害者のために設けられた福祉施設*への就労を意味する。障害者の就労の形態として，「一般就労*」「福祉的就労」「在宅就労」がある。このうち福祉的就労は，福祉工場*，授産施設*，通所施設*への就労をいう。

障害者自立支援法*においては，障害者のニーズと適性に合った就労支援*を強化していくため，福祉と雇用等のネットワークの構築を図り，新たに就労移行支援*事業などに移行している。　（寺山）

福祉六法

第二次世界大戦後，福祉国家建設をめざす新憲法の理念に沿いながら，わが国に順次制定された社会福祉に関する主要な法律をいう。制定順に，①生活保護*法（昭和21年制定，のち昭和25年に新法），②児童福祉法*（昭和22年），③身体障害者福祉法（昭和24年），④知的障害者福祉法*（昭和35年制定時は精神薄弱*者福祉法），⑤老人福祉法（昭和38年），⑥母子

及び寡婦福祉法（昭和39年制定時は母子福祉法）の6つである。日本経済が十分に復興していなかった初期に制定された①～③を福祉三法と呼ぶほか、上記六法のうち生活保護法を除く五法に、社会福祉事業法（昭和26年制定、のち平成12年に社会福祉法と改正）、老人保健法（昭和57年）、社会福祉・医療事業団法（昭和59年）の3つを加えて福祉八法といったりする。

福祉六法の枠組みは、国家を中心とした制度や運営の仕組みでおこなわれる機関委任事務の福祉行政であった。また施設福祉中心の生活援助体制が主であった。これに対し、1970年代後半から、住み慣れた家庭や地域で生活し続ける権利がいわれはじめるようになって、「地域福祉」や「在宅福祉」の重要性が提起され、その条件整備を図るため福祉八法の改正がおこなわれた（平成2年「老人福祉法等の一部を改正する法律」）。この改正により、施設入所や障害児にかかわる在宅福祉サービスの措置権限が市町村へ移された後、契約制度の導入を経て、平成18（2006）年の障害者自立支援法*の制定にいたっている（のち平成22年に改正）。

福祉六法のうち自閉症スペクトラム*の人たちの福祉にかかわりのある法律は、狭義には上記の②と④であるが、関係者の永年の悲願が実り、平成17（2005）年度から新しく「発達障害者支援法*」が施行された。　　　　　　　　　（中山）

物理的構造化 ➡ 構造化

不適応行動
inadequate behavior

環境に対する適応または本人の内界での適応に失敗して生じる行動。自閉症スペクトラム*児の場合は、診断基準に限局された興味やこだわり*など、強迫性につながる行動が含まれていることと、感覚の異常をもちあわせたりするので、不適応行動が生じやすい傾向を含んでいる。年少で目立つのは、感覚の異常、極端な偏食*、睡眠障害*、自傷行動*、多動*、パニック*など。年長では、他傷*、強迫様症状、周期性の気分変動、うつ、被害妄想様行動など。重篤な発達障害*のある場合は、生理的リズムが整わないことからくるものや感覚運動的行動、儀式的行動などが多い。不適応行動が顕著となりやすいときとしては、強制される、見通しや状況がわからない、伝えられない、こだわりを止められた、変更、体調不良、天候などがあげられる。

〔対応〕　本人側の認知・行動変容*と、環境調整*の二方向がある。個々の不適応行動の理解と対応には自閉症スペクトラム児の発達を考慮する。対応の原則は「発達を促すことで理解力や表出の力を伸ばす」こと、また、禁止でなく、どうすべきかという適応行動を教える。未然の予告、視覚的提示が役に立つ。また、静かな環境を用意するという対応もある。行動の何を取り上げ、どの程度どのように対応すべきなのかに留意する。思春期*の対応などには、医療との連携も視野に入れる。　　　　　　　　　（武藤）

不適切(な)行動 ➡ 不適応行動

不登校
〔定義〕文部科学省では,「何らかの心理的, 情緒的, 身体的あるいは社会的要因・背景により登校しない, あるいはしたくともできない状況にあるために年間30日以上欠席した者のうち, 病気や経済的な理由による者を除いた者」を不登校児と呼んでいる。以前は「学校恐怖症」や「登校拒否症」とも呼ばれていたが, 原因として多様な状況が想定されるため, 状態像を示す「不登校」という語が使われるようになってきた。

〔不登校のきっかけ〕不登校のきっかけと要因とに分けて考えることが一般的だが,「不登校に関する実態調査」(平成13年9月 文部科学省)によると, きっかけとして「友人関係をめぐる問題」(45%),「学業の不振」(28%),「教師との関係をめぐる問題」(21%)など学校生活にかかわるものがあげられている。

〔要因・背景〕不登校の要因や背景として, ①学校に行きたいけれども行けないなどの心理的な問題, ②遊び・非行*による怠学, ③LD*・ADHD*等による二次障害*, ④虐待等によるものまで広くあげられ, しかも要因が複合的なものも多いため, その対策は, こうした多様な実態に即したものでなければならない。また, 不登校の深刻化から「引きこもり*」につながるケースもあり, 早期の適切な対応が重要である。 　　　　　　　　　　(砥柄)

不眠 ➡ 睡眠障害

プラダー–ウィリ症候群
Prader-Willi syndrome：PWS

　乳児期の筋緊張低下や哺乳困難, 軽～中度の精神遅滞*, 幼児期以降の過食肥満, 性器低形成, 特徴的な顔貌, 低身長などを示す先天性奇形症候群である。15番染色体*に微小欠失をもつが, その発症にはゲノム刷り込み機構が関与する。欠失は, 本症では父系由来の染色体に生じ, 母親由来の同部位の欠失ではアンジェルマン症候群*をひき起こす。新生児期はフロッピー(体がぐにゃぐにゃ)で, 哺乳力も不良であるが, 就学前後に過食となりカロリー制限をしないかぎり急速に肥満になる。また, かんしゃく*や頑固で硬直した考えをもちやすい。本症では, 就学, 地域の活動, 就職, さらに独立して生活することも可能だが, 上記のようなさまざまな問題があるので, 医療的なケアに加えて, 言語療法や作業療法などをも含む特別支援教育*や関連するサービスが必要となる。本症の早期診断がなされれば, 保護者は幼児期早期から子どもの食事を管理し肥満や関連した問題点を防ぐことが可能になり, 援助の必要な点や問題点を理解したり, 適切な療育サービスを利用することができる。

　　　　　　　　　　　　　　(平谷)

フラッシュバック
flashback

　元来の意味は, 閃光の後で視野が暗く

なる現象のことである。今日，ふたつの病態において用いられている。第一は，薬物依存症で，乱用をしていた薬物の使用を止めた状態において，主として心理的な引き金で幻覚*，妄想*などの薬物の急性期症状が再燃する現象をいう。第二は，心的外傷（トラウマ）の臨床において，トラウマ場面がさまざまな引き金刺激によって想起され再体験をする現象をいう。

　自閉症スペクトラム*においては，後者のフラッシュバックに非常に類似した過去の出来事の侵入による再体験がしばしば生じており，タイムスリップ現象*と呼ばれている。
（杉山）

ふり遊び ➡ ごっこ遊び

フリーオペラント法 ➡ オペラント法

プリングル病 ➡ 結節性硬化症

フルオキセチン
fluoxetine

　SSRI*のひとつで，商品名はプロザックという。日本では医薬品として認可されておらず，未発売薬である。

　第一選択薬の対象となる障害には，うつ病*性障害，強迫性障害*などがある。
（田中康）

プロザック ➡ フルオキセチン

プロテクショニズム（収容保護主義）
protectionism

　ノーマライゼーション*の対極に位置し，地域から隔絶された場所や方法で，日常生活を24時間，施設の中で完結する考え方である。わが国では，閉鎖された施設の生活が障害者を社会の偏見や圧迫から守るという保護主義的な考え方のもとで，施設入所中心の福祉が進められた。一方で，旧来の欧米に見られた「収容保護主義」は，知的障害*者から地域や人々を守るという発想を生み出し，知的障害への人間性の軽視という考え方に結びついた。この考え方はすべての人が発達し自立する存在だという人の尊厳を否定し，差別観を生み，「人権」を損なってきた。
（山本）

プロンプト ➡ 課題分析

プロンプト法
prompting

　きっかけや手がかりを提示して学習を促進し，正解を引き出す方法。たとえば，りんごの絵カードを提示して「これなあに？」と問い，答えが出ない場合，りんごの「り」を言ってあげてヒントにする。また，カードを仲間に分けるとき，文字カードの「のりもの」「くだもの」などを分類するところに提示して反応を引き出しやすくするなど。視覚，音声，動作ヒントなどがある。プロンプトは正解にいたるための経過的対応である。可能になれば意識して減らしていくことが大事である。提示者が無意識に出してしまう

目線，指の向き，カードに振ってある番号などがプロンプトになってしまうことがあるので，留意する。　　　　（武藤）

分化強化
differential reinforcement

　特定の刺激のときにのみ強化*をし，それ以外の刺激のときには強化しないようにすると，その特定の刺激のときにのみ反応するようになる。分化強化によって，弁別刺激*のちがいに沿って反応が変化するようになったとき，反応が分化し，刺激の弁別が形成されたという。分化強化の手続きを利用して複雑な行動（言語・概念・適応行動）を形成することができる。たとえば「かぶるものとって」と指示したとき，帽子以外のものを手渡そうとしたときには，「ちがう」と言うか無強化にし，正解のときにのみ強化すると，「かぶるもの」という刺激が弁別され，帽子を手渡す行動が形成される。どの刺激を，どのような反応のときに強化するかは，当該者の発達を考慮することが大切である。　　　　（武藤）

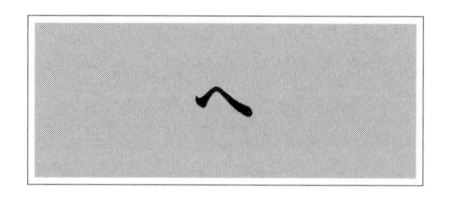

ベッテルハイム
Bettelheim, Bruno ［1903～1990］

　1903年，ウィーン生まれの精神分析家。ユダヤ人であったため強制収容所体験を経て，アメリカに移住し，シカゴ大学教授になる。寮制の附属養護学校の校長として情緒不安定な子どもの教育をした。自閉症*の重要な要因は，子どもが存在すべきではないという親の願望や，親の子どもに対する極端に拒絶的な感情にあるとし，両親から隔離することを強調した。TEACCH*プログラムの創始者であるショプラー*も当初はベッテルハイムの指導を受けたが，意見が合わず袂を分かった。1990年，86歳で自殺。その後，かつての養護学校の生徒らがベッテルハイムを非難するなどの問題が生じ，とりわけポーラック（Pollak, R.）は弟が附属養護学校の生徒であったことから関係者にインタビューを行い，批判的な伝記を発表した。　　　　（内山）

〈文献〉
Bettelheim, Bruno（1967）The Empty Fortress：Infantile Autism and the Birth of the Self, The Free press（黒丸正四郎・岡田幸夫・花田雅憲・島田照三訳（1973,1975），『自閉症　うつろな砦　Ⅰ・Ⅱ』，みすず書房）
Pollak, Richard（1997）The Creation of Dr. B：A Biography of Bruno Bettelheim. By. Simon & Schuster.

偏食
deviated food habit

　食事に関する問題行動*のひとつで，幼児期に親が気にする問題でもある。偏食は，特定の食品の味やにおい，調理法，調理温度などに好き嫌いが激しいことであるが，その程度はいろいろである。嫌いな食べ物をどうしても口に入れない程

度から，見た目や味つけによって食べたり食べなかったりする程度まである。親は子どもの健康を損なうことを心配するあまり，強制が生じやすい。しかし，特定の食品を食べなくても，栄養上大きな差しさわりがないことも多い。一般的対応は，空腹により動機づけをする，嫌いな食材をわからないように混ぜる，嫌いなものを食べたらほめてその後に好きな食べ物を与える，集団心理を利用するなどがあげられる。

　自閉症スペクトラム*の子どもの中には，特定の食品のみしか口にしない，また嫌う食品をどのように形を変えても受け付けないことがある。このことは，こだわり*とも考えられる。強制により拒否が強まること，本人が受け付ける食品のみ与え，新しい食品を試す機会がないことも起こりやすい。その対応は，偏食の状態把握から始め，徐々に慣らしていく行動療法*的アプローチが必要である。幼児期にもっとも感覚の過敏*が強いので，学齢期，思春期に向けて食べられる食材を広げ，生活上の支障を減らすことが大切である。　　　　　　　　　　(黛)

扁桃体
amygdala

　側頭葉*の前方内側に両側性に位置する構造体。扁桃（アーモンド）のような形をしている。神経核複合体であり，区分可能な13の核から構成されるといった説がある。全感覚モダリティの入力を受け，広範な脳部位に出力している。

　扁桃体は，動物およびヒトを対象とした多くの研究から，情動や対人相互作用に深くかかわることが示されている。たとえば，刺激の情動的価値や特定の表情の写真に反応するニューロンがサル扁桃体で見いだされている。

　扁桃体は，自閉症スペクトラム*の重要な神経基盤として注目されている。自閉症と診断された人の剖検研究からは扁桃体ニューロンの発達が未成熟であることが示されている。また機能的脳画像研究から，表情といった対人的刺激に対して，扁桃体の活動に異常が見られると報告されている。　　　　　(佐藤弥・十一)

ペントキシフィリン
　➡ 脳代謝改善薬等

弁別刺激
discriminative stimulus

　ある特定の先行事象が存在するときに，ある特定の行動が強化*され，その他の先行事象に対しては，その特定の行動が生起しても強化されないことを繰り返すと，その先行事象が存在するときにのみ，その行動が生起する確率が高くなる。このプロセスは刺激弁別訓練と呼ばれ，特定の行動が強化されるときに存在している先行事象を弁別刺激という。注意すべきことは，単に特定の先行事象の提示によって特定の行動が誘発されるのではなく，刺激弁別訓練の中で，その先行事象（弁別刺激）が特定の行動の強化と関連していたために，その後，弁別刺激が提

示されるとその行動の生起確率が高まるようになる、ということである。自閉症スペクトラム*児の指導の際に重要なことは、適切な弁別刺激に対して適切な行動が生起するような刺激弁別訓練をおこなうことや、弁別刺激をプロンプト刺激として活用し、プロンプト（実行を補助する刺激）を少しずつ減らすこと（プロンプト・フェイディング）によって、弁別刺激の提示によって適切な行動が生起するようにすることである。また、チャレンジング行動*の改善の場合には、チャレンジング行動の弁別刺激を提示しないことや、適切行動が生起しやすい弁別刺激を工夫することである。　　　（園山）

ほ

放課後支援

〔遊ぶ権利〕　「児童の権利条約」第31条では、子どもが「年齢に適した遊び」をおこなう権利を認めている。学齢児が放課後に仲間と主体的に「遊ぶ」ことは、子どもの全人的な発達においてきわめて重要である。

放課後支援としては、留守家庭対策となる放課後児童健全育成事業（学童保育）がある。主に小学校低学年を対象にし、保護者が帰宅するまで活動する場を提供する。

しかし、昨今はさまざまな社会的背景から、留守家庭児童に限らず「仲間と安全に遊べる」場を提供する公的制度へのニーズが高まってきた。

〔放課後子どもプラン〕　文部科学省は厚生労働省と連携して、平成19（2007）年度より「放課後子どもプラン」を実施している。この事業は、すべての小学校で、希望する全児童を放課後も学校内に残し、退職教員等を指導者としながら学習、遊びの指導をおこなうというものである。文部科学省の調査では平成21（2009）年4月現在、全国で8,719か所の活動が確認されている。

自閉症スペクトラム*児などの発達障害*児を含む障害児の放課後支援については、未だ整理されていない部分が多い。

障害の有無にかかわらず、放課後支援は子どもの発達においてきわめて重要である。しかし、自閉症*児等の支援に専門性が不可欠であることなど、障害児の放課後支援には特段の配慮が必要であり、この分野での今後の研究実践の進展が期待される。　　　（松浦）

補酵素　(THBP，ビタミンB群)
coenzyme

脳内の神経伝達物質*の代謝は酵素によっておこなわれるが、これらの働きを助けるのが補酵素である。

カテコールアミン（ドーパミン*やノルアドレナリンなど）の代謝では、必須アミノ酸であるフェニルアラニンは水酸化酵素によりチロシンになり、さらに水酸

化酵素でドーパに代謝される。この水酸化においてはテトラヒドロビオプテリン（THBP）が補酵素として働いていることが知られている。同様に必須アミノ酸であるトリプトファンは水酸化酵素で5-HTPに代謝されるが，ここでもTHBPが補酵素として働いている。自閉症スペクトラム*でもTHBPの低下が仮定され，治験がおこなわれたが，はっきりとした結果は得られなかった。

人においては，睡眠覚醒リズムを左右するのは視交叉上核のメラトニンと考えられている。メラトニンはセロトニン*からN-アセチル転移酵素（NAT）によりN-アセチルセロトニンを経て形成される。NATの補酵素として働くのがビタミンB_{12}と考えられている。

自閉症スペクトラムの場合も，睡眠覚醒リズムの異常がある場合は，ビタミンB_{12}やメラトニン（医薬品として発売されていない）の投与がおこなわれる場合がある。これ以外にも，自閉症スペクトラムでは行動上の問題にビタミンB_6やナイアシンなどが使用されることがある。

（市川）

母子通園

発達障害*，および発達に心配のある乳幼児とその母親が，通園機関にいっしょに通い，療育*や支援を受ける形態をいう。機関は子どもの個別療育やグループ療育をおこない，母親と専門職が子どもの療育場面を通して，協力しながら子どもの発達支援をおこなう。母親には，障害理解や子育てについての学習会を提供し，心のケアをおこなう。心身障害児総合通園センター*，地域療育センター*，児童デイサービス*，知的障害*児通園施設，肢体不自由*児通園施設等で共通に使われている用語である。機関や機関種別によっては，母子通園や単独通園（子どもだけの通園）のどちらか，あるいは両方の機能をもっている。現在，知的障害児通園施設の多くは，3歳という年齢で区切って「母子通園」「単独通園」に分けている。

（安倍）

補助代替コミュニケーション ➡ AAC

母子療育事業

当事業を実施している心身障害児施設（入所施設*）に，発達障害*のある子どもと母親が短期間宿泊し，子育てを学ぶ事業である。子どもの個別療育やグループ療育をおこない，母親には子育てや障害理解等の学習会を提供している。機関によって，プログラム内容や期間が異なる。また，参加を母子だけに限っている機関やきょうだい児，父親の参加も奨励している機関，子どもの利用年齢を定めている機関とさまざまである。支援費制度*の施行から母子療育事業という表現はなくなり，短期入所（ショートステイ*）の中に組み込まれた。利用申請は，当該市町村から発行された居宅介護受給者証（その中の「短期入所」）をもって，当事業を実施している機関との直接利用契約となっている。

（安倍）

ホスピタリズム（施設症）
hospitalism

　生後まもない時期から親と離れて養育された子どもに見られる，情緒発達および身体発達の障害をいう。症状としては，表情がなくなる，周囲に反応しなくなる，自発的な発声や動きの乏しさなどの情緒的発達と低体重などの身体発育の遅れがあげられる。ほかには，泣き声が弱く，眠っていることが多い，筋緊張が低い，感染症を起こしやすいなどが見られ，知的な発達にも遅れが見られる場合がある。一時期，自閉性障害*は親の育て方の問題とされていた理由のひとつに，ホスピタリズムの情緒発達の特徴と自閉性障害の特徴が似ていたことがあげられる。

（新井）

ぽっぽやプロジェクト

　コンビニプロジェクト*と同様，知的障害*や発達障害*のある人をとりまく人たちに障害を理解してもらうことを目的とした活動のひとつ。地域生活を営んでいく上で，移動手段としての交通アクセス権は保障されなければならない。身体障害や視覚障害のある人のバリアフリー*がスロープや点字ブロックであるのと同様に，知的障害や発達障害のある人のバリアフリーは，わかりやすい表示と交通機関で働く人たちの理解である。そのために国土交通省の協力のもと，障害についてわかりやすく記したパンフレットと対応Q&A，コミュニケーションボード*を全国の鉄道，バス，航空，船舶各会社に配った。

（辻川）

⇨警察プロジェクト

ボディイメージ
body image

　「身体像」「身体図式」ということばでも置き換えられる。自分自身が感じる自分の身体の場所の位置感覚や，周囲の空間における自分の身体の感覚である。

　ボディイメージが適切に発達しないと，身体の動きが不器用になったり，物や人にぶつかったりしてしまう。また，人の動きの模倣*もうまくできない。

　自閉症スペクトラム*の子どもの中にも不器用な子どもが多いことから，ボディイメージの発達の遅れが指摘されることが多くなってきた。

（石川恭）

ポーテージプログラム
Portage Program

　アメリカのウィスコンシン州にある小都市ポーテージで開発された，0歳からの発達遅滞乳幼児のための早期教育プログラム。1972年に『ポーテージ早期教育ガイド』として刊行され，その後，1976年に改訂された。現在はアメリカのほか，途上国を含む世界90か国で広く使われており，わが国でも1983（昭和58）年に日本版が出版された。現在では2005（平成17）年改訂の『新版ポーテージ早期教育プログラム』が，NPO法人日本ポーテージ協会によって全国各地に普及している。

　このプログラムは，「乳児期の発達」「社会性*」「言語」「身辺自立*」「認知」

「運動」の6領域について576項目の行動目標が発達の順序性に従って配列されたチェックリストを用い，親の家庭での適切な子育てに利用する家庭中心プログラムである。

1988年には国際ポーテージ協会が設立され，隔年で国際ポーテージ会議が開催されている。 　　　　　　　　　　（山口）

ホパテン酸カルシウム
➡ 脳代謝改善薬等

ホブソン
Hobson, R.Peter

ホブソン（Hobson, R.P.）は，ラター*によって示された自閉症*言語障害*説に対し，感情認知障害説を提案した。これは，幼児が自分自身と他者が別個のものでありながら連結性のある個人，つまりそれぞれが世界に対して心的視点をもった存在であるということを体験するための基盤をもっているが，自閉性障害児はそのような基盤が弱く，人が表出する感情の違いを認識できない。このような感情的である対人関係性の形成に障害があるという対人感情の障害が自閉性障害の一次障害であると主張した。　（新井）

ホームヘルプ(居宅介護)

地域で暮らし続けていく上でさまざまな困難を抱える人々（高齢者，障害児・者等）に対して，介護者を派遣して家事や介護などのさまざまな援助をおこなう在宅サービスのひとつである。1960年代以降，高齢者分野を中心に整備が図られてきたが，本格的な増加は1990年代以降である。

知的障害*児・者の居宅介護事業（ホームヘルプサービス）では，日常生活を営むのに支障のある障害児・者のいる家庭にホームヘルパーを派遣して必要な介護，援助をおこなうとされている。平成15(2003)年度からの支援費制度*への移行にともない，次のように大きな改善がなされた。①介護の内容は，身体介護，家事援助，移動介護*で，移動介護には余暇活動等の社会参加のための外出介護も含まれ，障害児も対象となる。②扶養義務者の範囲が配偶者と子に限定され，きょうだいや親（未成年者を除く）の負担がなくなる。③グループホーム*やケアホーム*の利用者も，身体介護，家事援助，外出介護にホームヘルプを利用できるようになる。④通所施設*利用者が通院する場合の外出介護，送迎をする親が病気等の場合の一時的な送迎等にも利用できるようになる。

平成18(2006)年の障害者自立支援法*の施行にともない，今までの移動介護は市町村の実施する地域生活支援事業*の「移動支援」として，また適切なかかわりや危険回避等についての十分な技術や経験を必要とする自閉症スペクトラム*の人たちなどについては，自立支援*給付として「行動援護*」が制度化された。（奥野）

ホモバニリン酸 ➡ 代謝産物

ま

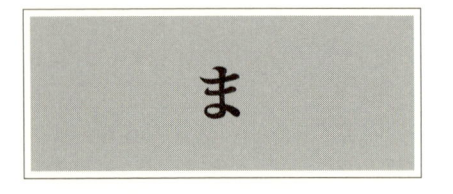

マイクルバスト
Myklebust, Helmer R. [1910～2008]

　聴覚障害の研究から,「微細脳損傷」「学習障害*」へと研究を進め, 学習障害研究の先駆となる。学習障害のある子どもたちに対する見方について, 子どもの学習過程を問題にし, 学習する能力の問題ではないと主張した。また, 学習の阻害要因として心理神経学的な問題 (soft neurological signs : 神経学的微症状) を示し, 人間の基本的な精神活動である認識活動 (知覚と思考), 記憶*, ことばとコミュニケーション*, 計画や行動のプログラミング, およびそれらの調節と制御の機構を脳の機能障害*と結びつけた考え方を示した。　　　　　　（新井）

マカトン法
Macaton vocabulary

　マカトン法とは, 1972年, イギリスのマーガレット・ウォーカー (Walker, M.) らによって開発された, 聴覚障害と知的障害*を併せもつ人を対象とした言語指導プログラムである。現在では, 自閉症スペクトラム*の人たちにも広く適用されている。動作サインやシンボルを話しことばと同時に提示する方法が中心で, すべてのことばにサインやシンボルをつけるのではなく, 文脈を理解する鍵となる単語のみに, 会話の語順に沿って動作サインやシンボルをつけて提示していく。約330の核語彙があり, 言語発達や生活空間の広がりを考慮して9つの段階に分けられている。　　　　　　　（新井）

牧田清志 [1915～1988]

　東京に生まれる。昭和14 (1939) 年, 慶應義塾大学医学部を卒業後, 昭和26 (1951) 年,「小脳分子層におけるマクログリアについて」で医学博士号を授与され, 昭和27 (1952) 年, 講師となる。昭和31 (1956) 年から1年間, ロックフェラー財団のフェローとしてアメリカのジョンズ・ホプキンス大学に留学し, カナー*教授のもとで児童精神医学を学んだ。昭和49 (1974) 年, 東海大学医学部精神科の主任教授となり, 国際児童青年精神医学会 (IACAPAP) の副会長として国際的に活躍し, 平成2 (1990) 年に京都で開催される予定であった第12回国際児童青年精神医学会の組織委員長として準備に専念していたが, 昭和63 (1988) 年, 急逝した。

　「自閉症*の類型」(昭和39年),「自閉症の発症年齢」(昭和41年),「読字障害*」(昭和43年),「児童期うつ病*」(昭和48年),「児童期精神分裂病*」(昭和49年) など, 国際的に高い評価を得た多くの論文を発表した。ラター*が自閉症の言語／認知障害仮説を発表したときの指定討論者でもあった。　　　　　　　（山崎）

マンド-モデル法
mand-model

　要求充足に向かう言語モデルを提示し反応を獲得させていく指導方法。ひとりで開けることのできない容器に好みのお菓子を入れて渡し，大人が子どもにわかるように「開けて」という言語モデルを提示して「開けて」と言わせる。その言語行動に対して，容器のふたを開けてあげ，中のお菓子を食べさせる。このような要求表現をマンドといい，要求充足に向かう言語行動は，その品物の獲得によって強められる。古典的な行動論的な言語訓練で形成されたことばの自発的使用困難についての対処の有効性が示されている。　（新井）

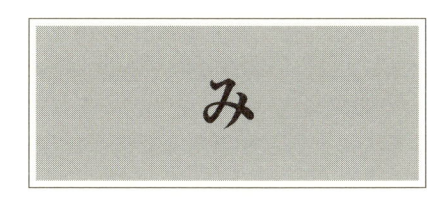

3つ組症状

➡ ウイング，自閉症スペクトラム

ムーブメント教育・療法
movement education and therapy

　アメリカの知覚運動理論家，フロスティッグ（Frostig, M.）によって体系化された指導法。多様な遊具を利用した感覚運動の実施により，子どもの自主性・自発性を重視しながら，心理面や情緒面，社会性*の発達などに働きかけていくところに特徴がある。また，MEPA-RやMEPA II などの教育・療法アセスメントにもとづき，子どもの実態の客観的把握や個別の運動支援プログラムの作成が可能とされている。自閉症スペクトラム*児には，軽運動で動きのぎこちなさを改善することや，小集団活動を通した社会性・関係性の発展に応用できる。　（是枝）

メインストリーミング
mainstreaming

　小・中学校でおこなわれている通常の教育形態をさし，特別支援学校*に対して，小・中学校をメインストリーム学校と呼んでいる。1950年代に北欧に発し全世界に広がったノーマライゼーション*の理念にもとづく統合教育運動において，障害のある子どもをすべて地域の小・中学校に就学させるべきであるという主張が，小・中学校から分離された支流を本流（メインストリーム）に統合させるという意味でメインストリーミングと呼ばれた。統合教育運動に替わって現在は，

子どもを分けないですべてを包み込むインクルージョン*教育が提唱されている。　　　　　　　　　　　　（山口）

メタ記憶
metamemory

　メタ認知*のうち記憶*に関するものがメタ記憶であり，自分の記憶に関する知識や考えである。たとえば，「自分は聴いて覚えることが苦手だ」「書けば覚えることができる」「人の顔はよく記憶するが，名前が覚えられない」など，記憶の性質に関する知識，有効な記憶の方略，自分の記憶能力や方略についての評価や判断を含む。メタ記憶が機能することにより，記憶課題の難しさや自分の記憶量を適切に予測し，メモ帳使用などの効果的方略を取り入れ，さらにその効果をチェックするといったことが可能になる。幼児期前期まではメタ記憶は十分に機能しないといわれる。　　　（五十嵐）

メタ認知
metacognition

　メタ認知とは，自分や他者が考えたり思ったりしていることについて認識することである。たとえば，「自分は数学が得意だが国語が苦手だ」「漢字は知っているが物語の解釈ができない」「周囲は自分を理系タイプとみなしているらしい」など，自分を客観的に見たり，他者から自分がどのように見られているかを気づいたり考えたりすることをさす。自分の行動や考え方の特徴，今考えていること，長所や短所などを自ら知り，評価・修正して新たな目標を立て，意図的で計画的な行動をおこなうことを可能にする。メタ認知は知識や経験の相互作用により発達的に獲得され幼児期後期から機能しはじめるが，自閉症スペクトラム*児・者ではその発達に問題を示すものが少なくない。　　　　　　　　（五十嵐）

メタ表象説
meta-representational approach

　表象とは目の前に対象がなくてもその対象を思い浮かべることを意味し，メタ表象とは，他者が考えていること（表象）を考える（表象する）ことである。たとえば，『「Aは"プレゼントの中身はクッキーだ"と考えている」と私は考える』ことをさし，「心の理論*」の二次的誤信念*課題に代表される。他者の視点や立場に立って考え行動するためには，メタ表象の発達が必要である。自閉症スペクトラム*児・者では，これらの課題に困難を示す例が多いことが報告され，メタ表象の特異的障害により「心の理論」の構築が妨害されることが，自閉症スペクトラム児・者の社会的認知障害の原因となっていると指摘された。しかし，メタ表象説が自閉症スペクトラム児・者の社会性*の問題を特異的に説明できるかに関しては，議論がある。　　（五十嵐）

メチルフェニデート
　➡ 塩酸メチルフェニデート

芽生え反応
emerging skills

　アメリカのノースカロライナ州で実施されている自閉症スペクトラム*児・者への包括的サポートプログラムTEACCH*において実施されている検査PEP*-3，TTAPで用いられている判定基準。

　課題の遂行力においてPass（合格）とFailure（不合格）の間にEmerging Skills（芽生え反応）という基準を設け，それを学校教育におけるIEP*やITP*における支援目標としている。

　近年，学校卒業後の就労支援*においてもジョブコーチ*が，できた仕事とできない仕事の間で，完璧ではないが指導方法によって獲得できるところをEmergingと評価し，その段階によってE1，E2，E3などと分類し，指導の目安にすることも増えてきている。　　（梅永）

面接法
interview

　面接法は，試験，調査，診断，アセスメント*，心理療法*，精神医学などの分野で，さまざまな目的で用いられる方法である。とくに心理療法では，面接は情報を得るだけでなく，面接そのものが介入として用いられる。障害児の保護者に対する面接においても，同様のことがいえる。

　面接の進め方は，どれだけ質問の内容や順序に自由度をもたせるか，すなわちどれだけ面接を「構造化*」するかによって異なる。診断や調査研究を目的とした面接では，構造化面接*が用いられることが多いが，心理療法や発達支援の場合には，半構造化面接や非構造化面接など，比較的自由で制約の少ない方法が用いられる。

　面接は，一定の目的をもっておこなわれる会話であるが，面接する者と面接される者との間で生じる相互作用は，言語を介するものだけではない。したがって面接者は，言語による相互作用に長けていることはもちろん，言語以外の相互作用にも十分に留意する必要がある。

　面接の過程では，最初は被面接者の緊張をほぐし，安心できるようにラポール*の形成に努めることが重要である。できるだけ受容*的・共感*的な態度で聴きながら，表情や姿勢，話しぶりなど被面接者を注意深く観察し，心理状態の把握に努める。話の内容なども含め総合的に情報収集した上で，適宜必要な質問や情報提供をおこなう。　　（伊藤良）

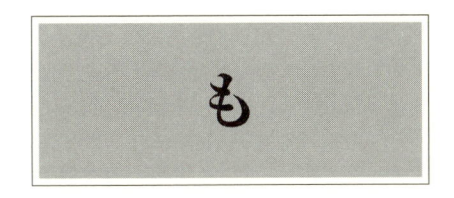

妄想
delusion

　主として自分と関係した，客観的には誤った思考内容の訂正不能の確信で，病的原因によるものをいう。妄想の起こり方として，正しい知覚に妄想的意味づけ

をする妄想知覚，何か重大なことが起こりそうだと感じる妄想気分，ふと思いついた内容が妄想に発展する妄想着想，に分けられ，内容的には自分への関係づけである関係妄想，誇大妄想，貧困妄想，迫害妄想，恋愛妄想があり，思春期*には自分が嫌なにおいを発散させていると訴える自己臭妄想，自分の視線が他人に嫌な気を起こさせているのではないかと訴える自己視線妄想などが見られる。

(中根)

モデリング
modeling

他者の行動やその結果をモデルとして観察することにより，観察者の行動に変化が生ずることをいう。基本的に模倣*と変わりはないが，学習に果たすその役割を強調したバンデューラ(Bandura, A.)は，この概念を彼の提唱する社会的学習理論*の中核に据えた。観察学習ともいう。対象者の具体的行動の再生産に限らず，その行動の背景をなす役割，価値観，態度など，より内面的で抽象的なレベルでの影響を含め，同一視，感化，薫陶といった過程を包括する広い概念。観察者への直接強化よりも，モデルに与えられる強化*（代理強化）が，間接的ながらより重要な促進条件になると考えられる。モデリング療法など，臨床的にも多々応用されている。

(野村)

模倣
imitation

〔形と機能〕 他者の行動を観察し，それを記憶*にとどめ，同様の行動を再生産することを広くいう。模倣には，意識的か否か，意図や目的があるか，受動的か能動的か，即時か延滞かなど，さまざまな形がある。原初的には母親の行動に同期して生ずる乳児の共鳴動作につながり，高次のものとしては自我形成における同一視とか感化の過程と連続する。いずれにしても社会的行動，遊び，言語などの発達と学習に，模倣の果たす役割は大きい。

〔模倣と自閉症〕 自閉症*児には模倣行動があまり見られないということを，多くの研究が指摘している。このことが自閉症児の学習に不利を招くとして，指導に際しては着席や注目とともに模倣行動一般の形成から始める研究者も少なくない。自閉症児に模倣が少ないのは，模倣スキルの問題というよりは，その正確なエコラリア*や複雑な儀式的行動*からして，模倣対象の選び方やそれへの興味のもち方などが，ふつうと異なるためだと考えられる。

ドーソン(Dawson, G.)らによれば，自閉症児の行動を模倣してみたところ，その人への社会的応答性（触れる，見る，音声，ジェスチャーなど）と集中（注視の長さなど）が有意に増加し，自閉症児の生理的覚醒水準の低減が見られたという。模倣が，刺激の最適水準の範囲の狭い自閉症児にとってちょうどわかりやすいと

ころにはまったからだと彼らは説明し、同じ玩具を使っての同時並行模倣などが、社会的交流の育成につながる有効な方略のひとつであることを示唆した。　　(野村)
⇨モデリング

問題行動 ➡ 不適応行動

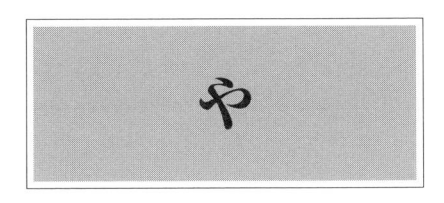

や

薬物治療
pharmacotherapy

　自閉症スペクトラム*では，長らく薬物治療は中心的位置を占めていなかった。その背景には，「行動異常の多くは心因性である」「対症的治療に頼るのはよくない」「薬物使用が薬物乱用に陥る危険性が高い」などの考え方があった。最近は，自閉症スペクトラムと脳内の神経伝達物質*の関与も想定されており，薬物治療もおこなわれることがある。自閉症スペクトラムのほとんどは原因が究明されていないため，これまでに，直接的原因の治療も試みられているが，大部分は二次的症状に対して使用されている。また，療育など他の治療法の導入として，集中力を高める目的で使用されることもある。
　自閉症スペクトラム*を中心に，いくつかの発症仮説が立てられ，これをもとに発症要因に対する薬物の投与が試みられてきた。脳内神経伝達物質の不足を仮説に伝達物質の前駆物質*であるℓ-ドーパ*や5-HTPを投与する薬物治療や，脳内の神経伝達物質の代謝に関する酵素の働きを高める補酵素の不足を仮定したTHBP（テトラヒドロビオプテリン）の使用がこれにあたる。これ以外にも，代謝に影響するとされる塩酸ビフェメラン，ホパテン酸などが使用されたこともあった。
　現在，二次的症状に使用されている薬物の多くは精神科で使用されているが，薬物の効能に「自閉症」が書かれているのはピモジド*（オーラップ）だけである。ただし，この薬がとくに有効であるか否かは疑問が残る。
　他の精神疾患に使用されている薬物が自閉症スペクトラムにも使用されることが多く，自閉症スペクトラムのみに使用される薬物はない。
　興奮，自傷*，"こだわり*"にともなう他傷*などには，統合失調症*の興奮，幻覚*・妄想*に使われる抗精神病薬*が使用される。効果が短時間で生じるのが特徴だが，自律神経系の不均衡をもたらしたり，ホルモンへの影響もある。副作用には，早発症状として，振戦*，筋の異常緊張，眼球上転，静座不能，遅発症状としての口周囲などの異常運動のような錐体外路症状，および体重の増加などがある。"パニック*"の頻発や"うつ"と"躁"を反復する気分の変動には気分安定薬*が使用される。うつ状態や"こだわり"には抗うつ薬*が使用される。とくに，セロトニン*の再取り込みを特異的

に阻害するSSRI*は，強迫症状に有効なことが知られており，自閉症スペクトラムの"こだわり"にも有効なことがある。自閉症スペクトラムでは，てんかん*発作をともなうことが多く，脳波*の改善が見られる抗てんかん薬*が使用される。抗てんかん薬の多くは気分安定作用もある。不安には抗不安薬が使用されるが，これらの抗不安薬の中には催眠作用，抗てんかん作用，筋弛緩作用のあるものもある。集中力の改善には中枢神経刺激薬*が有効な場合もあるが，ADHD*ほどではない。これ以外にも，ホルモン剤（甲状腺末など）やビタミン剤（ビタミンB群など）も使われることがある。 　　　　　　(市川)

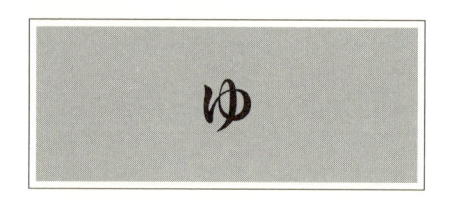

遊戯療法
play therapy

　遊びの場面でセラピストが何らかのインターベンション（介入）をおこなうことで対象児の問題を改善・治療する方法。古くから，精神分析的理論にもとづく感情表出指向的アプローチ，アクスライン（Axline, V.）の子ども中心遊戯療法（child-centered play therapy）など，数多くのアプローチがある。子どもが抱える問題，治療目標，手段になる遊びの選択，介入の原則や方策，効果のメカニズムの

考え方，それぞれ多様であるが，効果のアセスメント*は不可欠である。小児自閉症*の心因論が主流だった時代には，小児自閉症児にも多く使用される方法であった。 　　　　　　(仁平義)

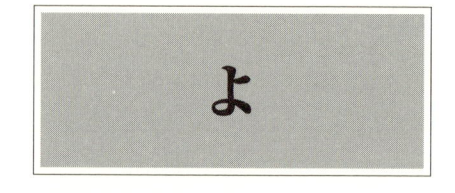

養護学校 ➡ 特別支援学校

読み（書き）障害
　➡ ディスレキシア，LD

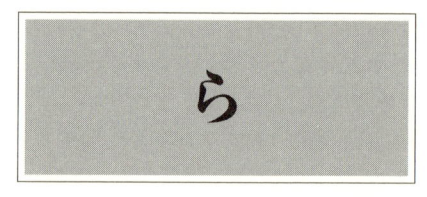

ラター
Rutter, Michael [1933～]

　イギリスのバーミンガム大学医学部卒業後，ロンドンのモーズレイ病院で成人および児童の精神医学の研鑽を重ね，1965年ロンドン大学精神医学研究所のスタッフとなり，1973年から同研究所の教授。ハーゾフ（Hersov, L.）と共著の児童精神医学の教科書は改訂版を重ね，邦訳もされている。1960年代から小児自閉症*の研究にとりかかり，疫学的手法から統

合失調症*説や心因論を否定し、器質性疾患が考えられ、言語と認知に関する発達障害*であろうとの仮説を提示したことは有名である。WHO*編纂のICD-10*の児童の精神疾患*の項は彼が中心になってまとめたと思われる。　　　（中根）

ラテラリティ
laterality

　左右が対称となる身体器官（手・足・目など）の片側が優先的に使用される現象（左右差）。大脳の左右非対称性や大脳半球優位性を意味する用語としても使用される。自閉症スペクトラム*児は利き手*が決まりにくいなど、ラテラリティ（片側の優位性）の確立に課題のあることが指摘されてきた。ラテラリティは身体両側が関連する運動（水泳のクロール）や、書字などの細かな指先の操作にも影響を及ぼしていく。ラテラリティの確立は、多様な動きを遂行する上で不可欠な課題となるため、早期からの支援を心がけていく必要がある。　　　（是枝）

ラポール
rapport

　カウンセリングや心理療法*において、クライエント*と治療者の間に、親密であたたかな人間関係の素地が成立することをさす。治療的インタラクションの円滑な推進を助ける潤滑油として、とりわけ治療の初期において、治療者はある程度その醸成に意を用いるのが常である。面接場面に臨んで自分をさらけ出すことに抵抗感を覚えるのはだれしものことであるし、動機づけの薄いクライエントにとってはなおさらであるからだ。ラポールづくりは、ことさらにそれをめざしてテクニック化するのではなく、治療関係の自然な展開の中でおのずからに醸成されることが望ましい。　　　（野村）

ランドウ-クレフナー症候群
Landau-Kleffner syndrome

　言語および運動の発達が正常であった子どもに生じる後天性失語をいう。少なくとも70％において、てんかん*発作をともなうので、獲得性てんかん性失語とも呼ばれる。4歳から7歳の間に発症することが多く、受容性言語の障害が重篤な点が特徴的である。発症頻度はかなり稀である。

　臨床経過は三期に分けられる。発症後数日〜数週間には、てんかん発作とともに聞き返しが増える、簡単な指示が通じなくなるなど聴覚性の言語理解の低下が見られる。この間、非言語能力は保たれ、経過がよければこの段階で完全に回復する例もある。慢性期（1〜7年）には、本症特有の脳波*異常が出現し、発語にも錯語や音韻変化があらわれ、重症例では日常生活の物音の区別もつけがたくなることがある。行動面では多動*や注意障害が見られることが多い。脳波が正常化したあとが第三期で、この時期から言語機能が回復するが、3分の2は重篤な受容性言語欠損を残し、3分の1は完全に回復する。

この病態の原因として，臨床上の特徴から炎症性脳疾患過程の可能性が示唆され，てんかん性過剰興奮による言語領野の損傷が推測されている。治療は，抗てんかん薬*，炎症性変化に対するステロイド投与などがある。

(平谷)

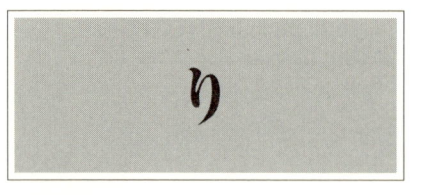

理学療法士
physical therapist：PT

「理学療法士及び作業療法士法」(昭和40年6月法律第137号) により，厚生労働大臣の免許を受け，理学療法士の名称を用いて，医師の指示のもとに理学療法をおこなうことを業とする者をいう。国家試験の累計合格者数は73,862人 (平成21年)。医療機関，福祉医療中間施設に勤務するものが8割以上を占める。主に身体障害，老年期障害がある人に対して，その基本的動作能力の回復を図るため，治療体操その他の運動，電気刺激，マッサージ，温熱，その他の物理的手段をおこなう。感覚統合*療法などで発達障害*児・者にかかわることも少なくない。(大屋)

リソースルーム ➡ 通級による指導

離脱・逃走行動
separation／escape

疾病逃避や空想への逃避といった無意識的な防衛機制から捉えることもあるが，単純には，ある事態から脱け出すこと，逃げることを意味する。逃走行動が生じる場合，一般的には当該の事態がその人にとって嫌悪的な刺激として機能している。そのため，それらの事態を遠ざけるために出現する負の強化*によって維持されている場合と，その事態がその人にとってあまり有意味な刺激として機能しておらず，逃げることによって強化となる刺激が随伴する正の強化によって維持されている場合がある。いずれの場合でも，当該の事態がその人にとって積極的に参加できる環境設定にないことや，楽しみとなる強化刺激が不足していることが影響している。逃避行動に対する機能分析をおこない嫌悪的な刺激の撤去や軽減に加え，参加できやすい環境設定や楽しみとなる強化事態の工夫をおこなっていく必要がある。

(渡部)

リタリン ➡ 塩酸メチルフェニデート

リハビリテーション
rehabilitation

〔概念〕 元来，権利や資格，名誉の回復や復権を意味するリハビリテーション (たとえば「魔女の烙印を押されたジャンヌ・ダルクのリハビリテーション」) の用語が，医療の分野に登場するのは1917年の米国陸軍病院からである。とくに第二次世界大

戦後は広く機能回復＊，社会復帰の技術システムとして認められ，理学，作業，言語などの領域が独立，専門化した。また日常生活動作（ADL＊）の概念も導入され，医療の中に「生活」の価値が加えられた。また，精神障害＊や小児の領域にも拡張された。今日では単に言語や運動機能などの機能改善や回復に限定せず，全人的な機能回復や自立的社会参加を促す技術と考えられるようになった。なお，療育や治療教育という用語も歴史的経緯や立場の違いだけで，今日，リハビリテーションと本質的な区別はないと考えられる。

〔内容〕以下の４つの技術的分野が主なリハビリテーション領域である。
①医学的；身体障害，失語などの回復訓練，代償機能，補助具処方など，②職業的；職業評価や訓練，ジョブコーチ＊などの就労支援＊，③教育的；障害児教育または特別支援教育＊，自立能力の育成，④社会的；障害者福祉とほぼ同義で，所得，住居，交通機関など，障害者の環境改善。
(吉野)

領域・教科を合わせた指導

学校教育法＊施行規則第130条の規定による，各教科，道徳，特別活動，自立活動＊の全部または一部を合わせた指導のことである。文部科学省の『特別支援学校小学部・中学部学習指導要領解説　総則等編』には，「日常生活の指導」「遊びの指導」「生活単元学習」「作業学習＊」の４つが示されている。これらは，各領域や教科の内容を総合的・関連的におこなう指導の形態である。教育課程＊編成にあたっては，将来の自立を視野に入れ，自閉症スペクトラム＊の特性である社会性＊，コミュニケーション＊，イマジネーション（想像力＊）の障害について，個々の状態をふまえた総合的な指導内容を取り入れることや，身につけた力が児童生徒の生活に生かされるよう支援していく必要がある。
(星井)

療育 ➡ 早期療育

療育手帳

知的障害＊児・者に一貫した指導や相談等をおこない，各種の福祉制度上の援助を受けやすくするための障害者手帳。都道府県知事や政令指定都市の市長が独自に発行するので，別の名称で呼ばれることもある（東京都の「愛の手帳」など）。18歳未満は児童相談所＊，18歳以上の者は知的障害者更生相談所＊が判定をおこない，A（重度），B（その他）に区分されるが，A１，A２，B１，B２と区分している自治体もある。ところが，自閉症＊児・者の中には，社会適応が困難であっても，知的障害を合併していないか，もしくは軽度であると，十分な判定や手帳それ自体を受けられない事例も数多く存在している。
(近藤裕)

臨床心理学

clinical psychology

〔定義〕臨床心理学とは，精神疾患や心

理的問題の治療・解決，あるいは，人々の精神的健康に貢献することをめざす心理学の一分野。臨床心理アセスメント（心理査定*），臨床心理援助（面接・心理療法*），コミュニティ援助（地域援助），研究法の4領域に分類される。

〔心理療法の流派・技法〕　深層心理学系として，フロイト（Freud, S.）の精神分析学，アドラー（Adler, G.）の個人心理学，ユング（Jung, C. G.）の分析心理学，ウィニコット*の対象関係論などがあげられる。

行動理論系として，アイゼンク（Eysenck, H. J.）などに代表される行動療法*やベック（Beck, A. T.）らによる認知行動療法*や認知療法，エリス（Ellis, A.）の論理療法などがあり，人間性心理学としては，ロジャース*をはじめとするロジャース学派，パールズ（Perls, F.）を中心に提唱されたゲシュタルト療法などがある。その他，箱庭療法，描画療法，音楽療法などの芸術療法系，遊戯療法*，夢分析，催眠療法，心理劇などイメージ療法の枠組みで捉えられる多くの心理療法があり，さらに日本で誕生した心理療法として，森田療法，内観療法，臨床動作法等がある。

〔臨床心理学の4領域〕
①臨床心理アセスメント（心理査定）

クライエント*の心の状態や環境を把握し，その問題の程度や性質について査定する。そしてその問題にどのようにアプローチしていくか，解決していくかの検討をおこなう。アセスメント方法としては面接・観察・調査などのほか客観的な心理検査*による分析をおこなう。主な心理検査として，人格検査・知能検査*・発達検査*・痴呆検査・社会性*検査などがあり，それらを用いてその人に合った心理療法の方針を決定していく。

②臨床心理援助

アセスメント*の結果をふまえて，どのような心理療法を用いるかを決定し施行する。来談者中心療法・行動療法・精神分析・交流分析・心理劇などのうちひとつを，もしくは場合によっては組み合わせて施行する。発達障害*児に対しては，遊戯療法・行動療法・ソーシャルスキルトレーニング*なども有効である。

③コミュニティ援助

問題解決をスムーズにおこなうために，地域社会・集団に働きかけ協力体制を整える。とくに，自殺・殺人・暴力・虐待などの危機場面，育児支援や家族関係の調整など諸問題に関して地域全体での支援の方策などを検討する。予防のための，講演や啓発活動なども含まれる。

④研究法

クライエントに対して，理解を深め援助方法を整理し，意義や効果などの研究をする。そうすることで新たなクライエントに対する対応がよりスムーズになる。具体的には，事例研究や調査研究などをおこなうが，その折には，事例個々のプライバシーが守られるよう個人情報の保護には十分な配慮が必要である。

〔対象となる障害・問題〕　精神疾患，発達障害*，心的外傷後ストレス障害（PTSD*），機能不全家族，不登校*，虐待，自殺企

図，犯罪被害者支援などがある。
〔臨床心理の実践・現場〕スクールカウンセラー*，家庭裁判所調査官，少年鑑別所*，児童相談所*，病院・精神科や心療内科*，児童精神科があり，発達障害者支援法*等の整備によって，福祉施設*における臨床心理学的支援のニードが高まっている。　　　　　　　　　　　（楠）

〈文献〉
氏原寛他編（2005）『心理臨床大事典』（改訂版）培風館

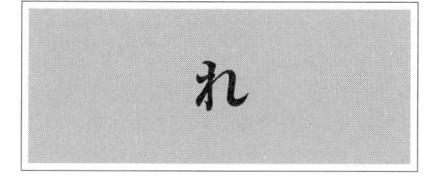

レスパイトケア
respite care

　レスパイトケアとは，「障害をもつ人の日常的なケアからの一時的解放」と定義され，自治体によっては独自の制度化を図っているところもある。大きな目的は，障害をもった人を日常的にケアしている家族などの介助者が，心身をリフレッシュするために利用するものである。また，障害をもつ本人にとっても，宿泊体験や余暇活動等を通して生活の幅を広げる機会ともなる。
　レスパイトケアは，短期入所*（ショートステイ）よりも積極的に地域生活における緊急時の支援の必要性や家族に対する支援を位置づけ，「必要なときに必要な支援」をめざし，全国的な広がりをみせている。　　　　　　　（佐々木敏）

レスポンデント条件づけ
respondent conditioning

　パブロフ（Pavlov, I. P.）は犬を使って，唾液分泌を無条件で誘発する刺激（肉粉の口内噴射）と中性的な刺激（そのものだけで唾液分泌を誘発しないベル音）とを繰り返し一緒に提示（対提示）していくと，肉粉によって無条件に誘発される唾液分泌が，対提示された中性的刺激であるベル音と結びつき，ベル音のみで唾液分泌が誘発されるという過程を明らかにした。この操作をレスポンデント条件づけと呼ぶ。ある条件と反射の同時性が重要で，そのふたつの間には因果関係または合理的な結びつき，あるいはその他の必然的関係はない。自閉症スペクトラム*児のこだわり*行動などは，ある条件と反射行動が偶然結びつき固着した条件反射と同じような場合がある。ある生活環境で家具配置に慣れると，新しい家具配置になじめず，もとの位置に戻すまでこだわり続けたり，同じパターンの行動を好んだりするのも条件反射の性質の強さと新しい条件づけの困難さのあらわれともいえる。　　　　　　　　　　　（新井）
⇨オペラント条件づけ

レット障害
Rett's syndrome

　レット（Rett, A.）により1966年にはじめて報告された，特徴的症状と経過を呈

し，原則として女子のみが発症する脳障害である。病因としてX染色体上の遺伝子*の異常が発見された。女子1万～1.5万人に1人の頻度で発症する。正常に発達した女児が1歳前から2歳までに発達の停滞，あるいは退行に気づかれる。手の機能の喪失と両手を前胸部でからませる独特な常同運動*，後天性の小頭症*，下肢に強い痙性運動障害が進行性に出現し，最終的には重度の精神遅滞*および中度の運動機能障害の状態となる。臨床特徴としては，他に脳波*異常が必発し，てんかん*も高率に発症する。呼吸異常，側弯や後弯等脊椎の変形，成長障害も見られる。生命予後は悪くない。　　　（川崎）

レノックス-ガストー症候群
Lennox-Gastaut syndrome

　レノックス-ガストー症候群は，持続の短い発作（強直発作，脱力発作，非定型欠神発作，ミオクロニー発作）と，特徴的な脳波*所見（全般性遅棘徐波複合diffuse slow spike-wavesならびに睡眠時脳波上速い律動群発）を特徴としている。脳の器質的異常を背景に見られるもので，1歳以降に上記のてんかん*発作が見られる。臨床的には精神遅滞，自閉性障害*，脳性まひなどの発達障害*が見られる。

　乳児期にはWest症候群（点頭てんかん）があり，この発作型が月齢とともに本症候群に変容してくることも多い。これらの持続の短いてんかん発作は抗てんかん薬*に抵抗性のことが多い。この発作型以外に，より持続の長い全般性強直間代発作や複雑部分発作をしばしばともなっている。　　　（諸岡）

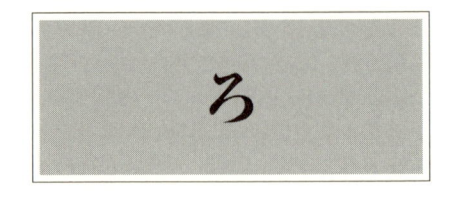

ろ

ロールプレーイング
role playing

　役割演技，平たくいえば「ごっこ遊び*」であり，心理療法*や教育法として用いられるだけではなく，人間理解のための演劇的方法としても用いられる。日常生活で困っている場面などを，セラピストとともに本人が演じ，場合によってはセラピストによるモデリング*などから，自分の行動に対する気づきを促し，社会性*を向上させることを目的としておこなわれる。自閉症スペクトラム*児・者に対しては，ソーシャルスキルトレーニング*（SST）や心理劇（サイコドラマ）などの治療教育の分野で適用され，その感情表出能力の向上や，適応的行動の獲得を目的として施行されている。（高原）

ロジャース
Rogers, Carl Ransom ［1902～1987］

　アメリカの心理学者。人間の本質を基本的に善とする人間観をもとに，中心仮説を人間の成長力に求め，主体性をもって自己の人生を選択することを支援する新しい方法を打ち出した。とくに非指示

的療法という忠告や意見などの指示をしないことを強調し，フロイト派や行動主義派をはじめ他の心理療法*と異なる立場をとった。これらが最終的には来談者中心療法，人間中心アプローチ，フォーカシングへと変遷する。共感的理解，無条件の肯定的関心，純粋性を中心に据え，面接を録音することで科学的な臨床研究を展開していった。レビィン派とゲシュタルト派の心理学を折衷したグループを展開し，ベーシックエンカウンターグループと名づけた。さらに，コミュニティの中でエンカウンターグループの特徴を生かしたPCA（person centered approach：人間中心のアプローチ）を形成することとなり，広く一般の人間関係に適用され，単に臨床心理の対象者にのみではなく人種問題・教育改革運動などの分野にも広がっていった。日本には1950年代以降のカウンセリングの展開にもっとも大きな影響を与えた。　　　　　　　　　（楠）

ロッキング
locking

　前後などに体を何回も揺することをさす。知的障害*をともなう自閉症スペクトラム*児・者の常同反復行動*として出現することがある。通常は他の常同反復行動と同時にあるいは置き換わって存在する。そのままでは，周囲に対する影響は少ないことが多いが，体が大きくなってから椅子に座っておこなうと椅子が壊れてしまうこともある。強迫観念にもとづいておこなわれることもあるし，何らかの気分転換のひとつと考えられることもある。この行動を「なんとかなくそう」と考えるよりは，「より適切な行動に置き換えられないか？」と考えるほうが現実的である。動物実験では，セロトニン*の影響と考えられることがあるが，ヒトでははっきりしていない。　（市川）

ロバース
Lovaas, O. Ivar［1927～2010］

　応用行動分析*（ABA）が，自閉症スペクトラム*児の療育方法として1964年UCLAのロバースにより試みられた。彼は，行動療法*の技法である刺激弁別訓練を活用して，自閉症スペクトラム児を集中的に訓練し，知的機能の著しい改善をもたらしたことを報告した。それによると，4歳前後から弁別学習を2年以上受けた子どもたち19人の知的機能が改善され，そのうちの9人が通常学級に進学できたという。ただ，平均週40時間，2年間おこなった初期集中介入である点に留意する必要がある。このように自閉症スペクトラム児に行動療法を中心とした教育を施すことで，子どもに著しい伸びが見られることから，現在でもアメリカでは応用行動分析を使ってのセラピーが多く施行されている。日本でも，ロバースの方法に対してさまざまな応用と改善が試みられている。　　　　　　　（楠）

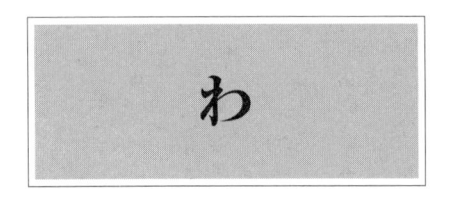

ワーキングメモリ
working memory

　作動記憶ともいわれ，行動や決断などの活動に必要な情報を一時的にいつでも使用可能な状態で保持しつつ，課題を遂行するような心理的制御をおこなう記憶*システムである。たとえば，書かれた内容を一時的に保持（記憶）しながら物語を読み進めるときや，繰り上がりの数を一時的に保持しながら暗算をおこなうときにワーキングメモリが使われており，読解，計算，推論などの遂行に重要な記憶過程である。ワーキングメモリには容量制限があり，不要になった情報は消し去る（リセットする）必要があるため「心の黒板」「心の作業所」にたとえられる。ADHD*，LD*，自閉性障害*における障害特徴のいくつかに，ワーキングメモリ容量の関与が指摘されている。

〔五十嵐〕

ワークシステム
work system

　TEACCH*プログラムの中で重視される視覚的構造化*の具体的応用法。学習や作業を自立的に実行できるように支援する方法で，次の情報を伝える。①何をするのか。②どれだけの量（課題）をするのか。③いつ終わるのか。④終わったら，次に何をするのか（してもよいのか）。
　これらの情報を伝えるために，対象者の理解水準に合わせて，文字，絵，写真，具体物が用いられる。活動の見通しと結果を確認しながら，自尊心をもって自主的に活動することを支援する。（佐々木正）

〈文献〉
朝日福祉ガイドブック（1999）『自閉症のひとたちへの援助システム——TEACCHを日本でいかすには』朝日新聞厚生文化事業団

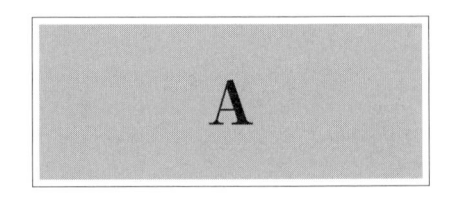

AAC（補助代替コミュニケーション）
alternative and augmentative communication

〔定義〕　AACとは，話しことばをはじめとするコミュニケーション*に困難のある人々に対し，自己の感情や意思をメッセージとして他者に伝えられるよう支援するアプローチの総称である。また，他者とのコミュニケーションに障害がある人たちのその機能を補助するのに使用されるさまざまな方法をさす。広義では，会話しているときに自然に使う顔の表情，ジェスチャー，ボディランゲージなども含まれる。発語することが困難な人たちに対するAACとしては，サインやジェスチャー，標準化された記号やシンボル，複雑な電子機器まで含める。

〔活用法〕 これらAACの活用により，日常生活における実用的なコミュニケーションと関連スキルの習得，回復をめざす。シンボルには，図表，掲示板，コミュニケーションブック，カードなどさまざまな形態があり，また，手書きやコピー，パソコンによって作成されたものがある。手話やジェスチャーも，聴覚に障害がある人たちに使われてきたAACの形である。自閉症スペクトラム*児・者には，このようなコミュニケーションの補助をしていくことが必要であり，また，コミュニケーションする意欲と状況を整えるなどの支援が必要である。　　　　（高原）

AAPEP ➡ PEP

ABA ➡ 応用行動分析

ABC分析
A-B-C analysis

〔定義〕 応用行動分析*や行動変容*法で用いられる行動アセスメント*の方法のひとつで，分析の対象となっている行動（ターゲット行動*）の生起に関係している先行事象と，その行動の維持に関係している結果事象を観察記録し，分析すること。先行事象（A：antecedent），行動（B：behavior），結果事象（C：consequence）の英語の頭文字をとってABC分析と呼ばれる。最近では，先行事象（A）を直接のきっかけ（D：discriminative stimulus 弁別刺激*）と確立操作（E：establishing operation）のふたつに分け，ABCDE分析と呼ばれることもある。方法論としては機能的アセスメント*と同義。

〔方法〕 直接的方法と間接的方法に大別される。直接的方法では，ターゲット行動が起きている場面を直接観察して，記録する。間接的方法では，ターゲット行動についてよく知っている人（本人，保護者，教師など）にインタビューし，その情報を記録し，整理する。いずれの方法においても，観察した事柄を，ターゲット行動（B），その先行事象（A）と結果事象（C）に整理する。そのために，前もって，記録用紙として，「観察日時」「観察場面」「先行事象」「ターゲット行動」「結果事象」「その他」などの記入欄を設けたものを用意しておく。このような記録用紙を用いることによって，学校や家庭などでも教師や親によって容易に実施が可能となる。

〔意義〕 行動アセスメントのうち，生起頻度，持続時間，潜時，強さなど行動の物理的次元についての記録は，ターゲット行動が「どのように」起きているかを知る上で役立つが，その行動が「なぜ」起きているかを知ることはできない。応用行動分析では，行動の生起をその場に存在する内的・外的環境要因との関係で理解し，その行動の生起に関係している環境要因（先行事象）と，その行動を維持している環境要因（結果事象）を観察記録することによって，どのような要因（先行事象）があるときにその行動が起きやすく，その行動が生起した後にどのような要因（結果事象）があるためにそ

の行動が持続的に生起しているかを説明することができる。こうした説明ができたときに，その行動が生起する理由を説明できたとされる。自閉症スペクトラム*児・者の指導・支援場面においても，ABC分析によって得られた情報は，具体的な指導・支援方法を検討する上で非常に役立つ。たとえば，適切な行動が生起しやすくするためにはどのような先行事象を提示すべきか，あるいは逆に不適切な行動*が生起しないためにはどのような先行事象を提示すべきでないかなど，ABC分析で得られた情報を，直接，指導・支援に生かすことができる。　（園山）

〈文献〉
ミルテンバーガー（園山繁樹他訳）（2005）『行動変容法入門』二瓶社

ADHD（注意欠如(欠陥)多動性障害）
attention deficit / hyperactivity disorder

〔診断学的概念〕　不注意および多動*，衝動性*を主要症状とした小児期に発症する疾患で，DSM*-Ⅳ-TRの診断基準に該当するもの。その際，各項目に「○○のことがしばしばである」とされるように，平常時にはこれらの症状があらわれないこと，また，「衝動性」の診断項目は，「しばしば質問が終わる前に出し抜けに答えてしまう」「しばしば順番を待つのが困難である」「しばしば他人を妨害し，邪魔をする（たとえば会話やゲームに干渉する）」となっていて，必ずしも日本語の「衝動的」というニュアンスではないことに注意を要する。「不注意」の診断項目だけが決められた項目数を満たす「不注意優勢型」「多動性・衝動性」の項目だけが決められた項目数を満たす「多動性-衝動性優勢型」，および両者を満たす「混合型」に分けられる。また，広汎性発達障害*や統合失調症*の経過中に起こるものではないと記されている。有病率は3～7％とされ，性比は1（女）：2.1から9.1（男）とされ，20％ほどは青年期までに症状が消失するが，他は成人期にも症状が持続する。

〔併発症〕　しばしば反抗挑戦障害*と素行障害*が併発する。素行障害は10歳以前から発症する「若年発症型」と10歳過ぎに発症する「青年期発症型」に分けられ，後者は一過性に終わることが多いが，前者は反抗挑戦障害に続くことが多く，非行*へと移行しやすい。協調運動障害（いわゆる不器用）や学習障害*をともなうことも多く，チック*，トゥレット障害*，強迫性障害*のほか，各種の不安障害をともなうことも少なくない。不登校*に陥る事例もある。

〔脳科学的所見〕　ADHDの本態は，抑制ならびに自己統制に関与する脳の回路が発達の段階で損なわれていると考えられ，単に注意そのものに関する障害ではない。MRI*などの画像診断で右前頭前野，尾状核，淡蒼球が小さくなっているとされる。60～70％の患児に塩酸メチルフェニデート*（リタリン，徐放型製剤コンサータ）が著効を示すことから，シナプスのドーパミン*受容体の内膜をコードするD4遺伝子やドーパミン再取り込み阻害

DIT_1遺伝子の変異が指摘されている。家族性発症が少なくなく，遺伝率は80％とされている。

〔治療〕 医学的には注意集中力を高め，落ち着いて授業を受けることを標的に徐放型製剤コンサータを服用させる。また，ノルアドレナリン再取り込み阻害薬アトモキセチンも，ADHDを適応症となっている。

ADHDの子どもは，家庭で気分が落ち着いているときは親が困っているときに進んで手伝うなど気持ちの優しい面もあり，学校でも好奇心が豊かで正義感が強いが，いったん脱線するとブレーキをかけることができないと評価する教師が多い。学校での指導においては，その子どもの長所に着目し，積極的にそれを引き出すことが大切である。

なお，わが国ではAD/HDとスラッシュを入れて表記されることも多いが，外国文献ではほとんど，ADHDと表記される。また，「欠陥」の文字が差別用語にあたるおそれがあり公的文書に採用しにくいという要望から，日本精神神経学会の『精神神経学用語集』（改訂版）では，「注意欠如/多動性障害」の訳語を採用している。　　　　　　　　　　　　（中根）

ADL（日常生活動作／日常生活行為）
activities of daily living

第二次世界大戦後にリハビリテーション＊の概念が確立したときに，ADLの概念が導入された。一般に日常生活に必要な基本動作をさすが，その中に，食事・排泄・入浴・整容など，だれもが毎日繰り返しおこなう身の回りの活動をさす狭義のADLと，家事動作や社会的移動，職業的活動などの応用動作を加えた生活関連動作（APDL : activities parallel to daily living）もしくは手段的日常生活動作（IADL : instrumental activity of daily living）がある。双方ともQOL＊を高めるために分析・評価・訓練をおこなうが，主に前者は医療の場，後者は教育・福祉で用いられ，とくに後者は社会参加や地域統合を促す。
　　　　　　　　　　　　（吉野）

APDL ➡ ADL

AQ（自閉症スペクトラム指数）
Autism-Spectrum Quotient

AQは，知的障害＊のない自閉症スペクトラム＊の成人のスクリーニング＊を目的とした50項目の質問紙であり，バロン-コーエン＊らによって開発され，日本語版も作成されている。「数字に対するこだわり＊がある」「冗談がわからないことがよくある」といった質問項目に，本人が回答する形式であり，各項目で自閉症＊傾向を示すとされる側に回答をすると1点が与えられ，最高得点は50点となる。日本語版では，大学生の平均得点は21点，知的障害のない自閉症スペクトラムの成人の平均得点は38点という結果が得られ，カットオフポイントは33点とされている。　　　　　　　　（東條）

ASD ➡ 自閉症スペクトラム

ASQ（自閉症スクリーニング質問紙）
Autism Screening Questionnaire

ASQは，ラター*らによって開発され，自閉症*診断面接改訂版（ADI-R）にもとづいた40項目の質問紙である。4～5歳ごろの自閉症児に認められやすい行動特徴に関する質問項目が多く，保護者による回答を前提としている。回答は「はい」「いいえ」の二択式であり，5～10分程度で記入できる。広汎性発達障害（PDD*）とそれ以外の障害（知的障害*，行為障害*など）とが，カットオフポイントの15点を境に分かれるだけでなく，自閉症と自閉症以外の広汎性発達障害との平均値もかなり異なるなど，スクリーニング*に有用な質問紙である。
（東條）

ASSQ（高機能自閉症スペクトラムスクリーニング質問紙）
High-Functioning Autism Spectrum Screening Questionnaire

ASSQは，知的障害*のない自閉症スペクトラム*の学齢児のスクリーニング*を目的とした27項目の質問紙である。「はい」（2点），「多少」（1点），「いいえ」（0点）で評価し，保護者記入の場合では19点，教師記入の場合では22点がカットオフポイントとされている。なお，ASSQ日本語版は，文部科学省が実施した「通常の学級*に在籍する特別な教育的支援を必要とする児童生徒に関する全国実態調査」において使用され，「対人関係やこだわり*等の問題」を示す児童生徒は学齢児の0.8％と推計された。
（東條）

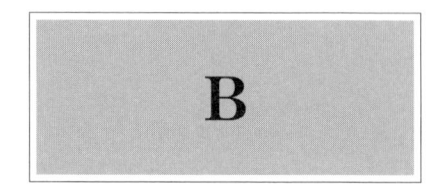

BBB ➡ 血液脳関門

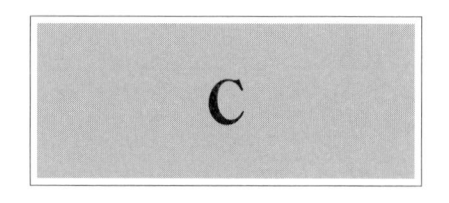

CA ➡ 生活年齢

CARS（小児自閉症評定尺度）
Childhood Autism Rating Scale

TEACCH*プログラムにおいて，自閉症*であるか否かを診断する検査。PEP*などを実施している際の行動観察において，模倣や言語理解など15項目の下位検査について，それぞれノーマル＝1点，軽度＝2点，中度＝3点，重度＝4点と，それぞれの中間点として1.5点，2.5点，3.5点が設定されている。15項目における合計点が30点を超えると自閉症と診断される。

自閉症と評定された場合は，自閉症としての症状を軽・中度自閉症（30点～36.5点），重度自閉症（37点～60点）に分類することができる。
（梅永）

CBR ➡ 地域リハビリテーション

CD ➡ 行為障害

CHAT（幼児期自閉症チェックリスト）
Checklist for Autism in Toddlers

　バロン - コーエン*らが開発した，18か月児を対象とする自閉症スクリーニング*尺度で，18か月の月齢で共同注意*（原叙述的指さしと視線追従）と「みたて遊び」ができない子どもは，自閉症*発症のリスクが高いという仮説にもとづいている。親記入式の9項目と，専門家による行動観察の5項目からなる。尺度の特異度は高いが，感度や陽性的中率はやや劣る。先駆的な自閉症早期発見*の試みとして，これを参考にした尺度がその後複数作成されている。　　　　（神尾）

〈文献〉
Baron-Cohen, S., Allen J. & Gillberg C.（1992）Can autism be detected at 18 months ? The needle, the haystack, and the CHAT. Brit J. Psychiatry 161：839-843.

CLAC
Check List for Autistic Child

〔CLACとは〕　自閉症スペクトラム*児の発達上の歪みがどのような側面にどの程度に出現しているかを測定し，円形のサイコグラムにして示すものである。今後の働きかけの手がかりを得たり，治療教育の効果を評価するのに利用する。
〔CLACの構成〕　梅津ら(1980)による精研式CLAC-Ⅱでは，24尺度について5段階評価がおこなわれる。サイコグラムに示される主となる24尺度は，食習慣（3尺度），排泄（3尺度），着衣（1尺度），遊び（3尺度），対人関係（4尺度），言語（1尺度），表現活動（3尺度），ハンドリング（1尺度），行動の自律（5尺度）で構成されている。
〔T-CLACについて〕　小林ら（1978）によって作成されたものであり，円形のサイコグラムで発達状態を示すことができる。5段階評価の上限がサイコグラムの外側に位置する。自閉症スペクトラムの幼児が9領域・24項目の評価でそれぞれ最上位（第5段階）に小学校入学時までに達することができれば，通常の学級での生活が可能となる。自助スキル（3項目），運動（2項目），課題解決（3項目），遊び（3項目），集団参加（1項目），指示にしたがう（1項目），対人関係（4項目），言語（2項目），表現力（5項目）があげられている。　　　　　　　　　（小林重）

〈文献〉
梅津耕作（1980）「自閉児の行動評価」金子書房
小林重雄他（1978）「自閉症児の指導過程」『心身障害学研究』2, 99

CR ➡ 地域リハビリテーション

CTスキャン
computed tomography

　CTスキャン，すなわちコンピュータ断層撮影は，放射線などを利用して物体を走査し，コンピュータで処理して内部構造の画像を構成する技術・機器のことである。人体に照射されたX線は線源の反対側に位置するX線検出装置に到達し，記録され，コンピュータで画像が再構成される。

X線CTは短時間で苦痛なく検査ができるので,もっともよく用いられる画像検査のひとつである。造影剤を使用せずに撮影をおこなうものを単純CTという。脳内出血,組織の浮腫,骨の形態異常,肺の形態などが描出できる。なお,自閉症スペクトラム*においてCTスキャンでは特異的な異常は検出困難である。自閉症スペクトラムなどの発達障害*では,頭囲が大きくCTスキャン上,脳実質に異常が見られない巨脳症*が,稀ならず認められる。　　　　　　　　　　　　　　（諸岡）

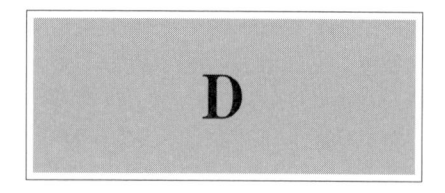

D

DAM ➡ グッドイナフ人物画知能検査

DBDマーチ
disruptive behavior disorders march

　齋藤らは,ADHD*の併存障害のうち,行動障害*群として,加齢にともなって破壊的行動障害（disruptive behavior disorders）が変遷する過程を「DBDマーチ」と呼び,その経過の早期の途絶の必要性を述べている。実際にADHDの30〜45％が反抗挑戦性障害*（ODD）の診断基準を満たし,ODDの25〜47％が数年後に素行障害*（CD）と診断されるという報告がある。さらに最近ではADHDにODDが併存している場合がCDに移行しやすく,単純にADHDだけでは,CDへの移行は認めにくいという報告もあり,予防的な視点でこの概念の有用性は高い。　　　　　　　　　　　　　（田中康）

〈文献〉
齋藤万比古他（1999）「反抗挑戦性障害」『精神科治療学』14,153-159

DCD ➡ 発達性協調運動障害

DSM
Diagnostic and Statistical Manual of Mental Disorders

〔背景〕　アメリカでは,1840年と1880年の国勢調査で精神疾患*についての調査をおこなっている。1917年,APA（当時は米国医学心理学会と呼ばれていたが,1921年に名称を変更）の統計委員会が臨床的応用に留意した統計用分類システム（案）を作成した。その後APAは,ニューヨーク医学会と協力して「精神医学用語」を作成し,これが米国医学会による『標準疾病分類と用語集・第1版』に組み込まれたが,重症な入院患者を診断するためのものであった。

　第二次世界大戦の終盤,多くの兵士や退役軍人の精神疾患（精神生理学的・パーソナリティ・急性の各疾患）を視野に入れた用語集が,アメリカ陸軍によって作成され,これがWHO*の『国際疾病分類・第6版』（ICD-6）に強い影響を与えた。

〔DSMの登場〕　1952年,APA用語統計委員会は,ICD-6を改変して『精神疾患の診断・統計マニュアル 第1版』（DSM-Ⅰ）

を公刊した。DSM-Ⅰは、アドルフ・マイヤーの心理的・社会的・生物学的要因を統合的に捉えようとする考え方に強く影響され、「反応」という用語が使用された。1968年、ICD-8と連動して「反応」という用語を廃止したDSM-Ⅱが出された。1974年からAPAはDSM-Ⅲ作成作業に着手し、明確な診断基準、多軸システム、病因論に関する中立性などを重視して、1980年、DSM-Ⅲを発表した。さらに検討が進められ、1987年に改訂版であるDSM-Ⅲ-Rが出版された。DSM-Ⅲ-Rでは、Ⅱ軸に発達障害*がまとめられ、精神遅滞*、特異的発達障害*、広汎性発達障害*が記載された。

〔DSM-Ⅳ〕 DSM-Ⅳ作成委員会は、①発表された文献の広範で系統的な検討、②収集されたデータの再分析、③問題点を絞った広範な実施試行などを精力的におこない、1994年、DSM-Ⅳを発表した。DSM-Ⅳの多軸システムは、Ⅰ軸：臨床疾患、臨床的関与の対象となることのある他の状態、Ⅱ軸：パーソナリティ障害*、精神遅滞、Ⅲ軸：一般的身体疾患、Ⅳ軸：心理社会的および環境の問題、Ⅴ軸：機能の全体的評価、からなっている。「発達障害」という大項目はなくなり、精神遅滞、学習障害*、運動能力障害、コミュニケーション障害*、広汎性発達障害、注意欠如および破壊的行動障害*が並列的に記載された。

〔DSM-Ⅳ-TR〕 1997年、DSM-Ⅳ本文改訂小委員会は最新情報にもとづいて本文の改訂をはじめ、2000年、DSM-Ⅳ-Text Revision (DSM-Ⅳ-TR) が出された。自閉症スペクトラム*と関連する変更点をあげると；①自閉性障害*では、20%の症例で生後1〜2年は正常な発達が認められると両親が後方視的に報告しているという証拠を反映するように本文を修正した。②アスペルガー障害*の解説が大幅に改訂され、臨床的に有意な言語の遅延がないという必要項目は、アスペルガー障害をもつ人にコミュニケーション*の問題がないということを意味しないことを明らかにする文章が追加された。③特定不能の広汎性発達障害では、ひとつの発達領域（すなわち、対人的相互反応の発達、コミュニケーション技能、常同的な行動*・興味・活動）のみに広汎性障害が存在する症例にこの診断名が不用意に使用されるという誤りを訂正するために定義が変更された。 　　　　（山崎）

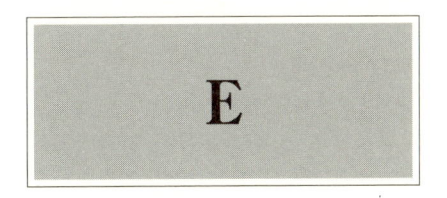

E

EEG ➡ 脳波

ESES（電気的てんかん重積状態）
electrical status epilepticus during sleep

　脳波*記録で睡眠時の電気的てんかん重積状態（ESES）という特徴的な所見が見られるのは、徐波睡眠時に持続性棘徐波を示すてんかん*（epilepsy with continuous spikes and waves during slow sleep：CSWS)である。その定義は徐波睡眠期の85％以上をESESが占めることとされている。

　初回発作は乳幼児期〜学童期に見られる。発作型は半身けいれん，全身性間代発作など種々である。脳波所見では，入眠するとすぐ連続性の両側性，全般性遅棘徐波があらわれ，徐波睡眠期を通して認められる。正常発達の症例も比較的多いが，精神遅滞＊や言語発達＊遅滞が見られる。けいれん発作と脳波所見（ESES）は10〜15歳ごろに改善するが，知的障害＊がある場合は回復は遅く，不完全である。　　　　　　　　（諸岡）

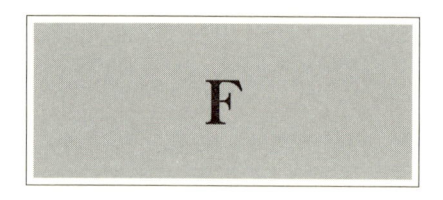

FIQ（全検査IQ）
full scale intelligence quotient

　ウェクスラー＊式知能検査＊（最新のWISC＊-Ⅳを除く）において測定される3つのIQ＊のうちのひとつである。平均が100，標準偏差が15になるように設定されている。全検査IQは，他の2つの知能である言語性IQ（VIQ＊）と動作性IQ（PIQ＊）の評価点合計をおこなうことで算出され，全体的な知的機能水準の指標となる。この値は，ビネー＊式の検査で得られる精神年齢＊と生活年齢＊から算出される知能指数とは異なる偏差知能指数であるため，全検査IQから精神年齢を算出することはできない。また，言語性IQや動作性IQの差または各群指数間の差が非常に大きい場合や，下位検査の評価点のばらつきが大きい場合には，慎重な解釈が求められる。　　　　（肥後）

fMRI ➡ MRI

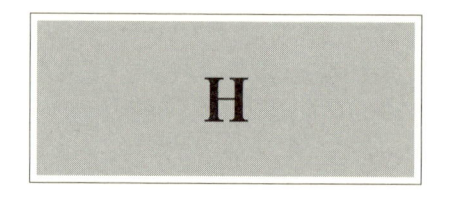

HVA ➡ 代謝産物

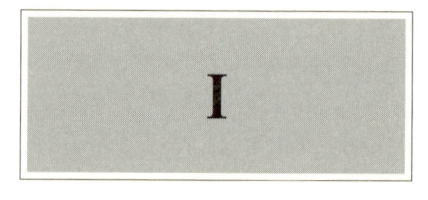

IADL ➡ ADL

ICD-10
ICD-10 Classification of Mental and Behavioural Disorders

〔背景〕　もともと1900年に国際統計協会（International Statistical Institute）がパリで開催した「死因の国際分類に関する第1回国際会議」で『死因の国際リスト』（International Lists of Causes of Death）として採択されたものである。このリストは，

原則的に10年ごとに改訂されることになっており，1910年と1920年に改訂された。さらに，国際連盟の保健機関がその改訂作業に関与するようになってから，第4版（1929年）と第5版（1938年）が出版された。第二次世界大戦後はWHO*の主導のもとに第6版が出版され，より包括的で国際的な保健統計の推進をめざすものとなった。第7版は小改訂にとどまったが，第8版はより大きな改訂がなされ，その後1977年に第9版が出版された。
〔ICD-10〕 1992年に『ICD-10精神および行動の障害，臨床記述と診断ガイドライン』（ICD-10 Classification of Mental and Behavioural Disorders：Clinical descriptions and diagnostic guidelines）が発表され，1993年には『研究用診断基準』（Diagnostic criteria for research）が発表された。
〔DSMとの違い〕 ICD-10は，世界中の国々におけるさまざまな精神科医療の実情を包括しなければならず，DSM*よりも妥協的，最大公約数的，保守的となっている。DSM-Ⅲが多軸診断システムを取り入れたのに比して，ICD-10では多軸診断の原理を導入していない。臨床の現場では，多軸診断システムのための豊富な情報をどこまで収集しうるのかが問題であったためである。ICD-10では，第21章に「健康状態および保健サービスの利用に影響を及ぼす要因（Z00～Z99）」があり，疾病の背景因子を記述することもできる。　　　　　　　　　（山崎）

ICF（国際生活機能分類－国際障害分類改訂版）
International Classification of Functioning, Disability and Health

世界保健機関（WHO*）が2001年5月22日の第54回総会で採択した，従来用いられていたICIDH*の改訂版。ICIDHでは「impairment（機能障害*），disability（能力障害），handicap（社会的不利）」に分類されており，障害のマイナス面が強調されていたが，改訂版ではプラス面も考慮するようにしている。ICFでは，人間の生活機能と障害について，「心身機能・構造（body functions and structures）」「活動（activity）」「参加（participation）」の3つの次元と環境因子（environmental factors）・個人因子（personal factors）で構成されており，約1,500の項目に分類されている。とくに，環境因子という観点を加えた点は，各分野に大きな影響を与えるものと思われ，効果的な活用が期待される。ICFモデルを下図に示す。（寺山）

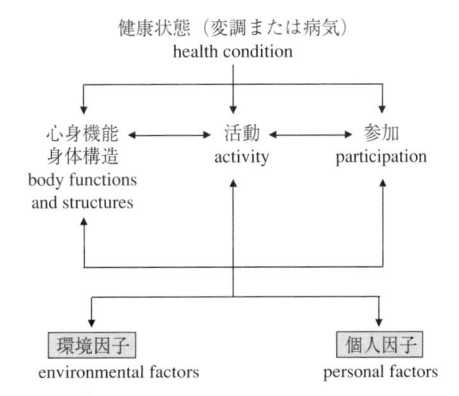

ICIDH（国際生活機能分類－国際障害分類）
International Classification of Impairments, Disabilities and Handicaps

　障害に関する国際的な分類として，1980年に世界保健機関（WHO*）がICIDH初版を出している。ここでは障害を「impairment（機能障害*），disability（能力障害），handicap（社会的不利）」の3つに分類している。この分類は，欧米の医学関係の専門家で作成されており，当時，医学，とくにリハビリテーション*の分野で用いられた。しかし，この考え方は，障害をマイナス面で捉えている点で不備が指摘されるようになり，その後，障害者自身や社会福祉などの専門家も加わり，国際的規模で1990年から改訂作業に取り組み，2001年に改訂版としてICF*が出されることになる。　　　　（寺山）

IEP ➡ 個別の指導計画

IL運動 ➡ 自立生活運動

INREAL ➡ インリアル法

IQ（知能指数）
intelligence quotient

　知的発達の状態を表す尺度のひとつ。知的発達を示す尺度としてビネー*が開発した年齢尺度としての精神年齢*（mental age）がある。この概念は，8歳の子ども（生活年齢*: chronological age）が10歳の標準の問題を解決できる場合，精神年齢を10歳とし，6歳の標準問題で止まっている場合，精神年齢を6歳とするものである。シュテルン（Stern, W.）は，このふたつの尺度（精神年齢と生活年齢）をもとに，知能指数の概念を提案した。知能指数（IQ）は，精神年齢（MA）／生活年齢（CA）×100の式で計算されるために，精神年齢と生活年齢が同じ場合は知能指数が100となる。したがって，知能指数65という数値は，精神年齢の段階が生活年齢よりも低いことを意味しており，逆に135という数値は生活年齢よりも精神年齢の発達が進んでいると考えられる。知能検査*で測定される知能指数は，年齢において正規分布するとされており，知能検査は平均が100，標準偏差が15～16となるようにつくられている。平均からマイナス2標準偏差からプラス2標準偏差の間に全体の約95%の数値が収まるため，先の65,135の値は，前者に有意な発達の遅れが推測され，後者は同年齢の子どもと比較すると有意に発達が進んでいると考えられる。ターマン（Terman, L.M.）は，ビネー式知能検査を標準化する際にこの概念を採用し，知的発達を表す数値としての知能指数の利用を押しひろげる役割を担った。　　　　（肥後）

ITP（個別移行計画）
individualized transition plan

　個別移行計画（ITP）は，学校生活から就労やその他の成人期の地域生活への移行を対象に長期目標や短期目標，ニーズを記し，その達成へ向けた活動の詳細を特定化した生徒への支援プランである。

アメリカでは1975年の連邦法により，障害のある児童生徒のための個別教育計画*（IEP）の作成・実施を義務づけたが，その後，1990年より16歳（現14歳）以上の生徒についてIEPの中に移行サービスを含むよう義務づけた。これが発展し，後にITPと呼ばれるようになった。

ITPは地域のサービスや支援の調整を中心とし，生徒とその家族，学校，ジョブコーチ*やグループホーム*世話人など学校卒業後のサービス関係者，雇用主等の幅広い参加者がミーティングをおこなった上で作成することを基本としている。

ITPを構成する主な領域としては「職業教育*・高等教育」「就労」「自立的生活」「地域参加」「余暇」「権利擁護」などがあげられる。

ITPはIEPの一部であり，就労を中心とする成人期の社会参加に必要な支援体制の構築と生徒の社会適応をトップダウンの発想から考えることが重要であり，21歳以降のIPE（individualized plan for employment：個別就労計画）に継続されていく。
(梅永)

⇨個別移行支援計画

ITPA言語学習能力検査
Illinois Test of Psycholinguistic Abilities

ITPAは，カーク（Kirk,S.A.）を中心に，言語性の学習障害*の診断テストとして1961年に開発された検査で，日本版は1973（昭和48）年に標準化され，さらに1993（平成5）年に改訂された。適用年齢は3歳0か月～9歳11か月で，10の下位検査からなり，平均を36，1標準偏差を6とする尺度を構成している。コミュニケーション*に関する言語学習能力について，回路（聴覚音声，視覚運動）・過程（受容，連合，表出）・水準（表象，自動）の三次元から評価できるよう工夫されている。理論的なモデルから個人内差*を評価しようとした最初の診断的な検査といえる。
(前川)

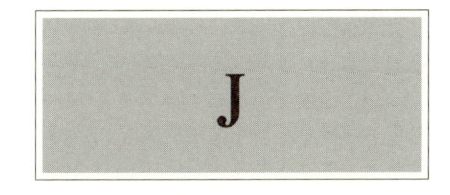

J

JAAS ➡ 日本自閉症スペクトラム学会

JAID ➡ 日本知的障害者福祉協会

JDDネット ➡
　日本発達障害ネットワーク

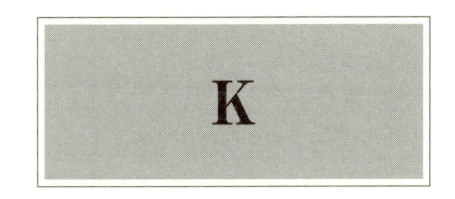

K

K-ABC心理・教育アセスメントバッテリー
Kaufman Assessment Battery for Children

K-ABCは1983年，カウフマン夫妻

(Kaufman, A.S. & Kaufman, N.L.) により標準化された検査であり，ルリア (Luria, A.R.) が提起した脳の機能のうち第二の機能的単位である同時処理と継次処理からなる認知処理尺度により知能の水準を評価しようとするものである。同時処理は，複数の情報をひとつの符号に統合する情報の処理様式であり，継次処理は，複数の情報を連続する系列として符号化するものである。さらに生活，学習を通じて習得した知識を知能とは独立して評価しようとする習得度尺度がある。適用年齢は2歳6か月～12歳11か月。学習に困難を示す幼児・児童の知的機能の評価と知識を別に評価することができること，また理論にもとづく診断的な利用が可能な点など，広く利用されている心理検査である。 (前川)

K式発達検査法
Kyoto Scale of Psychological Development

京都市で生まれた発達検査で，何度か改訂がおこなわれている。最新版は「新版K式発達検査2001」である。検査項目は，「姿勢・運動」「認知・適応」「言語・社会」の3領域に分かれている。新生児～成人までの検査項目が，第1葉から第6葉までの検査用紙に分けられている。領域ごとの通過項目数により得点を算出する。各領域の発達年齢 (DA)，さらに発達指数 (DQ) が把握でき，発達プロフィールの図示も可能であることから，子どもの発達を多面的に捉えることができる。検査項目は，ゲゼル発達診断検査をはじめ，ビュラー (Bühler, C.) やビネー*の検査等からも取り入れられている。発達スクリーニング*用ではなく，精密検査として用いられている。 (伊藤良)

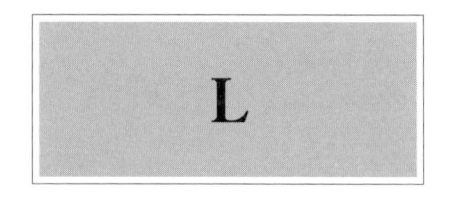

L

LD（学習障害）
learning disabilities／learning disorders

〔定義〕 ICD-10*では発達障害*を広汎性発達障害*と特定の心理的能力に関する発達障害である特異的発達障害*のふたつに区分し，後者の「心理的な能力の障害」の中の学力 (scholastic skills) の習得のパターンが早期から損なわれる病態をいう。わが国ではこうした障害 (disorders) をもった子どもたちに配慮した学校教育をおこなうため，文部科学省によって，「学習障害とは，基本的には全般的な知的発達に遅れはないが，聞く，話す，読む，書く，計算する又は推論する能力のうち特定のものの習得に著しい困難を示すものである。学習障害はその原因として，中枢神経に何らかの機能障害*があると推定されるが，視覚障害，聴覚障害，知的障害*，情緒障害*や，環境的な要因が直接の原因となるものではない」と定義されていて，通称LDといわれ，読み書き障害と算数障害のふたつが含まれる。learning disabilitiesをこのように解釈するのは日本，

アメリカのほかいくつかの国に限られ，国際的に通用するものではない。わが国でいうLDはspecific learning difficultiesに相当する。DSM*-Ⅳ-TR（2000）にはlearning disordersのカテゴリーで，読字障害，算数障害，書字表出障害および特定不能の学習障害が掲載されている。

〔読字障害（reading disorders：dyslexia）〕　読字障害（ディスレキシア：dyslexiaともいわれる）の有病率は4％，そのうち60～80％が男子とされる。アメリカの公立学校では5％が読みの困難をもっているとされるが，わが国での読み障害は，かなが1％，漢字が3.5％とされている。読むということは文字の視覚的形態を言語音の音素に変換するプロセスであるが，聴いた音韻をどの文字の発音であるかがわからない音韻認知の障害とされる。英語では四十数個の発音をアルファベット26文字で表さなければならないのに比べ，日本語は文字と文字音がほぼ一致しているのでディスレキシアの少ない言語とされる。文章を読む際には視線が文字列を正確に追う必要があるが，追跡眼球運動や衝動眼球運動がスムーズにできないと，飛ばし読みをしてしまったり隣の行の単語を読んでしまう。また，単語をどのような文字で綴るかがわからないと文字が書けない。日本語では漢字の「へん」と「つくり」をバランスよく書けない書字障害（書字表出障害）がある。わが国ではこれらを総括して「読み書き障害」としている。

〔算数障害〕　算数障害の有病率は1～6％とされる。読字障害には算数障害をともなうものと，ともなわないものとがある一方，算数障害には言語性LDのものと非言語性LDのものとがある。算数障害があると，数字が読め，数唱ができ，簡単な計算ができるにもかかわらず，算数の学習が進まない。暗算では計算できても筆算が困難であったり，ヨコの計算は暗算で答えられてもタテの計算では位取りの桁がずれてしまったり，文章題で文章は読めても計算式が立てられず，100＋70を10070と書いたりする。（中根）

ℓ-ドーパ
ℓ-Dopa

一般的に40歳以後に発症し，手足の振戦*，筋の固さ，動作の遅さ，歩行の拙劣さ，転びやすさなどの症状が見られる病気であるパーキンソン病は，脳の線条体にあるドーパミン*という神経伝達物質*が欠乏するためと考えられている。ドーパミンは血液脳関門*（Blood Brain Barrier＝BBB）を通過しないため，BBBを通過するドーパミンの前駆物質*であるℓ-ドーパが使用される。ℓ-ドーパは脳に入った後に酵素の働きでドーパミンに変化する。

小児自閉症*に対しては，少量のℓ-ドーパがドーパミンに対する脳の過敏性を是正して，行動異常を軽減させ，社会性*を増加させるという報告もあるが，まだ定着した見解ではない。　　　（田中康）

M

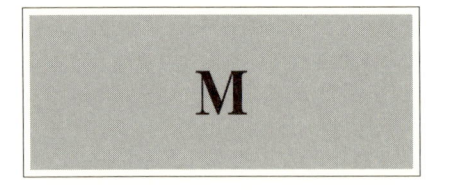

MA ➡ 精神年齢

MBD（微細脳機能障害）
minimal brain dysfunction

　多動*などの行動面の問題や学習面の問題は，微細な脳損傷が中枢神経系の機能不全をもたらす結果ではないかと考えられて，微細脳損傷（minimal brain damage：MBD）という名称が提唱された。のち，微細脳機能障害（minimal brain dysfunction：MBD）に変更された。このなかには，知的には問題ないが言語発達*遅滞を呈する特異的言語発達遅滞も含まれる。

　1970年代の後半から概念と診断基準が整理され，1980年にはDSM*-Ⅲにおいて多動症候群に代わり「多動を伴う注意欠如障害」の診断名が登場し，1994年に改訂されたDSM-Ⅳでは現在のADHD*に変更された。MBDは多動症候群，学習障害*，発達性言語障害*などの発達障害*を包括するものといえる。　　　（諸岡）

MHPG ➡ 代謝産物

MRI（磁気共鳴画像）
magnetic resonance imaging

　脳の生物学的検査には，機能を検査するものと，形態を検査するものがあるが，これは形態を検査する方法で，核磁気共鳴現象を利用することにより，脳の内部が実際に輪切りにしたかのような画像で見られる。同じ脳断面の画像検査であるCT*に比べ，水平断面だけでなく，矢状断面，冠状断面など垂直断面の検査ができ，後頭蓋窩，脊柱管内の所見が得やすく，また骨からのアーチファクト（読影の支障となる，目的物以外の情報）がなく，放射線被曝がないという利点がある。欠点としては，撮影時間が長いので，小児では長く鎮静を得るために麻酔が必要となる。小児の脳は成熟途上であるため，読影に際しては，年齢を考慮する。とくに2歳前の子どもは髄鞘形成にともなう信号変化を考慮して読影する。また，磁性体（手術時のクリップ，心臓ペースメーカーなど）を体内に装着した患者には検査ができない。入れ歯，ヘアピンなど，磁場に影響を及ぼす金属製品は取りはずして検査を受ける。形態検査のMRIに機能検査を併せた機能的MRI（functional MRI：fMRI）も最近用いられるようになっている。MRIでは急性期の頭蓋内出血や骨病変，石灰化の検出能が低いので，石灰化像などを検出する目的ではむしろCTのほうが有利である。　　　（川崎）

MSW ➡ ソーシャルワーカー

NIRS ➡ 近赤外線分光法

N

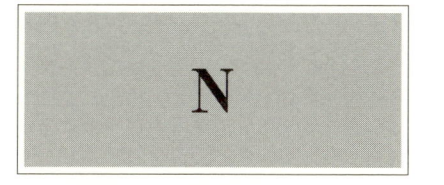

NPO法人（特定非営利活動法人）
nonprofit organization

「ボランティア活動をはじめとする市民がおこなう自由な社会貢献活動」をもって「公益の増進に寄与する」団体。社団法人，財団法人に次ぎ「特定非営利活動促進法」（平成10年）の制定により登場した新しい公益法人。社団法人，財団法人とは異なり，活動分野が「保健・福祉・医療」など17の領域に限定されている。自閉症スペクトラム*に関するNPO法人としては，「アスペ・エルデの会」（愛知県名古屋市），「ジョブコーチ*・ネットワーク」（東京都中央区），「東京自閉症センター」（東京都新宿区），「日本自閉症スペクトラム学会*」（千葉県船橋市）などがあり，社会啓発のためのセミナーや研修事業，情報誌発行，当事者支援のためのイベントなどが実行されている。収益事業は禁止されていないが，主な収入源は，会費，寄付金などで，認証法人は右肩上がりで増えているものの，いずこも財政基盤は弱い。　　　　　（中山）

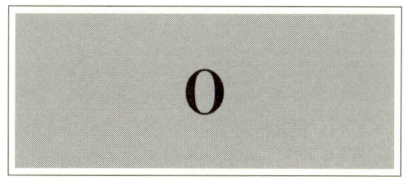

O

ODD ➡ 反抗挑戦性障害

OT ➡ 作業療法士

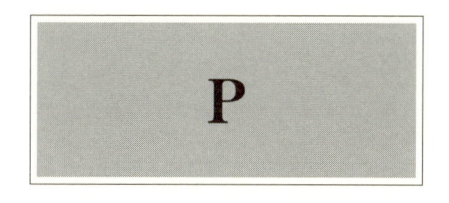

P

PARS
Pervasive Developmental Disorder and Autism Spectrum Disorder Rating Scale

日本国内の研究者が，広汎性発達障害（PDD*）児・者の行動理解を進め，彼らの支援を可能にしていくために作られた。ライフステージにわたって，PDDに由来する適応困難性の有無とその困難性の程度を評価するツールであり，その人がPDDとしての支援ニーズをもっているかどうかを把握する。対人関係，コミュニケーション*，こだわり*，常同行動*，困難性，過敏*性の6分野を中心に，幼児期34項目，児童期34項目，思春期*（以降）32項目を選び，各項目を3段階評定としてある。現在もさまざまな統計的検討が加えられ，改訂版が作られている。　　　　　（市川）

PDD（広汎性発達障害）
pervasive developmental disorders

〔概念〕対人的相互反応の異常，コミュニケーション*の障害，行動・興味・活動の限局ないし反復的常同行動*を主症状とする発達障害*。カナー*が「感情的接触の自閉的障害」の表題で11例の報告をした（翌年，早期幼児自閉症と命名）もので，DSM*-Ⅲ（1980）によってこのカテゴリー名が採用され，ICD-10*（1992），次いでDSM-Ⅳ（1994）に下記のような下位群が記載されている。

自閉性障害*，レット障害*，小児期崩壊性障害*，アスペルガー障害*，特定不能な広汎性発達障害（PDD-NOS）

〔疫学〕有病率は学童人口1万について4.5人とされていたが，その後，13.9（茨城県南部），13.0（名古屋市），10.1（カナダ），46.4（スウェーデン西海岸）など高い数値が報告されている。横浜市での5歳までの累積発生率は16.2，IQ*≧70の子どもは25.3％，IQ≧85は13.7％と算定され，男子に多く，性比は4～5：1とされる。一卵性双生児の一致率が高く，家系的集積も見られ，多因子遺伝性の疾患とされる。きょうだい内の一致度は5.9～8.6％で一般人口での有病率より高く，家系内に複数の下位群，さらに語義・語用障害のような広義の表現型を含めると15～45％に発症が見られる。

〔併発症〕てんかん*性けいれんが30％，トゥレット症候群*，うつ病*ないし双極性障害*，強迫性障害*その他の不安障害も稀ではない。統合失調症*も併発するが，その頻度は一般人口の有病率と同じとされる。

〔PDDの認知特性〕自分自身および他人の心的状態を思い浮かべ，解釈する能力は「心の理論*」といわれ，正常児は3～4歳までに獲得するがPDDでは大幅に遅れ，対人場面で相手の考えを読み取るのが困難なため，会話が成立しなかったり，相手の嫌がることを平気で言ってしまうが，言語性能力の高いケースでは心の理論を獲得するとされる。ものごとを多面的に捉え最適と判断して実行する能力は遂行機能*というが，PDDでもこの遂行機能が障害されていて，とくにひとつのものごとについて考えていると別の方向に注意を向けることが困難である。また，場の雰囲気やものごとの文脈を捉えることができず，部分的な情報処理が優先してしまい，全体的な把握ができないというcentral coherence（中央整合機能・仮訳。一般に用いられる「中枢性統合機能」は誤訳）の弱さと認知特性があり，一般の子どもはものごとを途中まで教えるとその先は自分で類推できるが，PDDの子どもは全部教えないと理解できない。

〔PDDと脳障害〕画像診断技術の進歩によって多くのことがわかってきて，顔の認知や表情から感情を判定する際に帯状回顔領域や扁桃体*が活性化しない他の神経回路で判断しようとしていること，2歳前に脳内に重大な傷害が起こっていて，前頭葉*から側頭葉*にかけてのダメージが強く後頭葉は比較的軽いことがわかってきている。早期からの社会的行

動の習得を中心とした療育指導を始めることが大切である。　　　　　　（中根）

PECS
Picture Exchange Communication System

〔歴史〕　自閉症スペクトラム*児・者の視覚優位*の特性に合わせて、絵カードを交換するやり方で、コミュニケーション*機能の発達をめざす。ボンディ（Bondy, A.）とフロスト（Frost, L.）によって開発され、2001年に公表された。過去の臨床や研究成果の上に開発されたもので、臨床的に科学的・合理的なものとして普及・発展しており、成果の確認の研究も進展している。

〔方法〕　従来の言語治療法と異なり、当初から自発的で機能的なコミュニケーションの習得をめざす。それも当事者にとってプラスの結果をもたらす要求表現から実施され、決して従来型の応答や不得手な音声言語を優先させることはない。初期から使用可能な絵カードを交換するし、応答から学ぶのではないために、従来よくいわれた指示待ちのタイプにもならない。当初は2人のトレーナーが介助し、1人は当事者に寄り添い、要求も応答も失敗のないように教える。このようにコミュニケーションの習得過程に、困難や苦痛の体験を排除することに意を尽くされているので、失敗などが「忘れられない」外傷体験になりやすい自閉症スペクトラムの人が、積極的に取り組みやすいプログラムである。　　　　　（佐々木正）

〈文献〉
Bondy,A.他（門眞一郎訳）（2004）『自閉症と発達障害研究の進歩（第8巻）「絵カード交換式コミュニケーション・システム」』星和書店

PEP（自閉児・発達障害児教育診断検査）
Psycho-Educational Profile

自閉症スペクトラム*と診断された幼児（基本的に6か月～7歳）に対し、TEACCH*プログラムにおいてIEP（個別教育計画*）の指導方略を見つけるために実施されるアセスメント*のひとつである。PEP-RはPEPの改訂版であり、現在PEP-3となっている。TTAP（AAPEPの改訂版）は12歳以上の青年・成人を対象としている。

PEPは、「発達尺度」と「行動尺度」の2側面からの評価基準を有し、「発達尺度」では模倣*・知覚・微細運動・粗大運動・目と手の協応・言語理解・言語表出といった7領域、「行動尺度」では、人とのかかわりと感情・遊びと検査用具に対する関心・感覚・ことばといった4領域について検査項目が設定されている。

採点の特徴が一般のアセスメントと異なっており、「発達尺度」では「合格」と「不合格」との間に「芽生え反応*」というものを設定している。この「芽生え反応」が今後の指導目標となる。

また、「行動尺度」では、「重度」「中度」「適切」の3段階で評価される。

検査は日常的によく使われるクレヨンや粘土の使い方、おやつの場面や遊びの場面などが設けられることが多いため、具体的に子どもが理解できるコミュニケ

ーション*の手段や今後の学習課題の設定などがおこなわれる。　　　（梅永）

PET（ポジトロン断層法）
positron emission tomography

ポジトロン断層法（positron emission tomography：PET）とは，陽電子検出を利用したコンピュータ断層撮影*法である。人体に投与されたトレーサー中の陽電子放出核種は，体内で崩壊して1個の陽電子を放出する。放出された陽電子は近くの原子の電子と対消滅して光子（γ線）が放出される。PET装置では人体の周囲に配列された多数のγ線検出器からの情報が集められてコンピュータ画像処理され，トレーサーの分布を示す三次元画像が作成される。

自閉症スペクトラム*についてのある検討では，多数で小脳*半球の血流低下があり，視床でも著明な血流変化が両側性に見られた。大脳皮質の脳血流量異常は，頭頂領域と側頭領域で見られた。約半数で左頭頂領域の血流低下が認められた。前頭葉*と後頭葉は全例で正常であった。　　　　　　　　　　　　（諸岡）

PIQ（動作性IQ）
performance intelligence quotient

ウェクスラー*式知能検査*において測定される3つのIQ*（FIQ*，VIQ*，PIQ）のうちのひとつである。FIQはVIQとPIQの評価点の合計に基づいて決定される。動作性知能を測定するために，例えばWISC*-Ⅲでは「絵画完成」「符号」「絵画配列」「積木模様」「組合せ」「記号探し」「迷路」の7つの下位検査がある。「記号探し」「迷路」を除く5つの下位検査の粗点をもとに，それぞれの評価点が年齢，性別に応じて求められ，それらの合計により動作性IQ（PIQ）が算出される。「記号探し」は「符号」の代替検査として，「迷路」は他の動作性下位検査の代替として用いられる。また，「符号」「記号探し」はWISC-Ⅲから導入された群指数のひとつである「処理速度」をみるために必要な検査となっている。動作性知能は主に動作性能力や視覚－運動処理過程の能力を測定し，新しい状況に適応する能力である流動性知能との関係が考えられている。　　　　　　（肥後）
⇨FIQ, VIQ

PKU ➡ フェニルケトン尿症

PSW ➡ ソーシャルワーカー

PT ➡ 理学療法士

PTSD（心的外傷後ストレス障害）
post-traumatic stress disorder

非常に脅威的な出来事を体験した後，数か月を経ても，下記の症状が継続し，社会的生活に支障をきたす場合をいう。ひとつは生理的混乱で，不眠*，悪夢，緊張の持続，次いで侵入症状と呼ばれる心理的外傷体験場面の頻回のフラッシュバック*，3番目が解離で，現実感の喪失，記憶*の断片化や健忘である。

一般に震災などの大災害，交通事故やレイプ被害などの個人的被害，1か月を越える戦闘体験などがPTSDをひき起こすことが知られている。子ども虐待など，反復的・慢性的に生じた場合には，より重篤な人格の変化にいたる複雑性PTSDと呼ばれる病態を呈する。 （杉山）

PVT（絵画語い発達検査）
Picture Vocabulary Test

3歳から12歳3か月（現行版PVT-Rの適用年齢）に適用される言語理解力検査である。語彙の理解力を測定することによって精神発達の大まかな水準を短時間で正確に測定しようとする。4枚一組の絵カードを提示し「……はどれですか」という質問に適した絵を指さしさせる（個別実施）か，絵の番号に丸をつけさせる（集団実施）。12枚の絵カードにより教育基本語彙から選択された68単語について検査する。粗点から語彙年齢（VA）と評価点（SS）を算出する。言語表出を必要としないので幼児や発達遅滞児にも容易に実施できる発達検査*であり。精神発達測定におけるテストバッテリー*の基本検査のひとつであり，導入検査としても適している。 （谷口）

PWS ➡ プラダー−ウィリ症候群

Q

QOL（生活の質）
quality of life

〔概念と歴史的経緯〕 QOLは人間の生活の客観的，主観的な質・豊かさを問う概念で，生命の質，生活の質，人生の質などの訳語がある。第二次世界大戦後にリハビリテーション*医学が成立し，その中核的概念として日常生活動作（ADL*）が重視された。その後，1970年代末から障害者自立生活運動*やノーマライゼーション*思潮の影響で，訓練や能力の偏重よりも障害者の暮らしや活動の質・満足度が求められ，ADLからQOLへの転換が唱えられ，しだいにQOL重視が確立した。今日では障害者に限らない福祉概念になってきている。

〔構造と内容〕 QOLには，主観的QOL（個人の幸福感や満足度）と客観的QOL（生命−生物；苦痛の有無や程度，生活−個人；ADL，職業能力，社会生活技能，人生−社会；社会生活，就労，経済，文化・レジャー，の各レベルの質）がある。双方のQOLを最高に高め，より豊かな人生を支援することがリハビリテーションと福祉の究極の目標である。「基本的要求の充足，普通の生活環境で役割・責任を果たす，自己決定*の尊重，地域社会での受容*と統合，個人の満足」がQOLを高めるという原理

をふまえ、支援やサービスを方向づける必要がある。　　　　　　　　　（吉野）

〈文献〉
Schalock, R. L. (1994)『知的障害・発達障害を持つ人のQOL』(三谷嘉明・岩崎正子訳) 医歯薬出版

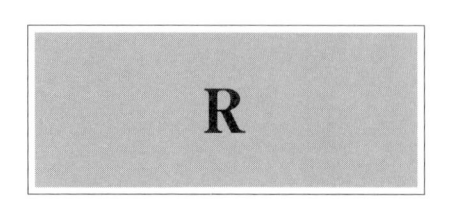

R

R-THBP ➡ 補酵素

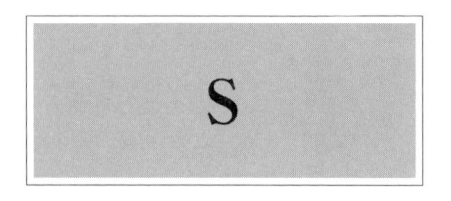

S

SEN ➡ 特別な教育的ニーズ

S-M社会生活能力検査
S-M Social Ability Test

　アメリカの心理学者ドル (Doll, E.A.) が1953年に開発したヴァインランド社会成熟度尺度にもとづき、三木安正らが日本版を標準化して出版した質問紙方式による検査。身辺自立*、作業、移動、意思交換、集団参加、自己統制の6領域からなっている。ドルは知的障害*を知能だけでなく、社会適応の障害という側面から総合的に捉えるべきであると考えたが、現在、知的障害の国際的定義にもこの考えが反映されており、この検査も、知能だけでなく、より広範な社会で生活する能力を測定しようとするものである。　　　　　　　　　　　　（山口）

SNRI ➡ 抗うつ薬

SO ➡ スペシャルオリンピックス

SPECT（単光子放出コンピュータ断層）
single photon emission computed tomography

　放射線を利用した画像検査。γ線放出核種で標識した放射性薬剤（$99^{m}Tc$や^{123}I）を利用し脳血流等を測定し、断層画像を得る。薬剤合成の煩雑さがないために同じ画像検査のPET*よりも普及している。SPECTは薬剤注入時の脳血流を反映するので、撮影前にいろいろな活動を負荷させて結果を得ることも可能である。局所分解能は約8mmまでなので、脳の小さい小児では解像能は低下せざるを得ない。そのためにMRIを重ね合わせるなどの工夫がなされるようになった。　（川崎）

SPELL

〔SPELLとは〕 英国自閉症協会（The National Autistic Society：NAS）が自閉症スペクトラム*の人々への対応の基本として強く推奨している枠組みであり、以下に示す5つの要素の頭文字をつないだ略語（アクロニム）のことをいう。

〔Structure（構造化）〕 自閉症スペクトラム*児には、出来事の予測ができることが大切であり、不安を軽減するためには、

彼らをとりまく環境を十分に調整して，構造化*する必要がある。

〔Positive approaches and expectations（肯定的な対応と期待）〕　得意なことや長所を見つけて肯定的に対応する。期待をかけることによって，自信やセルフエスティーム（自己肯定感情）を高めたり，能力を伸ばすことが目的となる。

〔Empathy（共感）〕　自閉症スペクトラム児の視点から世界を見たり，自閉症スペクトラム児の独特な認識の仕方を理解するためには共感*が求められる。何が怖いのか，何が楽しいのか，何に困っているのかを共感的に理解することが大切である。

〔Low arousal（低い刺激）〕　不安やストレス*を招く感覚刺激*を低減し，興奮させないようにする。教室の環境は静かであり，子どもがリラックスでき，緊張が緩和されるよう配慮する必要がある。

〔Links（連携）〕　対応には一貫性が必要であり，そのためには，家族や地域，他機関との連携が大切である。　　　　（東條）

SSB ➡ 自己刺激行動

SSRI（選択的セロトニン再取り込み阻害薬）
selective serotonin reuptake inhibitors

　SSRIは，脳内の神経伝達物質*のひとつであるセロトニン*を放出するシナプスに選択的に作用し，シナプス前部にあるトランスポーターからの再取り込みを阻害し，シナプス中のセロトニンの濃度を上昇させる。

　第一選択薬の対象となる障害には，うつ病*性障害，強迫性障害*，パニック*障害，全般性不安障害，PTSD*などがある。ADHD*や自閉症スペクトラム*でも使用される場合もあるが，まだ十分な治験があるわけではない。副作用は，性機能障害，下痢や嘔吐，食欲不振などの消化器症状が主である。なお，自殺惹起危険性が指摘された子どものうつ病性障害への投与は，慎重を期すべきである。
　　　　　　　　　　　　　　（田中康）

SST ➡ ソーシャルスキルトレーニング

ST ➡ 言語聴覚士

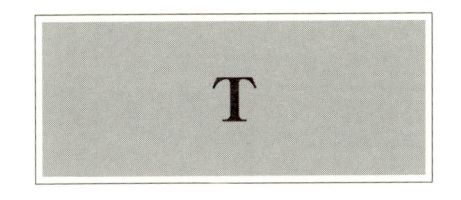

T

T-CLAC ➡ CLAC

TEACCH
Treatment and Education of Autistic and related Communication handicapped Children

〔歴史〕　ショプラー*らによって開発された，自閉症スペクトラム*の治療教育プログラム。1972年にアメリカのノースカロライナ州の公式プログラムに，州政府が認定した。早期発見*から生涯にわたる支援プログラムで，2005年現在，世

界5大陸の24か国，アメリカ合衆国50州で本格的な導入と発展が図られている。わが国には昭和57（1982）年に，佐々木正美らによって本格的な紹介がなされて，広く普及しつつある。

〔原理・方法〕 小児自閉症*の知覚・認知機能の特性に合わせて，課題の構造を環境・情報を多様に視覚的に理解しやすいように（構造化*）しながら，共生*・協働することを基本理念と方法にする。すなわち空間や時間，コミュニケーション*の内容を，当事者にとって意味明瞭なものにすることで，効果的な学習や混乱のない生活をより具体的に豊かに支援する。学校教育の終了時には，居住，就労，余暇活動のすべてに配慮が行き届いた進路が，個人的に用意される。支援は共生を原則としながら，当事者の自立が尊重され，居住を例にとっても，グループホーム*から自立アパートへと指向的になされる。イギリス，スウェーデン，デンマーク等，西欧福祉社会での普及と発展が著しい。　　　　　　　　　　（佐々木正）

〈文献〉
佐々木正美編著（2002,2005）『自閉症のTEACCH実践（1,2）』岩崎学術出版社

THBP ➡ 補酵素

TLC
tender loving care

TLCとは，"優しく・ていねいに（tender），愛情をこめて（loving），注意深くかかわる（care）"ことである。医療や介護の現場では，不安や恐怖をもつ小児患者や障害のある子どもに対して，安心して落ち着く環境を設定し，患児に対して介護者は表情や声かけを優しくして，ていねいに話しかけ，身体に触れたり処置をしたりする場合でも，手や指づかい，器具の使い方，身体の動作や移動の方法も性急な対応や粗雑なかかわり方をせず，痛みや不快な刺激を与えることなく，優しく，ていねいに，愛情をこめて，世話や看護，処置をするなどの注意深いかかわり方が大切である。　　　　　　　　　　（芳賀）

TOM 心の理論課題検査
the Theory of Mind Development Test

〔心の理論とは〕 「心の理論*」とは，他の人の考え，意図，気持ちなどを想定し，その情報をもとに相手の行動を予測する能力である。相手が何を知っているか，どのような経験をしてきたかなどの情報を駆使し，その予測ができれば対人関係における葛藤の回避に役立つ。一般に4歳前後からこの能力が出現する。しかし，多くの自閉症スペクトラム*児の場合，この出現が遅れることが知られている。

〔心の理論課題〕 心の理論の獲得は，他人が誤った情報をもっていることを知っているとき，その人の立場で行動を予測できるかをみる「誤信念*課題」で確認できる。バロン‐コーエン*等はそのひとつ「サリー‐アン課題*」を用いて，自閉症スペクトラム児は相手の立場に立ってものごとを判断する能力の発達に大きな遅れがあると指摘した。

〔社会的認知発達の測定〕 運動，言語発達に比べ，社会的認知発達の遅れは見過ごされやすい。バロン‐コーエン等の指摘以降，心の理論課題が社会的認知発達の検査として用いられるようになった。「TOM心の理論課題」もそのひとつである。「サリー‐アン課題」を日本の子ども向けにアレンジした「げた箱課題」と，「スマーティズ課題*」を発達検査*用にアレンジした「はさみ課題」など，2種類の誤信念課題と表情理解課題，語彙課題が含まれる。結果は，自閉症スペクトラムなどの診断の手がかりや，集団への適応に問題をもつ子どもの指導の手がかりとして用いられる。 (柿沼)

TSD
tell-show-do

　tell-show-do（TSD）はアデルストン（Addelston, H. K.）が歯科治療経験の少ない小児や不安・恐怖をもつ小児に対して，恐れの情動をひき起こす因子を取り除き，適切な行動を形成するために開発した方法である。具体的には，小児に「これから何をどのようにおこなうかをわかるようにゆっくりと話して聞かせ（tell），使用する器具や治療の方法・手順を子どもに鏡を持たせて見せ（show），実際に鏡で見せながら治療を実施して（do），その体験を通して子どもの恐れを解消させようとする」ものである。 (芳賀)

TTAP ➡ PEP

T式自閉症児チェックリスト ➡ CLAC

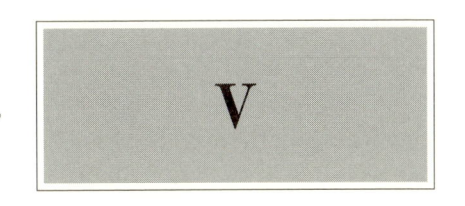

VIQ（言語性IQ）
verbal intelligence quotient

　ウェクスラー*式知能検査*において得られる3つのIQ*のうちのひとつである。言語性知能を測定するために，例えばWISC*-Ⅲでは「知識」「類似」「算数」「単語」「理解」「数唱」といった6つの下位検査があり，「数唱」を除く5つの下位検査の粗点をもとにそれぞれの評価点を年齢，性別に応じて求め，それらの合計によって言語性IQ（VIQ）の値が求められる。「数唱」は他の言語性検査の代替検査として用いられる。言語性IQは主に言語性の能力や聴覚－音声処理過程の能力を測定する指標であり，これまでの学習経験などに影響を受ける結晶性知能との関係が深いと考えられている。
 (肥後)

⇨FIQ, PIQ

W

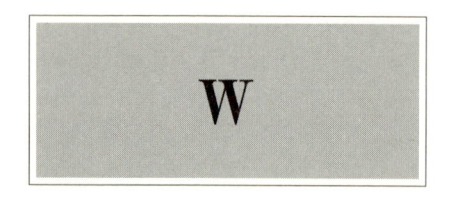

WAIS
Wechsler Adult Intelligence Scale

　WAISは，知能の個人内差*の診断が可能な成人用個別式検査である。1958年に刊行されたWAISを改訂し，1990（平成2）年にWAIS-R（Wechsler Adult Intelligence Scale-Revised）の日本版が，また2006（平成18）年にWAIS-Ⅲの日本版が刊行されている。　　　　　（李）

WCST
　　➡ウィスコンシン・カード分類テスト

WHO（世界保健機関）
World Health Organization

　1946年に発足し，スイスのジュネーブに事務局を置いて世界各国の衛生統計や疾病状況を把握し，広く健康に関する提言や情報を発信する国際連合の一機関。その基礎資料として各国から報告される死因の統計のために作成したものが国際疾病分類（ICD）である。これは10年ごとに改訂する予定であったが，第10版であるICD-10*は大幅に遅れ，1992年に出版された。厚生労働省も死亡診断書にはこれに従って記載することになった。疾病はA章からZ章に分けて掲載され，精神疾患*はF章に10の大カテゴリーに分けて掲載されている。　　　　（中根）

WISC
Wechsler Intelligence Scale for Children

　ウェクスラー*は，知能を，能率的に外界を理解し処理する個人の総合的・全体的な能力であると捉え，いわゆるウェクスラー式の知能検査*と呼ばれる成人用知能検査（WAIS*），幼児用知能検査（WPPSI*），そして児童用知能検査（WISC）の開発に携わった。ウェクスラーの開発した検査の特徴は，全体的な知能水準を測定できるだけでなく，動作性知能，言語性知能というふたつの領域を設定することで，知能の個人内差*の分析を可能としたことである。
　WISC-ⅣはWISCの第4版にあたる。この知能検査は，2003年にアメリカで発行され，日本版が刊行されたのは2011年であったが，国際的にも広く用いられているものである。WISC-Ⅳは，適用年齢が5歳0か月〜16歳11か月であり，10種類の下位検査と5種類の補助検査から構成されている。また，WISC-Ⅳは，WISC-Ⅲまでの言語性IQ（VIQ*）と動作性IQ（PIQ*）を廃して，言語理解，知覚推理，ワーキングメモリー，処理速度といった指標のもとに認知処理の特徴や傾向を分析する方法を提供する知能検査となっている。このような特徴から，学習障害*などの子どもの認知様式や知的水準の測定のために，単独で用いられたり，K-ABC心理・教育アセスメントバッテリー*などの検査とテストバッテリー*を組み

合わせたりしながら用いられている。

（肥後）

WPPSI
Wechsler Preschool and Primary Scale of Intelligence

　WPPSIは，ウェクスラー*が発表した個別知能検査*のひとつで，日本版として標準化され，広く活用されている。本検査は，幼児（3歳10か月〜7歳1か月）向けの精密知能測定用具として，言語性下位検査と動作性下位検査がそれぞれ5種類に，補充問題が1種類，計11種類から構成されている。　　　　　（李）

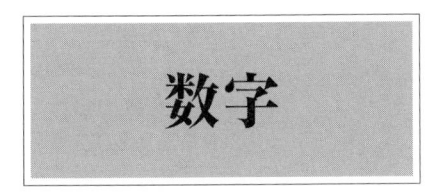

数字

5-HIAA ➡ 代謝産物

5-HTP ➡ 前駆物質

執筆者一覧 （五十音順）

青山　　　均	長内　　博雄	高木　　徳子	平林　　計重
東　　　洋	柿沼　　美紀	髙橋　　　晃	藤田　　誠哲
安倍　　陽子	加藤　　　潔	高原　　朗子	別府　　哲
新井　　利明	神尾　　陽子	高村　　哲郎	星井　　純子
飯野　　順子	神園　　幸郎	田熊　　立雄	前川　　久男
五十嵐一枝	川崎　　葉子	田中　　康雄	前田　　宣子
石井　　哲夫	神田　　英治	田中　　優子	牧野　　誠一
石井　　正子	草野　　弘明	柘植　　雅義	松浦　　俊弥
石川　　恭子	楠　　　峰光	辻川　　圭乃	松瀬留美子
石川　　純子	黒川　　君江	寺山　千代子	黛　　　雅子
石坂　　好樹	児玉　　安司	十一　　元三	宮崎　　英憲
石橋須見江	小林　　重雄	東條　　吉邦	武藤　　直子
板垣　　裕彦	小林　　孝雄	砥柄　　敬三	森永　　良子
市川　　宏伸	小林　　　勉	中根　　　晃	諸岡　　啓一
伊藤　　英夫	是枝　喜代治	中山　　幸夫	谷口　　　清
伊藤　　良子	近藤　　弘子	西村　　則子	山岡　　　修
井口　　英子	近藤　　裕彦	仁平　　説子	山口　　　薫
内山　登紀夫	今野　　義孝	仁平　　義明	山崎　　晃資
梅永　　雄二	佐々木敏宏	野村　　東助	山田　　眞弓
梅原　　泰代	佐々木正美	野呂　　文行	山邉　　雅司
大久保道子	佐藤　　享美	芳賀　　　定	山本　　あおひ
大澤　　隆則	佐藤　　　弥	計野　浩一郎	吉田　　伸子
太田　　昌孝	島津　　　彰	長谷川安佐子	吉田　　昌義
大塚　　　晃	清水　　信一	服巻　　智子	吉野　　邦夫
大南　　英明	白瀧　　貞昭	東　　　真盛	李　　　玄玉
大屋　　　滋	杉山　　登志郎	肥後　　祥治	若松　　かやの
緒方　千加子	須田　　初枝	日詰　　正文	渡部　　匡隆
小川　　　浩	園山　　繁樹	平谷　美智夫	
奥野　　宏二	平　　　雅夫	平野　　敏恵	

自閉症スペクトラム辞典

2012年3月30日　初版第1刷発行
2015年1月15日　初版第3刷発行

編　者　日本自閉症スペクトラム学会©
発行者　小 林 一 光
発行所　教育出版株式会社
〒101-0051　東京都千代田区神田神保町2-10
電話 03-3238-6965　振替 00190-1-107340

Printed in Japan
落丁・乱丁はお取替えいたします。

印 刷・製 本　モリモト印刷

ISBN978-4-316-80190-2　C3537